Diagnostik und Therapie der Ohrenkrankheiten.

Ein Hilfsbuch für den praktischen Arzt

Von

Dr. Conrad Stein,

Privatdozent für Ohrenheilkunde
an der Wiener Universität

Bonn 1922

A. Marcus & E. Webers Verlag / Dr. jur. Albert Ahn

Otto Wigand'sche Buchdruckerei G. m. b. H., Leipzig.

Inhaltsübersicht.

Diagnostischer Teil.

I. Ohrenschmerzen.

II. Ohrenfluß.

Seite

III. Schwerhörigkeit.

IV. Subjektive Hörempfindungen.

V. Hörstörungen anderer Art.

VI. Schwindel und Gleichgewichtsstörungen.

Therapeutischer Teil.

Vorwort.

Mit der Entwicklung der otologischen Wissenschaft Schritt haltend, hat sich die Erkenntnis von der außerordentlichen Bedeutung einer Ausbildung des praktischen Arztes auf dem Gebiete der Ohrenheilkunde durchgerungen, und heute findet sie in den eifrigen Bestrebungen der Ärzteschaft, wenigstens einige Zeit dem Studium dieser Spezialdisziplin zu widmen, einen beredten Ausdruck.

Eine große Zahl von Kursen und Vorlesungen über Themen der modernen Otologie bieten Medizinern und Ärzten Gelegenheit, sich in den klinischen Untersuchungs- und Behandlungsmethoden der Ohrenheilkunde auszubilden, und zahlreiche die Bedürfnisse des praktischen Arztes berücksichtigende Lehrbücher und Kompendien ermöglichen ihm durch theoretische Belehrung und Erläuterung, die gewonnenen praktischen Kenntnisse zu ergänzen und zu vervollständigen.

Leider muß sich der Student der Medizin im allgemeinen infolge steten Anwachsens des Lehrstoffes auf die Absolvierung der vorgeschriebenen Semestralvorlesungen oder Kurse beschränken, und auch der schon in der Praxis tätige Arzt begnügt sich meist notgedrungen damit, in ein oder zwei Kursen Kenntnisse in der „Diagnostik und Therapie der Ohrenkrankheiten“ zu sammeln.

Ist nun diese derzeit gebräuchliche Art des Unterrichtes in der Ohrenheilkunde geeignet, den Wissensdurstigen zu befriedigen und ihm einen reellen Gewinn für seine praktische Tätigkeit zu vermitteln?

Ich möchte diese Frage nicht nur mit einem entschiedenen Nein beantworten, sondern sogar noch der Ansicht Ausdruck geben, daß die oberflächliche und unzureichende Beschäftigung mit unserem Spezialfache, wie sie von der überwiegenden Mehrzahl der Kollegen geübt wird, weit eher schaden- als nutzbringend sein muß.

Es unterliegt keinem Zweifel, daß wohl eine mehrmonatliche klinische Schulung, die abgesehen von der Vervollkommnung der otoskopischen und kleinoperativen Technik vor allem die länger fortgesetzte Beobachtung desselben Kranken und die Anwesenheit bei zahlreichen großen otochirurgischen Eingriffen ermöglicht, jeden Arzt befähigt, sich die Grundzüge der praktischen Ohrenheilkunde soweit anzueignen, daß er ruhigen Gewissens an die Untersuchung von Ohrenkranken herantreten und die Behandlung innerhalb gewisser Grenzen im eigenen Wirkungskreise durchführen kann.

Nie und nimmer aber wird der Arzt — eine ganz besondere Begabung ausgenommen — mit zwei oder drei Kursen jene Sicherheit in der diagnostischen und therapeutischen Beurteilung eines einigermaßen schwierigeren Falles gewinnen, die für ihn, wenn er auf sich allein angewiesen ist, unbedingte Voraussetzung sein muß.

Fast die Hälfte des ersten Kurses geht vorüber, bevor der Anfänger die ersten technischen Schwierigkeiten der Otoskopie überwunden hat und imstande ist, sich bei reinem, nicht zu engem Gehörgange selbständig ein otoskopisches Bild zu veranschaulichen. Die Erfahrungen, die ich in den zahlreichen Kursen, die ich gehalten habe, gewinnen konnte, sprechen dafür, daß der Kursist am Ende des ersten Kurses zumeist nicht mehr erreicht hat, als ein Trommelfell an der Hand einer erläuternden Skizze richtig zu verstehen, daß er aber ohne eine solche nur die gröberen Details des Trommelfellbildes zu erkennen vermag.

Konnte er früher, d. h. bevor er sich mit Ohrenkrankheiten beschäftigt hatte, dem Kranken, der ihn wegen einer

Ohrenbeschwerde konsultierte, unbefangen gegenübertreten, so wird ihn nach Absolvierung eines Kurses das in den wenigen Kursstunden Gesehene und Gehörte, das er nicht verarbeiten konnte, weil es ihm zu rasch und in zu gedrängter Form vorgebracht werden mußte, nur verwirren.

Häufiger als die typischen Krankheitsbilder, die ihm in den Kursen vorgeführt worden waren, treten ihm die atypischen gegenüber und nur zu bald stellen sich ihm, dem das sorgfältig freigelegte Trommelfellbild präsentiert worden war, die mitunter ganz beträchtlichen Schwierigkeiten bei der Otoskopie in den Weg.

Wer es zu beurteilen vermag, wie schwer es mitunter sein kann, bei engen Raumverhältnissen des Gehörganges, bei Ansammlung von Ceruminal- und Hautschüppchen, von eingedickten Sekretmassen ein klares, genau zu differenzierendes otoskopisches Bild zu gewinnen, wird es nur zu begreiflich finden, wenn der Ungeübte in der Deutung otoskopischer Einzelheiten nicht selten Fehlgriffe begeht und den Krankheitszustand falsch beurteilt.

Und hat der schon einigermaßen Geübte es schließlich so weit gebracht, das Ohr eines ruhig haltenden Patienten selbst zu säubern, das Trommelfell zu überblicken und den Befund richtig zu beurteilen, so hat er noch lange nicht die peinlichen Schwierigkeiten, die ihm ein schreiender Säugling oder ein zappelndes Kind bieten kann, überwinden gelernt.

Der praktische Arzt will aber nicht nur otoskopieren lernen, sondern verlangt auch — und dies ist sein gutes Recht — einfache Behandlungsmethoden beherrschen, kleine operative Eingriffe durchführen zu können.

Ich halte es nun für ausgeschlossen, daß in wenigen Kursen die schwierige Technik otiatrischer kleinoperativer Eingriffe soweit erlernt wird, daß sie sorglos geübt werden kann.

Es würde einen großen Gewinn bedeuten, wenn der Kursist sich über diese Tatsache klar werden wollte. Das Bedauerliche ist aber, daß mancher Kollege aus dem Gelingen einer unter Anleitung durchgeführten Parazentese, aus dem erfolgreichen Abtragen eines Polypen die Überzeugung schöpft, die otiatrische Technik zu beherrschen, und nun frohen Mutes operativen Eingriffen im Ohre entgegensieht.

Der Otologe, der sich rückblickend seinen Werdegang vor Augen führt, wird sich an jene erste Periode seines fachärztlichen Studiums erinnern, in welcher er nach Absolvierung der Anfangsgründe, nach klarem Verständnis einiger Trommelfellbilder, nach Durchführung einiger kleiner Eingriffe von dem stolzen Bewußtsein ohrenärztlichen Könnens durchdrungen war. Dieser Periode folgt — auch das dürfte jeder Fachkollege bestätigen — unfehlbar die Zeit des Zweifels, der Unsicherheit, der Erkenntnis vieler Mängel, und dann erst gewinnt man Schritt für Schritt mit jedem neuen otoskopischen Bilde, mit jeder neuen Erfahrung, mit jedem erfolgreichen therapeutischen Eingreifen das wachsende Vertrauen zu seinem Können.

Es wäre nur lebhaft zu begrüßen, wenn der Arzt seine praktische Tätigkeit nach der dritten Phase seiner otiatrischen Entwicklung beginnen wollte. Tut er es schon nach der zweiten, so darf man voraussetzen, daß er mit der nötigen Vorsicht und Zurückhaltung zu Werke geht. Gefährlich ist es aber — und das ist leider am häufigsten der Fall —, wenn der Kollege am Ende der ersten Periode seiner ohrenärztlichen Studienzeit in die Praxis hinaustritt mit der Überzeugung, etwas zu können.

Das bis dahin erreichte Wissen muß naturgemäß Stückwerk sein und kann dem Arzt weit mehr Unannehmlichkeiten bereiten, als Befriedigung verschaffen.

In Erwägung dieses Umstandes, sowie geleitet von dem Gedanken, daß es auch nicht an Kollegen fehlt, die sich niemals mit Ohrenkrankheiten beschäftigt haben, veröffentliche ich das vorliegende Buch, das dem otoskopisch unvollkommen oder gar nicht geschulten Kollegen jene Krankheitserscheinungen bekanntgeben soll, die ihm auch ohne (resp. bei nicht verläßlicher) Spiegelführung die Diagnose krankhafter Vorgänge im Ohre zu vermitteln imstande sind.

Es soll an der Hand all der Symptome, derentwegen der Arzt zu Rate gezogen wird, einen Einblick in das Spezialgebiet der Ohrenheilkunde eröffnen und dem Praktiker ebenso jene therapeutischen Behelfe aufzählen, die er unbedenklich selbst zur Anwendung bringen darf, wie jene Krankheitszustände verständlich machen, deren Behandlung er dem Spezialarzt überantworten muß.

Es verzichtet auf die Wiedergabe anatomischer und physiologischer Details wie auch auf die Darstellung zusammenhängender klinischer Krankheitsbilder, es will, den Bedürfnissen des Nichtspezialisten enge angepaßt, ausschließlich praktische Winke aus der Ohrenheilkunde bieten.

Im ersten Abschnitte dieses Buches bringe ich alle Symptome zur Sprache, welche bei Ohrenkrankheiten auftreten können, und werde mich hierbei ganz speziell bemühen, dem Praktiker auseinanderzusetzen, inwieweit die einzelnen Krankheitserscheinungen bei mangelnder oder unvollkommener otoskopischer Technik differential-diagnostisch beurteilt und verwertet werden können.

Der zweite Abschnitt ist — unter spezieller Berücksichtigung und genauerer Detaillierung jener therapeutischen Methoden, die der Praktiker anzuwenden in der Lage ist, — einer kurz gefaßten Darstellung der Therapie der Ohrenkrankheiten gewidmet.

Vorausgeschickt sei zur allgemeinen Orientierung, daß wir auf anatomischer und physiologischer Grundlage das Gehörorgan in drei Hauptabschnitte gliedern:

1. Das äußere Ohr (Ohrmuschel und äußerer Gehörgang),
2. das mittlere Ohr (Trommelfell, Trommelhöhle, Gehörknöchelchen, Ohrtrompete, Warzenfortsatz),
3. das innere Ohr (Labyrinth, d. i. Vorhof, Bogengänge, Schnecke, und Hörnerv mit seinen peripheren Endigungen im Labyrinth, seinem Stamm und seinen zentralen Kernen und Wurzeln).

Äußeres und mittleres Ohr fassen wir als Schallleitungsapparat zusammen, das innere Ohr stellt den Schallempfindungsapparat dar.

Von Wichtigkeit ist ferner die Kenntnis der Tatsache, daß im Gehörorgane zwei Sinneswerkzeuge miteinander vereinigt sind: der Hörapparat, der der Schalleitung und Schallwahrnehmung, und der statische Apparat, welcher der Orientierung im Raume, der Lageempfindung und der Gleichgewichtserhaltung dient.

A. Symptomatologie der Ohrenkrankheiten.

Die Krankheitserscheinungen, die zur Sprache gebracht werden sollen, sind:

I. Ohrenschmerzen.
II. Ohrenfluß.
III. Schwerhörigkeit.
IV. Subjektive Hörempfindungen.
V. Hörstörungen anderer Art: Hyperästhesie des Hörnerven, Diplacusis, Paracusis Willisii, Autophonie.
VI. Schwindel und Gleichgewichtsstörungen.
VII. Schwellung der Weichteile der Ohrgegend.
VIII. Fieber.
IX. Kopfschmerzen.
X. Zerebrale Krankheitserscheinungen.
XI. Otogene Fazialislähmung.
XII. Otogene Abduzenslähmung.
XIII. Sprachstörungen.

Das praktisch wichtigste und in zahlreichen Krankheitsfällen hervorstechendste Krankheitssymptom sind

I. Ohrenschmerzen.

Schmerzempfindungen im Ohre werden entweder durch krankhafte Vorgänge in ihm selbst hervorgerufen oder durch pathologische Zustände in benachbarten Organen ausgelöst und durch Ausstrahlung in das Ohr verlegt. Sie können aber auch als Begleit- und Folgeerscheinung allgemeiner Erkrankungen zustande kommen.

A. Schmerzen als Folge von Ohrenkrankheiten.

Die hierher gehörenden Erkrankungen können ihren Sitz im äußeren Ohre, im mittleren Ohre oder in beiden Ohrgebieten zugleich haben.

Erkrankungen des äußeren Ohres, die Schmerzen verursachen können, sind

1. Verletzungen der Ohrmuschel und des Gehörganges.
2. Das akute Ekzem.
3. Akute Dermatitiden (Dermatitis traumatica, Dermatitis congelationis, Dermatitis phlegmonosa).
4. Herpes der Ohrmuschel.
5. Erysipel.
6. Die akute seröse und eiterige Perichondritis.
7. Othämatom.
8. Geschwürsbildung an der Ohrmuschel und im Gehörgang.
9. Die zirkumskripte und diffuse Gehörgangsentzündung (Otitis externa).
10. Fremdkörper im Gehörgang und Zeruminalpfröpfe.

Erkrankungen des mittleren Ohres.

1. Die akute Trommelfellentzündung (Myringitis acuta).
2. Die akute seröse und eiterige Mittelohrentzündung (Otitis media acuta simplex et suppurativa).

3. Die akute Mastoiditis.
4. Die chronische Mittelohreiterung.
5. Die Periostitis und Ostitis des Processus mastoideus.
6. Maligne Neoplasmen des Ohres.

B. Ohrenschmerzen infolge von pathologischen Zuständen in den Nachbarorganen des Ohres.

1. Infolge von Zahnkaries.
2. Von akuten und chronischen entzündlichen Erkrankungen und Neubildungen der Zunge, der Tonsillen, des Rachens und Kehlkopfes.
3. Von rheumatischen Affektionen des Kiefergelenkes und der Hals- und Nackenmuskulatur.

C. Ohrenschmerzen als Begleiterscheinungen und Folgeerscheinungen von Allgemeinerkrankungen.

1. Neuralgien auf der Grundlage anämischer oder kachektischer Zustände.
2. Neuralgien auf toxischer und infektiöser Grundlage.
3. Neuralgien als Folge von Zirkulationsstörungen — vasomotorischer und arteriosklerotischer Natur.

A. Schmerzen infolge von Ohrenkrankheiten.

Von den Erkrankungen des äußeren Ohres möchte ich nur jene hervorheben, die in allererster Linie dem Ohrenarzt begegnen und daher Gegenstand otologischer Forschung gewesen sind.

Die Erkrankungen der Hautdecke des äußeren Ohres, die entweder rein lokaler Natur sind oder Teilerscheinungen einer allgemeinen Hautaffektion sein können, sind dem praktischen Arzt, der sich dermatologisch und chirurgisch betätigt hat, zur Genüge bekannt.

Die meisten unter ihnen haben im allgemeinen keine von den kutanen Affektionen abweichenden Eigenheiten und beanspruchen vom ohrenärztlichen Standpunkte aus keine Sonderstellung.

Brauchen wir daher auf die Verletzungen des Ohres, auf die verschiedenen Formen der Dermatitis, auf das Erysipel, den Herpes der Ohrmuschel nicht näher einzugehen, so müssen wir doch beim Ekzem insofern eine kleine Einschränkung machen, als akute und chronische Formen dieser Hautaffektion nicht selten im Verlaufe akuter und chronischer Mittelohreiterungen durch Einwirkung ätzenden Sekretes auftreten. Insbesondere bei zarter, empfindlicher Haut, vor allem bei Kindern, ist eine solche Begleiterscheinung der Mittelohreiterung keine Seltenheit. Es sind ganz besonders die mit starker Rötung und Schwellung der Haut, mit Mazeration der Epidermis, mit Exsudation wässeriger oder eiteriger Flüssigkeit, nicht selten mit Pustelbildung, oft mit Rhagaden einhergehenden akuten Ekzeme des äußeren Ohres, die neben dem Gefühle des Brennens, Juckens, der Spannung auch mehr oder weniger heftige Schmerzen hervorrufen können. Aber auch die mit Sekretion, Abschuppung und Borkenbildung der infiltrierten Hautdecke einhergehenden chronischen krustösen, squamösen Ekzeme verursachen nicht selten infolge der sie begleitenden nässenden Hautrisse in den Vertiefungen der Ohrmuschel und an der Peripherie des Gehörgangsausganges lebhafte Schmerzen.

Wir werden uns vor allem die Frage vorlegen müssen, ob wir es mit einem primären oder einem durch einen eiterigen Mittelohrprozeß veranlaßten sekundären Ekzem des äußeren Ohres zu tun haben.

Diese Frage wird dort unschwer zu beantworten sein, wo die Hauterkrankung die Ohrmuschel allein betrifft, insbesondere wo sie sich hinter dem Ohre, entlang dem Insertionsrande der Ohrmuschel lokalisiert oder wo sie sich als Teilerscheinung eines Ekzems der behaarten Kopf- oder Gesichtshaut präsentiert. Die Unterscheidung des primären vom sekundären Ekzem kann aber durch Miterkrankung des äußeren Gehörganges manchmal recht erschwert und mitunter auch vom Fachkundigen erst nach mühevoller Untersuchung entschieden werden. Das gilt für jene Fälle, in denen wir im Gehörgange eiteriges Sekret finden, dessen Herkunft infolge großer Enge des Gehörganges, wegen großer Empfindlichkeit beim Einführen des Trichters oder bei Unmöglichkeit, den Gehörgang von Schuppen zu reinigen und das Trommelfell genau zu besichtigen, nicht leicht festgestellt werden kann. Am schwierigsten wird sich die Entscheidung in jenen Fällen gestalten, in denen das Lumen des Gehörganges durch eine entzündliche Infiltration seiner Wände auf ein Minimum reduziert erscheint und auch der kleinste Ohrtrichter infolge starker Schmerzen nicht eingeführt werden kann. Man wird also zu entscheiden haben, ob das im Gehörgange nachweisbare Sekret der ekzematös, resp. entzündlich veränderten Haut des Gehörganges oder dem Mittelohre entstammt.

Der praktische Arzt, der einen solchen Fall vor sich hat, kann sich vor allem schon durch anamnestische Erhebungen eine wichtige Information verschaffen, indem er zu erfahren sucht, ob schon vor dem Auftreten des Ekzems ein Ohrenfluß bestanden hat.

Ergeben diesbezügliche Mitteilungen nichts Verläßliches, so zieht man vor allem die Temperaturmessung zu Rate. Eine Erhöhung der Temperatur muß unbedingt den Verdacht einer Mittelohreiterung wachrufen.

Man hilft sich nun weiter in der Weise, daß man nach wiederholter vorsichtiger und sorgfältiger Reinigung des Gehörganges mittels einer mit Watte dünn armierten Sonde eine Hörprüfung vornimmt, in deren Ergebnisse ein differentialdiagnostisches Kriterium von großer Beweiskraft geboten ist[1]).

Ein vollkommen normales Ergebnis der Hörprüfung spricht mit Bestimmtheit für das Vorhandensein normaler Verhältnisse im Bereiche des Mittelohres.

Erscheint das Hörvermögen in auffälliger Weise beeinträchtigt, was bei Ansammlung von eingedicktem Sekret in der Tiefe des Gehörganges und bei stärkerer Infiltration der Gehörgangswände vorkommen kann, dann ist die Diagnose auf Grund einmaliger Untersuchung oft unmöglich und mitunter erst nach mehrtägiger Beobachtung zu stellen.

In solchen von Haus aus unklaren Fällen säubere man den äußeren Gehörgang mit watteumwickelter, in Vaselinöl getauchter Sonde und führe nach möglichst exakter Reinigung einen in 2- bis 3proz. Lapislösung getauchten Gazestreifen in den Gehörgang ein, den man, wenn dies durchführbar ist, 2 bis 3 mal im Tage erneuert. Nach 3 bis 4 Tagen ist die Lichtung des Gehörganges fast ausnahmslos so weit geworden, daß man entweder das Trommelfell besichtigen oder den nunmehr kaum noch Sekret enthaltenden Gehörgang von Schuppen und Krusten befreien und die Hörprüfung mit verläßlicherem Resultate für die Differentialdiagnose heranziehen kann.

[1]) Bezüglich der Art und Weise, in welcher die Hörprüfung vorzunehmen ist, siehe S. 50.

Die Schmerzen bei seröser Perichondritis der Ohrmuschel (die Erkrankung besteht im Erguß eines serösen oder serösschleimigen Exsudates zwischen Ohrknorpel und Perichondrium, durch welchen es zur Bildung einer sich teigig weich anzufühlenden Geschwulst an der vorderen Fläche der Ohrmuschel kommt) sind im allgemeinen keine bedeutenden; es wird meist nur ein heftiges Spannungs- und Hitzegefühl in der Ohrmuschel empfunden.

Die eiterige Perichondritis, bei der die Entzündung durch Infektion mit Eitererregern zustande kommt, verursacht heftige Schmerzen und Temperaturerhöhung und zeigt im Gegensatz zur serösen Perichondritis, bei welcher die Haut der Ohrmuschel immer vollständig normal bleibt, eine starke Veränderung des Ohrmuschelreliefs und oft auch eine entzündliche Veränderung der Cutis.

Vom Othaematom (Blutaustritt zwischen Knorpel und Perichondrium der Ohrmuschel, meist traumatischer Ursache) kann die seröse Perichondritis in der Weise unterschieden werden, daß man die seitlich abgezogene Ohrmuschel gegen eine Lichtquelle hält und mit einem umgekehrten Stethoskopstiel besichtigt. Bei Ansammlung blutigen Exsudates ergibt sich eine tiefrote, bei seröser Perichondritis eine hellrote, bei Eiteransammlung eine schwarze Färbung des Gesichtsfeldes.

Von den Geschwüren des äußeren Ohres führe ich an die einfachen bei profuser Otorrhöe und im Gefolge nässender Ekzeme zu beobachtenden Erosionsgeschwüre, die syphilitischen und diphtheritischen Geschwüre. Die erstgenannten Geschwüre sind im Rahmen des übrigen Krankheitsbildes nicht zu verkennen. Syphilitische Primäraffekte an der Ohrmuschel sind seltene Vorkommnisse. Häufiger begegnen wir nässenden Papeln und Kondylomen an der Ohrmuschel und am Gehörgangseingang. Sie sind zumeist schon dadurch gekennzeichnet, daß sie mit gleichartigen Krankheitserscheinungen der Stirn- und Kopfhaut einhergehen und können überdies durch den Nachweis charakteristischer spezifischer Symptome an anderen Teilen des Körpers und durch begleitende Drüsenschwellungen leicht diagnostiziert werden. Gummöse Ulzerationen an der Ohrmuschel gehören zu den größten Seltenheiten.

Diphtheritische Geschwüre der Ohrmuschel und

des Gehörganges werden dort, wo sie im Gefolge einer Rachen- und Mittelohrdiphtherie auftreten, leicht zu diagnostizieren sein, schwieriger in jenen Fällen, in denen sie nach abgelaufener Rachendiphtherie als scheinbar selbstständige Affektion zur Beobachtung gelangen. In solchen Fällen werden der grauweiße, festhaftende Belag, blutig eiteriger oder dünner jauchiger, stark ätzender Ausfluß, Erscheinungen, die stets mit einer Schwellung der regionären Lymphdrüsen einhergehen, auf den Weg zur Diagnose führen.

Die Entzündung des äußeren Gehörganges, die entweder zirkumskript in Form von Furunkeln in der Haut seines knorpeligen Abschnittes oder als eine über einen großen Teil der Gehörgangswände ausgebreitete diffuse Entzündung auftritt[1]), ist ausnahmslos von Schmerzen begleitet. Diese Schmerzen sind mitunter gering, erreichen zumeist aber eine ganz besondere Heftigkeit und können in die Umgebung des Ohres ausstrahlen. Da die vordere Gehörgangswand bei Bewegungen im Kiefergelenke mit bewegt wird, so werden die Schmerzen durch Kieferbewegungen, beim Sprechen, Kauen, Gähnen, ferner durch Druck auf den Tragus wesentlich gesteigert. Charakteristisch ist auch die Erhöhung der Schmerzen durch Zug an der Ohrmuschel.

Ist der Gehörgang ganz verschwollen, so treten Schwerhörigkeit, Gefühl von Völle im Ohre, manchmal auch subjektive Ohrgeräusche zu den Schmerzen hinzu. Die Temperatur ist der akuten Mittelohrentzündung gegenüber nur ausnahmsweise und auch da nur in mäßigem Grade erhöht.

Die Diagnose kann bei oberflächlichem Sitz der Entzündung auch ohne Einführung eines Ohrtrichters leicht gestellt werden, da man die deutliche Prominenz der entzündeten Gehörgangspartie, bzw. die durch die Schwellung bewirkte Verengerung des Gehörgangslumens leicht feststellen kann. Sitzt der entzündliche Prozeß nicht an der Gehörgangsmündung, sondern etwas tiefer im knorpeligen Anteile des Gehörganges, dann kann eventuell zur Inspektion die Anwendung des Reflektors erforderlich erscheinen (den Ohrtrichter wird man kaum je benötigen), doch ist auch hier die Ent-

[1]) Es handelt sich gewöhnlich um einen durch den Staphylococcus pyogenes aureus oder albus verursachte Entzündung der Haarbälge und Schweißdrüsen.

scheidung angesichts der deutlich sichtbaren Schwellung, der Schmerzhaftigkeit bei Bewegungen mit der Ohrmuschel und bei Sondenberührung der vorgewölbten Partie mühelos zu treffen. Man vergleiche übrigens das kranke Ohr mit dem gesunden.

Gehörgangsexostosen, die sich gleichfalls als zirkumskripte Prominenzen der Gehörgangswand präsentieren, sind von Furunkeln durch das normale Aussehen ihres kutanen Überzuges, ihre Knochenhärte und den Mangel einer Empfindlichkeit bei Berührung zu unterscheiden.

Die zirkumskripte Entzündung kennzeichnet sich schon frühzeitig durch die Rötung der vorgewölbten Partie des Gehörganges, und wenn es zur eiterigen Einschmelzung des Entzündungsherdes gekommen ist, durch die Gelbfärbung auf der Höhe der Schwellung; bei diffuser Entzündung zeigt die Kutis des Gehörganges bald ein lividrotes Aussehen, manchmal eine Mazeration des Epithels und Sekretion einer serösen, serösblutigen oder eiterigen, übelriechenden Flüssigkeit. Die Schwellung kann hier bis zum vollständigen Verschluß des Gehörganges führen.

Dem Sitze eines größeren Furunkels an der vorderen, unteren Wand der knorpeligen Gehörgangswand entspricht häufig eine Schwellung der vorderen Ohrgegend, der Lokalisation an der hinteren Gehörgangswand eine Schwellung über dem Warzenfortsatze. Bei Kindern tastet man nicht selten eine Drüsenschwellung in der Retromaxillargrube.

Differentialdiagnostisch haben wir in Erwägung der Tatsache, daß die Entzündung des äußeren Gehörganges sehr häufig im Anschlusse an eine eiterige Mittelohrentzündung als Folge einer Infektion der Gehörgangswand mit Eitererregern eintritt, klarzustellen, ob es sich um eine primäre oder sekundäre Entzündung handelt. Die Diagnose der primären Otitis externa wird leicht sein, wenn man das Trommelfell besichtigen und als normal ansprechen kann, sie kann aber durch starke Verengerung des Gehörganges, vor allem durch Anwesenheit eiterigen Sekretes, recht erschwert werden.

Mancher Fall ist nach Reinigung des Gehörganges (die immer nur auf trockenem Wege, durch Austupfen, nie durch Ausspritzung zu geschehen hat!) dadurch charakterisiert, daß man das Sekret direkt aus der Kuppe eines Gehörgangsfurunkels hervorquellen sieht.

Komplizierter sind die Verhältnisse bei diffuser Gehörgangsentzündung mit starker Rötung und Schwellung der Gehörgangswände und Ansammlung von eiterumspülten mazerierten Epithelfetzen in dem verengten Gehörgang.

Heftige Steigerung der subjektiven Krankheitserscheinungen (intensive, mit Hitzegefühl im Ohre einhergehende, in die Umgebung des Ohres ausstrahlende Schmerzen, Eingenommensein des Kopfes, Ohrensausen), Erhöhung der Temperatur, Schwerhörigkeit können dem Krankheitsbilde zuweilen ein ernstes Gepräge verleihen. Partizipieren auch die knöcherne Gehörgangswand und die äußere Fläche des Trommelfelles durch Schwellung und Rötung an der Entzündung, so kann die Diagnose auch dem geübten Untersucher große Mühe verursachen.

Gelingt es, nach Reinigung des Gehörganges und Einführung eines Ohrtrichters den Nachweis eines normalen Hörvermögens (siehe oben) zu erbringen, so steht der Annahme einer den Gehörgang allein betreffenden Entzündung nichts im Wege. Erscheint das Hörvermögen — was bei starker In- und Extensität des Gehörgangsprozesses leicht der Fall sein kann — beeinträchtigt, so haben wir unsere wichtigste Aufgabe darin zu sehen, den Gehörgangskanal weiter und der Inspektion möglichst bald zugänglich zu machen. Am besten bewähren sich für diesen Zweck Einlagen von Gazestreifen, die in Alkohol und 2proz. Lapislösung zu gleichen Teilen oder in eine Lösung von

Liquor. Burow.	5,0
Aqu. destillat.	35,0
Spirit. vin.	10,0

getaucht sind. Diese möglichst tief in den Gehörgang eingeführten Streifen sollen entweder öfters im Tage gewechselt oder durch Aufträufeln des Medikamentes (2—3stündlich) frisch befeuchtet werden.

Unter dieser durch warme Umschläge unterstützten Behandlung pflegen die entzündlichen Erscheinungen rasch abzuklingen und schon nach wenigen Tagen läßt sich die Besichtigung des Gehörganges, resp. des Trommelfelles ohne sonderliche Mühe vornehmen.

Ganz kurz möchte ich noch der durch Aspergillus niger oder fumigatus hervorgerufenen parasitären Gehörgangsentzündung Erwähnung tun, zu deren Feststellung die Zuhilfenahme des Ohrtrichters erforderlich ist. Sie kennzeichnet sich durch die Ansammlung von Epithelfetzen, die wie mit feinem Kohlenstaub oder mit gelben Pünktchen betupft erscheinen. Die genaue Diagnose — gegenüber Kohlenstäubchen oder pulverisierten Pflanzenteilchen — kann nur durch mikroskopische Untersuchung der abgestoßenen Membranen gestellt werden.

Die chronische diffuse Gehörgangsentzündung, die in schweren Fällen mit Verdickung der Kutisschichten des Gehörganges und des Trommelfelles mit Granulationsbildung einhergeht, eventuell auch zur Periostitis, Karies und Nekrose und zum Eiterdurchbruch in den Warzenfortsatz führen kann, ist eine unbedingt fachärztlicher Beurteilung und Behandlung zuzuführende Erkrankung.

Fremdkörper im Gehörgange können — besonders wenn sie den Gehörgang gänzlich abschließen — lästiges Druckgefühl, unter Umständen aber (bei kantiger oder spitziger Beschaffenheit oder dann, wenn sie in die Tiefe des knöchernen Gehörganges gelangt sind) auch schmerzhafte Empfindungen verursachen.

Heftigere Schmerzen treten nur als Folge einer durch starke Reizung, durch Fäulnis oder durch unzweckmäßige Extraktionsversuche hervorgerufenen Gehörgangsentzündung, resp. -läsion auf.

Lebende Insekten verursachen vor allem dann, wenn sie das Trommelfell berühren, quälende Geräusche.

Zeruminalpfröpfe werden nur selten, ganz besonders durch harte Konsistenz und durch Druck auf die Wände des knöchernen Gehörganges und das Trommelfell Schmerzen herbeiführen. Ganz besonders kommen hier in Betracht die durch desquamative Entzündung des Gehörganges entstehenden Cholesteatome desselben (aus geschichteten Epidermislamellen zusammengesetzte grauweiße oder gelbweiße, an der Oberfläche perlmutterartig glänzende Massen), welche durch entzündlichen Reiz oder durch Druckusur lebhafte Schmerzen verursachen können. Es darf nicht außer acht gelassen werden, daß das Gehörgangscholesteatom in der größten Zahl der Fälle eine Teilerscheinung eines Mittelohrcholesteatoms ist; ein wirkliches Gehörgangscholesteatom kann nur angenommen werden, wenn Gehörgangswände und Trommelfell nirgends einen Defekt zeigen.

Eine eingehendere Besprechung müssen wir den bei entzündlichen Prozessen im Mittelohre auftretenden Schmerzen zuwenden, da sie einerseits als markantestes Symptom dieser Erkrankungen eine wichtige Direktive in diagnostischer Beziehung zu bieten vermögen und weil andererseits durch ihre verständnisvolle Beurteilung und Einschätzung die Therapie auf den richtigen Weg geleitet wird.

Zur Klarlegung der Begriffe des akuten Mittelohrkatarrhs, der akuten Trommelfellentzündung und der akuten Mittelohrentzündung sei eine Skizzierung der hier in Rede stehenden Erkrankungen in ihren Grundzügen vorausgeschickt.

Die hier gewählten Bezeichnungen entsprechen der von Politzer geschaffenen, auf klinischer Basis durchgeführten Klassifikation der einzelnen Krankheitsformen.

Als akute Mittelohrkatarrhe werden die durch akute und chronische Erkrankungen des Nasenrachentraktes bedingten Prozesse bezeichnet, die mit Schwellung und Hyperämie der Mittelohrschleimhaut, eventuell mit Erguß eines serösen oder serös-schleimigen Sekretes in den Mittelohrraum einhergehen. Sie verlaufen ohne Reaktionserscheinungen und ohne Läsion des Trommelfelles.

Bei der akuten Trommelfellentzündung, die durch thermische, chemische oder mechanische Reizung des Gehörganges veranlaßt wird und dann immer auch mit einer Entzündung desselben einhergeht oder durch entzündungserregende Mikroorganismen hervorgerufen wird, bestehen die anatomischen Veränderungen in Hyperämie und Schwellung des Trommelfelles, eventuell Blasenbildung an demselben, während die Trommelhöhlenschleimhaut nur in geringem Grade alteriert ist.

Die dritte klinische Gruppe der akuten Mittelohrerkrankungen ist charakterisiert durch mehr oder weniger heftige Reaktionserscheinungen (starke Injektion, entzündliche Infiltration, Blasenbildung, Fieber) und durch rasche Ausscheidung eines blutigserösen, serös-eiterigen oder eiterigen Exsudates in den Mittelohrräumen. Diese durch bakterielle

Infektion verursachte akute Entzündung des Mittelohres kann sich im Anfangsstadium ohne Kontinuitätstrennung des Trommelfelles rückbilden oder zur Perforation des Trommelfelles mit Ausfluß einer blutig-serösen, serös-eiterigen oder eiterigen Flüssigkeit führen.

Die akuten Mittelohrkatarrhe verlaufen in der Regel ohne Schmerzen; die bei ihnen bestehenden schmerzhaften Sensationen sind niemals durch die katarrhalische Erkrankung des Ohres selbst, sondern durch Ausstrahlung der von den akut entzündlichen Veränderungen im Nasenrachenraume hervorgerufenen Schmerzen in das Ohr verursacht. Die Kranken klagen zumeist nur über zeitweise einsetzendes Stechen im Ohre; hauptsächlich werden sie durch das Gefühl des Druckes, der Völle im Ohre belästigt.

Bei der akuten Trommelfell- und Mittelohrentzündung, die klinisch nur durch das Ergebnis der Hörprüfung (bei Trommelfellentzündung annähernd normales, bei Mittelohrentzündung verringertes Hörvermögen) auseinanderzuhalten sind, bestehen ausnahmslos Schmerzen, die manchmal nach vorübergehendem Gefühl des verlegten Ohres, nicht selten aber ganz unvermittelt auftreten und sich zur höchsten Intensität steigern können.

Der Arzt, der vom Patienten wegen Ohrenschmerzen zu Rate gezogen wird, wird in der größten Zahl der Fälle befragt, ob keine Mittelohrentzündung bestehe.

Welchen Modus der Untersuchung soll der Arzt, der den Ohrenspiegel nicht zu benützen versteht oder infolge irgendwelcher Schwierigkeit das Trommelfell nicht völlig übersehen kann, einschlagen, um den Patienten nicht vielleicht grundlos zu beunruhigen, resp. was kann er selbst bei gerechtfertigter Vermutung eines entzündlichen Mittelohrprozesses tun, ohne sogleich fachärztliche Hilfe heranziehen zu müssen?

Vor allem sei auf die außerordentliche Wichtigkeit eines genauen Krankenexamens hingewiesen. In vielen Fällen bietet schon die Art der Entstehung der Schmerzen Charakteristisches, in anderen wird uns das Ergebnis einer genaueren Anamnese Aufschluß geben können.

Treten bei einem an Skarlatina, Morbillen, Influenza usw. leidenden Patienten Ohrenschmerzen auf, so ist angesichts der Häufigkeit, mit der das Mittelohr bei akuten Infektionskrankheiten entzündlich erkrankt, unter allen Umständen an eine akute Infektion des Mittelohres zu denken. Die Wahrscheinlichkeit einer solchen Komplikation wird fast zur Gewißheit gesteigert, wenn die Ohrenschmerzen von einem gleichzeitigen Temperaturanstieg begleitet sind. Auch das plötzliche Auftreten starker Ohrenschmerzen im Verlaufe eines heftigen Schnupfens muß uns, da hier der Infektionsmodus leicht verständlich erscheint, zur Annahme einer akuten Mittelohrentzündung führen, während bei einer Angina die Möglichkeit eines Ausstrahlens der Halsschmerzen in das Ohr vorliegt. Bei der Angina weist das Auftreten von Ohrenschmerzen unter gleichzeitigem Temperaturanstieg, der der Ausbreitung oder der Intensität des Halsprozesses nicht zu entsprechen scheint, auf eine Infektion des Mittelohres hin.

In einer Reihe von Fällen, bei denen Ursache und Wirkung in klarem Verhältnisse zueinander stehen, bei denen z. B. Ohrenschmerzen nach Einwirkung chemischer, thermischer oder traumatischer Einflüsse einsetzen oder nach Ausspritzen der Nase, nach Aufschnupfen von Wasser auftreten, werden wir auch ohne Trommelfellbesichtigung einen klaren Weg für die Diagnosestellung vorgezeichnet finden.

Anders sind Schmerzen zu beurteilen, die einsetzen, ohne daß akut entzündliche Erkrankungen der Nase, des Nasenrachenraumes oder des Halses nachweisbar wären. In solchen Fällen werden wir vor allem an die Möglichkeit einer Ausstrahlung von Schmerzen zu denken haben, die ihren Ausgang von kariösen Zähnen, von chronischen Mandelentzündungen, von Erosionen oder Geschwüren im Rachen oder Kehlkopf nehmen (Näheres siehe im Abschnitte B des Kapitels über Ohrenschmerzen). Und nur bei negativem Befunde in allen Nachbargebieten des Ohres darf eine reine Neuralgie im Bereiche der sensiblen Nerven des äußeren oder mittleren Ohres angenommen werden. (Betreffs der Ätiologie solcher Neuralgien siehe Abschnitt C des vorliegenden Kapitels.)

Was die A r t d e r S c h m e r z e n, ihre I n t e n s i t ä t, ihre L o k a l i s a t i o n und ihre A u s b r e i t u n g anbelangt, so soll diesbezüglichen Angaben der Patienten keine zu große Bedeutung in diagnostischer Hinsicht zuerkannt werden.

Betreffs der Stärke des Schmerzes ist in erster Linie die individuelle Empfindlichkeit des Patienten in Rechnung zu ziehen; der erfahrene Arzt wird aus dem Eindruck, den der Kranke macht, ein richtigeres Urteil gewinnen können als aus der Schilderung des Schmerzes.

Reine Neuralgien des Ohrnervengebietes wie auch von den Nachbarregionen in das Ohr ausstrahlende Schmerzen können ebenso wie im Ohre entstehende Schmerzen im Ohre selbst empfunden werden, aber auch gegen den Hinterkopf, die Scheitel- oder Halsgegend ausstrahlen.

Das Auftreten von Schmerzen in Attacken weist im allgemeinen mehr auf eine Neuralgie hin, konstante, zeitweilig heftig anschwellende Schmerzen sind mehr im Sinne einer entzündlichen Affektion zu deuten. Die Diagnose der Neuralgie erfährt in der Feststellung charakteristischer Druckpunkte eine wertvolle Stütze.

Entzündliche Schmerzen im Ohre werden ausnahmslos durch Niesen, Husten, Schlucken, Schneuzen gesteigert; die vom Halse ausgehenden werden gewöhnlich nur beim Schlucken empfunden.

Als charakteristisch für Entzündungen des äußeren Ohres habe ich ihre Steigerung bei Kieferbewegungen und bei Zug an der Ohrmuschel hervorgehoben. Dem entspricht auch, daß der an einer Entzündung des äußeren Ohres leidende Patient das Liegen auf dem kranken Ohre vermeidet, während es von dem an einer Mittelohrentzündung Erkrankten bevorzugt wird.

Bei Säuglingen wird plötzliches Aufschreien beim Trinken — veranlaßt durch Ohrenschmerzen bei Saugbewegungen — einen wichtigen Fingerzeig bieten und die Aufmerksamkeit auf die Möglichkeit einer Ohrerkrankung lenken müssen. Kleine Kinder greifen mitunter mit der Hand nach dem Kopfe oder wetzen mit dem Kopfe auf dem Polster. Manipulationen mit dem Ohre lassen sie sich — wenn keine Otitis externa besteht — gewöhnlich gern gefallen, auch liegen sie — offenbar wegen des wohltuenden Wärmegefühles — gern auf dem kranken Ohre.

Wird nach den hier angeführten Einzelheiten schon aus den Mitteilungen des Kranken, resp. seiner Umgebung und aus dem Resultate der leicht durchführbaren Untersuchung der Mundhöhle, der Zähne usw. eine wertvolle Information betreffs der Schmerzursache zu gewinnen sein, so haben wir in den Ergebnissen der Temperaturmessung und der Hörprüfung zwei Faktoren von hoher klinischer Bedeutung, welche in manchen Fällen der Diagnosestellung wesentliche Stützpunkte zu bieten vermögen.

Die akute Mittelohrentzündung beginnt bei Kindern — mit Ausnahme der symptomlos verlaufenden Fälle von tuberkulöser Mittelohreiterung — in der Regel mit Fieber. Die Temperaturkurve erreicht, auch ohne daß eine eiterige Exsudation erfolgt wäre, schon in den ersten Stunden der Erkrankung oft eine Höhe von 40 bis 41°. Bei Erwachsenen kann die seröse Mittelohrentzündung fieberlos oder mit subfebrilen Temperaturen verlaufen, während die eiterigen Prozesse eine Erhöhung der Temperatur bis auf 38°, bei schwereren Fällen, in denen die Infektion auch die Schleimhaut des Warzenfortsatzes ergreift, auch darüber hinaus bewirken. Akute Mittelohrkatarrhe verlaufen ebenso wie Trommelfellentzündungen fieberlos; auch die entzündlichen Prozesse des äußeren Ohres gehen — abgesehen von schwereren eiterigen oder phlegmonösen Entzündungen — mit normalen Temperaturen einher.

Das gleichzeitige Auftreten von Ohrenschmerzen und fieberhaften Temperaturen spricht daher mit allergrößter Wahrscheinlichkeit für die Anwesenheit eines entzündlichen Mittelohrprozesses.

Des weiteren haben wir in der Prüfung der Hörschärfe einen wertvollen Behelf für die Diagnosestellung.

Finden wir — bei gutem Abschluß des anderen Ohres mit befeuchtetem kleinen Finger — (das Einführen eines Ohrtrichters in das kranke Ohr ist bei normalem Gehörgang nicht notwendig) ein normales Hörvermögen, so dürfen wir mit Bestimmtheit normale Verhältnisse der Mittelohrschleimhaut voraussetzen.

Dieser Satz hat jedoch nur unter gewissen Bedingungen und Kautelen Gültigkeit: Vor allem möchte ich nachdrücklichst empfehlen, die Prüfung der Hörschärfe nicht auf die Feststellung der Hörweite für Flüstersprache zu beschränken, sondern auch die Hörweite für eine (an einem normalen Ohr ausprobierte) Taschenuhr zu bestimmen [1]). Eine geringe Beeinträchtigung der Hörschärfe, wie sie sich für die Taschenuhr auch bei guter Hörweite für Flüstersprache

[1]) Es erscheint hierbei zweckmäßig, das gesunde Ohr zum Vergleiche heranzuziehen.

ergeben kann, wird als erstes Zeichen behinderter Schallleitung von Belang sein. Eine zweite Prüfung ergibt nicht selten schon nach Stunden eine weitere Abnahme des Hörvermögens, die uns veranlassen muß, mit dem Bestehen pathologischer Verhältnisse im Mittelohre zu rechnen, ein Prüfungsergebnis, das eventuell auch für unser weiteres therapeutisches Verhalten (Parazentese!) von entscheidender Wichtigkeit sein kann.

Nicht außer acht zu lassen ist ferner die Möglichkeit einer Verringerung der Hörschärfe auf Grund einer Ohrenerkrankung älteren Datums; man wird daher diese Eventualität bei den anamnestischen Erhebungen zu berücksichtigen haben.

Die Feststellung guten Hörvermögens darf uns auch bei fieberhafter Temperatur (bei Fehlen sonstiger ernster Krankheitssymptome) *zu abwartendem Verhalten ermächtigen*, während *eine Abnahme der Hörschärfe bei Andauern der Schmerzen*, selbst bei Rückgang der Temperatur — ich setze hier das Unvermögen des Kollegen voraus, das Trommelfell zu besichtigen — *die Intervention des Spezialarztes* dringend geboten erscheinen läßt.

Temperaturmessung und Hörprüfung sind auch nach Ablauf der Schmerzen — anfangs täglich, später in längeren Zeiträumen — *bis zum Eintritt* völlig normaler Verhältnisse fortzusetzen.

Eine Abnahme der Hörschärfe einige Tage nach Beginn eines entzündlichen Mittelohrprozesses braucht bei normaler Temperatur und vollständiger Schmerzlosigkeit nicht beunruhigend zu wirken. Sie kann durch einen akut *katarrhalischen* Prozeß, wie er sich nicht selten auch an ganz leichte Trommelfell- und Mittelohrentzündungen anschließt, verursacht werden.

An der Hand dieser Anleitungen wird sich der Praktiker, wie ich glaube, in vielen Fällen so weit orientieren, daß er auch ohne Anwendung des Ohrenspiegels dem durch den Gedanken an eine Mittelohrentzündung geängstigten Patienten eine beruhigende Auskunft zu erteilen vermag, daß er aber auch sich selbst über den Sitz der Schmerzen Aufklärung zu geben in der Lage ist.

Einfacher liegen die Verhältnisse für jenen Kollegen, der die Anfangsgründe der otiatrischen Technik soweit beherrscht, daß er sich das Trommelfell wenigstens bei weitem und übersichtlichem Gehörgange mit dem Ohrtrichter klar zur Ansicht bringen kann.

Von grundlegender Bedeutung ist die Notwendigkeit, das normale oder das den Ausdruck einer katarrhalischen Affektion bildende Trommelfell vom entzündeten, bzw. das normal geneigte oder retrahierte vom vorgewölbten unterscheiden zu können. In dieser Hinsicht bieten sich dem Anfänger weit größere Schwierigkeiten als in der Konstatierung des Farbenunterschiedes von grau und rot, der das normale Trommelfell dem entzündeten gegenüber kennzeichnet.

Es erscheint daher von Vorteil, an dieser Stelle die charakteristischen Einzelheiten des normalen, akut katarrhalischen und akut entzündeten Trommelfelles mit einigen Worten zu veranschaulichen.

Das normale Trommelfell weist drei charakteristische Details auf:

a) Den nahe dem vorderen, oberen Trommelfellpole sichtbaren kurzen Hammerfortsatz, der sich daselbst durch seine gelblichweiße Farbe vom Grau des Trommelfelles deutlich abhebt und als ein kleinstecknadelkopfgroßes, etwas prominierendes Knöpfchen präsentiert.

b) Den Hammergriff, der vom kurzen Fortsatz ausgehend, als ein zirka 5 mm langer, schmaler, nach hinten, unten und innen bis zur Mitte des Trommelfelles ziehender, gelbweißer Streifen verläuft.

c) Den Lichtreflex, ein deutlich ausgeprägtes, schmales, gleichschenkeliges Dreieck, dessen Spitze sich in der Mitte des Trommelfelles, dessen Basis sich nahe der Peripherie des vorderen, unteren Trommelfellquadranten befindet.

Dem Verschwinden des Lichtreflexes ist keine pathologische Bedeutung beizumessen, wohl aber dem Unsichtbarwerden des kurzen Fortsatzes und Griffes des Hammers. Es erscheint daher notwendig, die Besichtigung des Trommelfelles mit dem Aufsuchen des kurzen Fortsatzes und des Hammergriffes zu beginnen. Nur wenn man diese Details mit voller Deutlichkeit innerhalb der den Gehörgang nach innen abschließenden grauen Membran zu erkennen vermag, kann man einen entzündlichen Zustand des Trommelfelles, resp. des Mittelohres mit Bestimmtheit ausschließen.

Ist man diese beiden Einzelheiten zu unterscheiden nicht imstande, so kann das Grau einer in der Tiefe des Gehörganges liegenden Fläche täuschen. Wir können eine Epidermisschuppe, eine graue Sekretkruste oder schleimiges Sekret vor uns haben. Man begnüge sich daher mit dem Ergebnisse der otoskopischen Besichtigung nur dort, wo man Hammergriff und kurzen Fortsatz mit voller Exaktheit wahrgenommen hat.

Der für einen akuten Mittelohrkatarrh (Störung, resp. Unterbrechung der Tubenventilation im Anschluß an katarrhalische Veränderungen des Nasenrachentraktes, Resorption der Luft in der Trommelhöhle, Einwärtsdrängung des Trommelfells gegen die innere Trommelhöhlenwand) charakteristische Befund besteht in folgendem: Der kurze Fortsatz des Hammers springt stark vor, der Hammergriff ist stark nach innen, hinten und oben gerückt und erscheint dadurch perspektivisch verkürzt. Die hintere Trommelfellfalte springt bogenförmig stark vor, die Farbe des Trommelfelles ist grau, bei durchscheinender hyperämischer Paukenhöhlenwand graurötlich, bei Ansammlung serösen Sekretes in der Trommelhöhle zum Teil oder im ganzen gelblich.

Besonders beachtenswert sind das deutliche Hervortreten des kurzen Fortsatzes und das Fehlen einer Injektion des Trommelfelles.

Das erste Anzeichen der entzündlichen (gegenüber der katarrhalischen) Affektion ist — gleichviel, ob der Prozeß nur das Trommelfell oder auch das Mittelohr betrifft — die Gefäßinjektion am Trommelfell, die zunächst an den Gefäßen oberhalb des kurzen Fortsatzes und längs des Hammergriffes ersichtlich wird.

Die entzündliche Rötung des Trommelfelles, die im Beginne des Entzündungsprozesses der durch Manipulationen im Gehörgange und am Trommelfelle, nach dem Ausspritzen des Ohres oder durch Lufteintreibungen in das Mittelohr verursachten reaktiven Rötung völlig gleicht, erscheint dieser gegenüber nur durch das gleichzeitige Bestehen von Ohrenschmerzen charakterisiert.

Das Fortschreiten der Entzündung präsentiert

sich otoskopisch in der Weise, daß die radiäre Anordnung der Blutgefäße am Trommelfelle durch ihre Injektion deutlich sichtbar wird. Gleichzeitig wird fast immer auch eine zirkuläre Injektion des peripheren Trommelfellrandes wahrzunehmen sein.

Ein weiteres Stadium der Erkrankung ist sowohl bei der Trommelfellentzündung wie bei der Mittelohrentzündung durch Bildung seröser oder hämorrhagischer Blasen gekennzeichnet.

Der Unterschied zwischen der Trommelfell- und der Mittelohrentzündung ist nur in dem Resultate der Hörprüfung, die bei bloßer Beteiligung des Trommelfelles an der Entzündung einen normalen Befund ergibt, ausgeprägt.

Eine weitere Etappe in der Entwicklung des entzündlichen Vorganges tritt in der Infiltration des Trommelfelles und in der hierdurch bewirkten Vorwölbung der Membran zutage. Wir erkennen diese Vorwölbung deutlich an dem bogenförmigen Verlaufe der Gefäße des Trommelfelles. Gleichzeitig verschwindet der Hammergriff, während der kurze Fortsatz des Hammers noch immer sichtbar bleibt.

Diesem otoskopischen Bilde entspricht meinen Erfahrungen zufolge niemals ein völlig normaler Hörbefund und ich möchte seine Feststellung als Substrat für die Annahme einer akuten Mittelohrentzündung bezeichnen.

Bei weiterer Zunahme des entzündlichen Prozesses verschwinden alle Einzelheiten des Trommelfelles, die Membran wird dunkelrot, blaurot, manchmal von marmoriertem Aussehen; schließlich zeigt sie knapp vor dem Durchbruch infolge Durchfeuchtung ihrer Schichten unregelmäßige schwache Lichtreflexe oder eine umschriebene Gelbfärbung.

Besonders betonen möchte ich, daß die Intensität der Rötung des Trommelfelles keinesfalls einen Beweis für die Intensität der Mittelohrentzündung bildet.

Sie kann ebenso den Ausdruck eines leichtgradigen Mittelohrprozesses bilden, wie in anderen Fällen nur mäßige Gefäßinjektion bei reichlicher Ansammlung von eiterigem Sekret vorkommen kann. Bei starkem Druck des in der Trommelhöhle angesammelten eiterigen Sekretes zeigt das

Trommelfell sogar mitunter infolge der Kompression der Gefäße eine blaßrote und selbst gelbweiße Farbe.

Man soll sich daher niemals auf den otoskopischen Befund allein verlassen; eine Schlußfolgerung auf die Natur und Intensität des Prozesses wird sich immer nur durch das Resultat einer zusammenfassenden Beurteilung all dessen anbahnen lassen, was Anamnese, Otoskopie, Temperaturmessung und Hörprüfung ergeben haben.

Die Zusammenfassung dieser Untersuchungsergebnisse gibt auch die Direktive für die Therapie, sie bietet vor allem die Handhabe für die Indikationsstellung betreffs einer etwa vorzunehmenden Parazentese.

Als ein Moment von prognostisch sehr günstiger Bedeutung möchte ich das rasche Abklingen der subjektiven und objektiven Symptome — rasches Nachlassen der Schmerzen, schnellen Rückgang der Temperatur, Abblassen des Trommelfelles, eventuell Schrumpfung oder Kollabieren der Trommelfellblasen — bezeichnen.

Im Gegensatze hierzu müssen Fälle, in denen Symptome geringerer Intensität (leichte oder mäßige Schmerzen, geringe Gefäßinjektion am Trommelfelle, leichte Vorwölbung, subfebrile Temperaturen) tagelang fortbestehen, bezüglich ihres weiteren Verlaufes reservierter beurteilt werden.

Erfolgt die Perforation des Trommelfelles — sei es, daß sie sich spontan vollzieht, sei es, daß sie durch eine Parazentese erfolgt —, so lassen bei normalem Verlaufe des Prozesses die Ohrenschmerzen sofort nach und schwinden im Laufe weniger Stunden gänzlich.

In anderen Fällen dauern die Schmerzen mit wechselnder Intensität an oder stellen sich nach kürzerer oder längerer schmerzfreier Zeit wiederum ein.

Das Andauern von Schmerzen trotz bestehenden Sekretabflusses kann entweder auf das Bestehen einer Cervico-occipitalneuralgie oder einer Neuralgie des N. trigeminus zurückgeführt werden, wie sie manchmal als Begleiterscheinung der Otitis auftritt[1]), oder, was häufiger der Fall ist, in ungenügendem Sekretabfluß

[1]) Der die Schleimhaut der Paukenhöhle durchziehende Plexus tympanicus ist durch den N. petrosus superficialis minor und das Ganglion oticum mit dem Trigeminus verbunden.

seine Ursache haben. Eine Neuralgie ist mitunter von entzündlichen Schmerzen schwer zu differenzieren, wird aber in manchen Fällen durch das anfallweise Auftreten der Schmerzen und ihren Sitz (hintere Fläche der Ohrmuschel bei Neuralgie des N. auricularis magnus und occipitalis minor des Plexus cervicalis[1]), vordere Fläche der Ohrmuschel bei Neuralgie des N. auriculo-temporalis des Trigeminus) und durch den Nachweis der Valleixschen Schmerzpunkte[2]) ihrer Natur nach zu erkennen sein.

Bei gleichzeitiger Anwesenheit katarrhalischer Erscheinungen in der Nase vergesse man niemals an die Möglichkeit einer von einer Nebenhöhlenaffektion ausgelösten Trigeminusneuralgie, da die Neuralgie des N. auriculo-temporalis oder des Plexus tympanicus als Teilerscheinung einer solchen vorkommen kann.

Häufiger bestehen Ohrenschmerzen trotz Sekretion aus dem Mittelohre fort, wenn die Perforationsöffnung zu klein ist und das Sekret in ungenügender Menge abfließt. In solchen Fällen erfahren auch die übrigen lokalen und allgemeinen Krankheitserscheinungen konform den Ohrenschmerzen eine Steigerung. Endlich wird trotz eingetretener Trommelfellperforation auch in jenen Fällen kein oder nur ein unwesentliches Nachlassen der Schmerzen erfolgen, in denen die Schleimhautauskleidung der Warzenfortsatzzellen schon zu Beginn der Erkrankung an der Entzündung der Mittelohrschleimhaut teilnimmt. In solchen Fällen, in denen auch eine ausgesprochene Druckempfindlichkeit des Warzenfortsatzes bestehen kann, vergehen manchmal mehrere Tage bis zum Abklingen der Schmerzen, ein Verlauf, welcher die vollste Aufmerksamkeit des behandelnden Arztes beansprucht. Der wenig geübte oder unerfahrene Kollege übernehme die Behandlung eines solchen Falles nie ohne Kontrolle durch den Facharzt! Eine eventuelle Wiederholung der Parazentese oder die operative Erweiterung einer spontan eingetretenen Perforationsöffnung kann hier mitunter das Krankheitsbild mit einem Male zum Besseren wenden, während bei Verzögerung eines solchen Vorgehens

---

[1]) Druckpunkte am hinteren Rande des Processus mastoideus und zwei Finger weiter hinten.

[2]) Supraorbital-, Infraorbital-, Mental-, Tragus- (N. auriculo-temporalis) Druckpunkt.

der Ausbreitung und Steigerung der Warzenfortsatzentzündung im wesentlichen Maße Vorschub geleistet werden kann.

Das Wiederauftreten von Ohrenschmerzen in einem späteren Stadium der akuten eiterigen Otitis — ich habe hier jene Fälle im Auge, bei denen die Schmerzen nur bis zum Eintritte der Trommelfellperforation bestehen, mit Eintritt der Otorrhöe gänzlich sistieren und in der zweiten, dritten, vierten Krankheitswoche oder noch später wiederkehren — kann seine Ursache haben:

1. in einer durch bakterielle Infektion der Gehörgangswand zustande gekommenen zirkumskripten oder diffusen Entzündung des Gehörganges,
2. in vorzeitiger Verklebung der Trommelfellperforation und hierdurch veranlaßter Eiterretention,
3. in der Bildung kegel- oder zitzenförmiger Vorstülpungen des Trommelfelles an der Perforationsstelle oder in einer Verlegung oder Verengerung der Perforationsöffnung durch Granulationsbildung am Perforationsrande mit Verringerung oder gänzlichem Sistieren des Sekretabflusses [1]) und
4. in Ausbreitung des Krankheitsprozesses auf den Warzenfortsatz.

Der Nachweis einer Gehörgangsentzündung wird nach den oben dargelegten Einzelheiten des lokalen Befundes unschwer gelingen.

Ein Trommelfellverschluß ist nur durch die otoskopische Untersuchung mit Bestimmtheit festzustellen, kann aber auch ohne Untersuchung mit dem Ohrtrichter aus dem Auftreten von Ohrenschmerzen oder eventuell auch anderen Krankheitssymptomen (speziell Temperaturerhöhung!) bei gleichzeitigem Sistieren der Otorrhöe mit größter Wahrscheinlichkeit vorausgesetzt werden.

Die otoskopische Untersuchung wird über die Ursache der Sekretretention Aufschluß zu geben und klarzustellen haben, ob diese durch eine Verklebung der Perforationsränder, durch eine Granulation am Trommelfelle oder durch eingedicktes Sekret zustande gekommen ist.

Von besonderer Bedeutung wird es sein, zu erheben, ob etwa auftretende Schmerzen auf eine Entzündung des

[1]) Solche Fälle nehmen oft einen hartnäckigen Verlauf und führen nicht selten zur Erkrankung des Warzenfortsatzes.

Warzenfortsatzes (*akute Mastoiditis*) zurückzuführen sind.

In typischen Fällen wird diese Diagnose keinen Schwierigkeiten begegnen.

Spontane Schmerzen in der Regio mastoidea,
Schwellung und eventuelle Rötung der Weichteildecke des Warzenfortsatzes und
Druckempfindlichkeit des Warzenfortsatzes, besonders an der Spitze

werden bei fortbestehendem Ohrenfluß mit voller Klarheit Aufschluß betreffs der Ursache der Schmerzen geben.

Differentialdiagnostisch ist die akute Mastoiditis abzugrenzen von der primären oder sekundären *Gehörgangsentzündung* mit Lokalisation eines Entzündungsherdes an der hinteren Gehörgangswand und konsekutiver *Schwellung des Hautüberzuges der Regio mastoidea* und von *entzündlicher Anschwellung der* am Planum mastoideum befindlichen oder vor dem Kopfnicker gelegenen *Lymphdrüsen.*

Das normale Ergebnis der Temperaturmessung sowie die näheren Eigentümlichkeiten der Schmerzen (die bei der Gehörgangsentzündung durch Bewegung mit der Ohrmuschel, durch Druck auf das Ohr, beim Öffnen des Mundes gesteigert, bei Lymphdrüsenschwellung nur bei Druck auf die deutlich tastbaren Drüsen vermehrt werden, während der Knochen selbst nicht druckschmerzhaft ist) sind Momente, die mit Erfolg für die Diagnosestellung zu verwerten sind.

Schwerer ist die Diagnose der Mastoiditis bei geringer Entwicklung der Warzenfortsatzsymptome oder dort, wo Krankheitserscheinungen an der Außenfläche des Warzenfortsatzes fehlen.

In manchen Fällen bestehen nur geringgradige, dumpfe Schmerzen im Ohre, hinter oder über demselben.

Anhaltspunkte für die richtige Beurteilung solcher Fälle gewinnen wir aus der *Quantität der Sekretion* und aus dem *Ergebnisse der Hörprüfung.*

Bestehen geringe, unklare Mastoiderscheinungen oder können wir am Warzenfortsatz keinen pathologischen Befund erheben, so spricht eine *Zunahme der Sekretion von der dritten Krankheitswoche angefangen*, vor allem bei *rahmiger Beschaffenheit* des Sekretes, mit Bestimmtheit und andauernd schlechte Hörweite mit hoher Wahrscheinlichkeit für eine Warzenfortsatzeiterung.

Solchen Erscheinungen begegnen wir besonders häufig bei älteren Leuten, bei denen die äußere Kortikalis des Warzenfortsatzes oft durch eine Osteosklerose in hohem Grade verdickt ist[1]).

Eine wertvolle Stütze der Diagnose bietet die Otoskopie in dem Nachweise einer entzündlichen Schwellung und Vorwölbung (Senkung) der hinteren, oberen Wand des knöchernen Gehörganges knapp vor dem Trommelfelle.

Diese Schwellung ist der Ausdruck eines periostalen Ödems an der dem Gehörgange zugekehrten Fläche des Warzenfortsatzes, resp. des Antrums des Processus mastoideus.

Beschränktbleiben dieser Schwellung auf den innersten oberen Teil des knöchernen Gehörganges, normales Verhalten der knorpeligen Partie desselben, das Fehlen von Schmerzempfindung bei Zug an der Ohrmuschel oder bei Druck auf das Ohr gestatten die Unterscheidung gegenüber der Otitis externa.

In besonderem Maße steigern sich die diagnostischen Schwierigkeiten, wenn der Entzündungsprozeß in der Trommelhöhle abklingt und nur in der Tiefe des Warzenfortsatzes weiter um sich greift.

Die Sekretion aus dem Mittelohre versiegt, das Trommelfell schließt sich und zeigt bis auf noch längere Zeit andauernde Rötung und Schwellung keine wesentlichen Veränderungen. In Fällen dieser Art haben wir in der Senkung der hinteren, oberen Gehörgangswand und in der trotz Lufteinblasungen andauernden Herabsetzung der Hörschärfe Faktoren, die uns den Krankheitsprozeß richtig einschätzen und den Ernst der Situation erkennen lassen.

Bei der einfachen chronischen Mittelohreiterung, d. i. derjenigen Form der Mittelohreiterung, bei welcher der Krankheitsprozeß nur auf die Mittelohrschleimhaut beschränkt, der Knochen aber intakt geblieben ist (das

[1]) Es handelt sich hier um reine Altersveränderungen. Eine Sklerosierung des Warzenfortsatzes besteht aber auch als angeborene Varietät der Struktur des Processus mastoideus in vereinzelten Fällen und findet sich manchmal auch als pathologisches Vorkommnis in Fällen von chronischer Mittelohreiterung.

otoskopische Bild ist durch das Bestehen eines kleineren oder größeren Trommelfelldefektes, durch Rötung, Schwellung und schleimige oder schleimig-eiterige, geruchlose Sekretion der Mittelohrschleimhaut charakterisiert), bestehen im allgemeinen keine wesentlichen subjektiven Beschwerden.

Schmerzen können sich einstellen:

bei sekundärer Entzündung des Gehörganges,
bei akuter Exazerbation des Mittelohrprozesses,
bei geschwürigen Veränderungen am Trommelfelle oder an der Mittelohrschleimhaut,
bei Sekretstauung durch Bildung von Granulationen oder Granulationspolypen und
bei akuter Mastoiditis.

Bezüglich der durch eine Otitis externa hervorgerufenen Schmerzen kann auf die oben erwähnten Einzelheiten hingewiesen werden.

Die akute Exazerbation des chronischen Mittelohrprozesses wird kaum jemals so heftige und andauernde Schmerzen hervorrufen, wie sie bei der akuten Mittelohrentzündung bis zum Eintritte der Trommelfellperforation beobachtet werden, da sich der Sekretabfluß auf dem Wege des Trommelfelldefektes gewöhnlich glatt vollzieht. Schmerzen stellen sich dort ein, wo die Perforationsöffnung durch starke Schwellung der Perforationsränder, resp. Aufschießen von Granulationen am Trommelfelle in hohem Grade verengt wird oder wo durch bedeutende Schwellung der Trommelhöhlenschleimhaut eine Retention des Sekretes im Cavum hypotympanicum, im Cavum epitympanicum oder im Antrum des Warzenfortsatzes eintritt.

Ob tatsächlich solche Verhältnisse vorliegen oder ob es unter Einwirkung reizenden Sekretes zu Ulzerationsbildung am Trommelfelle oder an der Mittelohrschleimhaut gekommen ist, kann nur die Otoskopie nach sorgfältiger, durch Ausspülung erreichter Reinigung des Mittelohres entscheiden.

Die akute Mastoiditis wird an der Hand der oben angeführten lokalen Krankheitserscheinungen zumeist ohne besondere Schwierigkeit diagnostiziert werden können.

Hat der eiterig-entzündliche Prozeß an irgendeiner Stelle des Mittelohres nach Zerstörung der Schleimhaut auf den Knochen des Schläfebeines übergegriffen, so kommt es zu eiteriger Ostitis, zu kariöser Einschmelzung oder nekrotischer Zerstörung kleinerer oder größerer Knochenpartien mit Sequesterbildung, zur Entstehung von Fisteln, Hohlräumen usw.

Bei kariösen Prozessen des Schläfebeines werden Schmerzen durch akut eiterige, periostitische und ostitische Vorgänge in der Umgebung der kariösen Krankheitsherde hervorgerufen. Sie können sich nachts zu großer Heftigkeit steigern und werden zumeist auch durch Beklopfen des Warzenfortsatzes und der Schläfeschuppe vermehrt.

Häufig werden die Schmerzen durch Eiterretention veranlaßt, was man an ihrer Zunahme bei verminderter Sekretion, an ihrem Nachlassen bei reichlicherem Sekretabfluß erkennen kann. Diese Sekretretention, während welcher auch andere Krankheitserscheinungen, vor allem Kopfschmerzen in auffälliger Weise in den Vordergrund des Krankheitsbildes treten, kann durch eingedickte Sekretmassen, durch Granulationen, Polypen, durch Knochensequester herbeigeführt werden, aber auch eine Folgeerscheinung höhergradiger Gehörgangsverengerung bei Entzündung des Gehörganges sein.

Schmerzen als Folge entzündlicher Veränderungen der Gehörgangswände sind bei diesen Formen der chronischen Mittelohreiterung noch häufiger als bei der chronischen Schleimhauteiterung, da der Gehörgang unter der Wirkung des stark reizenden Sekretes leicht ekzematös, bzw. entzündlich erkrankt.

Schmerzen gehören ferner zu den Begleiterscheinungen der bei chronischen Mittelohreiterungen nicht selten auftretenden Mittelohrcholesteatome, die durch Eindringen proliferierender Epidermis des Gehörganges in die Mittelohrräume (bei randständiger Trommelfellperforation oder vollständiger Zerstörung des Trommelfelles) zustande kommen. Bereiten sie zumeist nur ein Gefühl des Druckes oder der Schwere im Kopf, Kopfschmerzen oder Schwindel, so können durch Aufquellen der Cholesteatommassen infolge von Eindringen von Wasser oder Wasserdämpfen in das Ohr heftige Schmerzen hervorgerufen werden. Zu besonderer Heftigkeit können sich dieselben steigern, wenn es hinter den aufgequollenen Massen überdies noch zur Retention von Eiter oder Zersetzungsprodukten der Cholesteatommassen kommt.

Die otoskopisch durch den Nachweis der Knochenerkrankung (durch Defekte im Knochen, Fistelöffnungen, Sequester usw.) gegebene Diagnose eines kariösen Prozesses kann ohne Zuhilfenahme des Ohrenspiegels vor allem aus dem Bestehen einer eiterigen Sekretion, die trotz fortgesetzter Behandlung fötide bleibt, erschlossen werden. Fehlt das Merkmal der Sekretion [1]), was der Fall ist, wenn aus irgendwelchen Gründen eine Behinderung des Sekretabflusses eintritt, dann informieren wir uns aus den anamnestischen Erhebungen, welche auf den seit langem bestehenden, zeitweise aufhörenden Ohrenfluß, vor allem aber auf das Besserbefinden des Patienten zur Zeit des Sekretabflusses, resp. auf das Auftreten von Schmerzen, Kopfschmerzen, evtl. Schwindel bei Aufhören der Otorrhöe hinweisen. Im übrigen können wir das Allgemeinbefinden des Kranken, das bei chronischen eiterigen Ostitiden des Schläfebeines oft gestört ist, zu Rate ziehen und an dem schlechten Aussehen, der Mattigkeit, Appetitlosigkeit des Patienten Anhaltspunkte von Belang gewinnen.

Bei Mittelohrcholesteatomen ist es der makroskopische Nachweis von grauweißen, übelriechenden, aus Epidermisschuppen bestehenden Partikelchen im Ohreiter, vor allem aber der mikroskopische Nachweis von Cholestearinkristallen in dem ausgespülten Sekret, der uns über die Natur des vorliegenden Prozesses aufklärt.

An letzter Stelle seien unter den Schmerzen, die durch Erkrankung des Gehörganges selbst ausgelöst werden, die durch maligne Neoplasmen des Ohres verursachten angeführt.

Karzinome und Sarkome der Ohrmuschel und des äußeren Ohres können mitunter in ihrem Beginne die Erscheinungen eines nässenden Ekzems zeigen und erst später bei umsichgreifender Geschwürsbildung ihren wahren Charakter dokumentieren. Das rasche, unvermittelte Auftreten von Granulationen an der Wand des Ge-

[1]) In manchen Fällen vermissen wir Sekret deshalb, weil es — in sehr spärlicher Menge abgesondert — in der Tiefe des Gehörganges, besonders am Rande fistulöser Öffnungen im Knochen in Form von Krusten eintrocknet. In solchen Fällen orientiert uns der foetide Geruch, der einem für mehrere Stunden im Gehörgang belassenen Gazestreifen anhaftet, oft über den wahren Sachverhalt.

hörganges, ihre Neigung zu Blutungen, die übelriechende Sekretion, das rasche Nachwachsen der Granulationen nach ihrer Entfernung werden dort, wo wir ein normales Trommelfell oder wenigstens ein tadelloses Hörvermögen nachweisen können, den Verdacht einer malignen Neubildung wachrufen müssen.

Karzinome und Sarkome des Mittelohres können eine Zeitlang unter dem Bilde einer chronischen Mittelohreiterung mit Granulationsbildung verlaufen. Hier bilden das Aussehen, die Konsistenz der Granulationsmassen, ihre auffallende Neigung zu Blutungen, ihr rapides Wachstum, ihr rasches Rezidivieren nach Entfernung und auffallende Fötidität des Sekretes jene Merkmale, welche zur Durchführung der mikroskopischen Untersuchung mahnen werden.

Im weiteren Verlaufe kann die Diagnose angesichts der Art des Wachstums der Geschwulst, ihres Übergreifens auf die Umgebung und der regionären Drüsenschwellungen keinem Zweifel mehr unterliegen.

B. Ohrenschmerzen, die durch pathologische Zustände in den Nachbarorganen des Ohres verursacht werden.

Wenn wir im Ohre weder eine Gehörgangs- noch eine Mittelohrentzündung nachweisen und auch sonst keinen auffälligen pathologischen Befund erheben können, werden wir in erster Reihe nach einer Zahnkaries zu suchen haben[1]).

Ohrenschmerzen werden überaus häufig durch kariöse Zähne verursacht, die ihren Sitz im Unterkiefer, seltener im Oberkiefer derselben Seite haben. Neben der deutlich erkennbaren Zahnkaries werden wir aber auch nach anderen Zahnerkrankungen fahnden müssen, nach akut entzündlichen Veränderungen der Zahnwurzel, besonders nach dem akuten Wurzelabszeß, nach der akuten Periostitis, der zirkumskripten und diffusen akuten Ostitis des Alveolarfortsatzes, der chronischen Pulpitis, der chronischen Wurzelhautentzündung. In manchen Fällen sind es Erkrankungen,

[1]) Die Ohrenschmerzen bei Karies der Zähne erklären sich aus der gemeinsamen Versorgung der Zähne und der Trommelhöhle durch den 3. Ast des Trigeminus, der einerseits auf dem Wege des N. mandibularis den N. alveolaris inferior abgibt und andererseits durch den N. petrosus superficialis minor zum Plexus tympanicus führt.

die nur röntgenologisch festgestellt werden können, wie Dentikelbildungen, Wurzelexostosen, retinierte Zähne, Granulome an der Wurzelspitze, nicht selten schlecht sitzende oder schadhaft gewordene Gebisse, die in das Ohr ausstrahlende Schmerzen hervorrufen.

Nach der Besichtigung der Zähne müssen die Tonsillen, der Rachen, die Zunge und der Kehlkopf einer genauen Untersuchung unterzogen werden.

Die Beobachtung heftiger Ohrenschmerzen bei der akuten Tonsillitis in ihren verschiedenen Formen sowie beim peritonsillären Abszeß ist nichts Ungewöhnliches. Aber auch die chronische Tonsillitis, die mit Ansammlung eiterigen Sekretes in den Nischen und Taschen des Mandelgewebes oder mit Anwesenheit von Mandelpfröpfen (Mycosis tonsillaris leptothricia)[1]), manchmal auch mit Konkrementbildung in den Mandeln einhergeht, vermag häufig schmerzhafte Empfindungen zu erklären, die im Ohre wahrgenommen werden.

Ich möchte ferner darauf aufmerksam machen, daß eine akute Entzündung des adenoiden Gewebes am Nasenrachendach ebenso wie die follikuläre Entzündung der Zungenmandel zu überaus heftigen, in beiden Ohren fühlbaren Schmerzen führen kann, und daß auch die mit Bildung einzelner Granula an der hinteren Rachenwand (Pharyngitis granulosa) einhergehende oder auf die seitlichen Teile des Rachens (Pharyngitis lateralis) beschränkte chronische Entzündung der Pharynxschleimhaut zu hartnäckigen Ohrenschmerzen Veranlassung gibt.

Ohrenschmerzen von ganz besonderer Heftigkeit werden empfunden bei Geschwüren (besonders tuberkulöser und syphilitischer Natur), phlegmonösen Entzündungen, Abszessen und Neoplasmen des Kehlkopfes (vor allem der Epiglottis), des Nasenrachenraumes und des Zungengrundes.

Nicht vergessen darf werden, daß ebenso wie große tiefgreifende Ulzerationen in der Mundhöhle, im Rachen und Kehlkopf auch kleine, oberflächliche Erosionen oder Ge-

[1]) Man beschränke sich nicht etwa auf die oberflächliche Untersuchung der Tonsillen, sondern ziehe den vorderen Gaumenbogen mit einem stumpfen Häkchen ab, um eine größere Partie der Tonsille zur Ansicht zu bekommen, oder übe mit einem geeigneten Instrument einen leichten Druck auf den vorderen Gaumenbogen, um etwa vorhandenes Sekret aus den Tonsillarnischen auszupressen.

schwürchen, besonders bei empfindlichen Personen Schmerzen auslösen können, die nicht an der Stelle ihrer Entstehung, sondern durch Ausstrahlung im Ohre verspürt werden.

Man denke bei der Suche nach der Ursache von Ohrenschmerzen auch an das Kiefergelenk, da rheumatische Affektionen desselben bis in das Ohr ausstrahlende Schmerzen verursachen können, und vergesse auch nicht die Drüsen am Halse und am Planum mastoideum auf Schwellung und Druckschmerzhaftigkeit zu untersuchen. Zu bemerken ist, daß die Drüsenschwellung am Warzenfortsatz mitunter ihren Ausgang von einer Pediculosis capitis nimmt.

Zum Schlusse möchte ich noch erwähnen, daß rheumatische Affektionen der Hals- und Nackenmuskulatur manchmal Schmerzen hervorrufen, die, sich anfallsweise steigernd, auch im Ohre fühlbar werden, daß sich aber hartnäckige Schmerzen in der Hinterhaupts-, Nacken- und Ohrgegend in einzelnen Fällen als die Folge einer Cervico-occipitalneuralgie erwiesen haben, die durch krankhafte Vorgänge innerhalb des Halswirbelkanals (Tuberkulose, Syphilis, Neoplasmen) und in der hinteren Schädelgrube veranlaßt worden war.

C. Ohrenschmerzen als Begleiterscheinungen und Folgeerscheinungen von Allgemeinerkrankungen.

Ergibt die Untersuchung der Nachbarorgane des Ohres ebenso wie jene des Ohres selbst keinen die Ohrenschmerzen aufklärenden Befund, dann dürfen diese im Sinne einer Neuralgie gedeutet werden.

Zum Verständnisse dieser Schmerzen im Ohre sei vorausgeschickt, daß die vordere Hälfte der Ohrmuschel vom Trigeminus (N. auriculotemporalis), die hintere durch den N. auricularis magnus und occipitalis minor des Plexus cervicalis mit sensiblen Nerven versorgt wird, daß der äußere Gehörgang sensible Nerven durch den Ramus auricularis vagi erhält und daß die Trommelhöhle durch den Plexus tympanicus (zusammengesetzt aus Trigeminus, Glossopharyngeus und Sympathicus) versorgt wird.

Die Neuralgien des Ohrgebietes sind am häufigsten Teilerscheinungen einer Cervico-occipitalneuralgie oder einer Neuralgie des Trigeminus.

Diese Neuralgien entstehen nicht selten auf dem Boden einer Allgemeinerkrankung und werden in manchem Fall als einziges Symptom einer solchen die Aufmerksamkeit auf sie lenken.

So sind sie Begleitzustände anämischer oder kachektischer Zustände, schwerer Allgemeinerkrankungen, wie Anämie, Chlorose, Leukämie, Diabetes, Gicht, Tuberkulose, mitunter Folgewirkungen giftiger, dem Organismus von außen zugeführter Substanzen (Alkohol, Nikotin, Blei, Quecksilber, Arsen u. a.), resp. im Körper selbst gebildeter toxischer Stoffe (bei Gicht, Diabetes, Magen- und Darmstörungen usw.) oder Folgeerscheinungen infektiöser Erkrankungen, besonders von Typhus, Influenza, Malaria und Lues. Nicht ungewöhnlich sind Neuralgien im Verlaufe funktioneller Nervenkrankheiten, z. B. bei Neurasthenie, Hysterie, Epilepsie usw.

Ein praktisch bedeutsames Vorkommnis ist in dem Auftreten von Otalgien unter dem Einflusse von funktionellen und organischen Zirkulationsstörungen gelegen.

So stellen sich (mitunter von subjektiven Ohrgeräuschen und Hörstörungen begleitet) Ohrenschmerzen im Rahmen zerebraler vasomotorischer Störungen ein.

Sie können ihren Sitz in verschiedenen Gebieten des Ohres haben, so auch am Processus mastoideus, wo sie mit starker lokaler Druckempfindlichkeit und Herabsetzung des Hörvermögens einhergehend leicht den Gedanken an eine akute Mastoiditis wachrufen können.

Charakteristisch für Ohrsymptome dieser Art ist, daß ihre Intensität in überzeugender Weise mit jener der zerebralen vasomotorischen Störungen (Kopfschmerzen, Schwindel, geistige Ermüdbarkeit bei auffallender Blässe des Gesichtes) parallel gehen, und ihr gänzliches Verschwinden mit dem Rückgang der Gefäßerscheinungen.

Diese intermittierend auftretenden schmerzhaften Sensationen sind offenbar auf eine verminderte Durchblutung der sensiblen Nervengebiete des Ohres infolge angiospastischer Zustände zurückzuführen.

Noch wichtiger ist die Tatsache, daß auch arteriosklerotische Veränderungen in den das Ohr versorgenden Blutgefäßen nebst anderen Krankheitserscheinungen

3*

verschiedene schmerzhafte oder unangenehme Empfindungen im Ohre hervorrufen können.

Die entweder kontinuierlichen — tage- oder wochenlang andauernden — oder intermittierenden Empfindungen[1]) werden manchmal in die Tiefe des Ohres, in anderen Fällen in das äußere Ohr verlegt und können dann in den Hinterkopf oder in die Schläfe ausstrahlen. Sie stellen sich oft als Parästhesien in Form von Kribbeln, Hitze- oder Kältegefühl oder als Juckreiz, in anderen Fällen als drückende, spannende, stechende oder krampfartige Empfindungen dar, die meist nur mäßige Stärke erreichen.

Der Zusammenhang dieser Schmerzen mit der Arteriosklerose ergibt sich zunächst daraus, daß sie ein Symptom der durch die Arteriosklerose im Gehörorgane hervorgerufenen Erkrankung des inneren Ohres darstellen, daß sie mit anderen Symptomen einer zerebralen Arteriosklerose (Kopfschmerzen, Schwindel, geistiger Ermüdbarkeit, Gedächtnisschwäche, Schlafstörungen usw.) Hand in Hand gehen und vor allem aus der therapeutischen Wirkung der Diuretinbehandlung.

II. Ohrenfluß.

Ohrenfluß kann sich einstellen

1. bei akutem und chronischem Ekzem des äußeren Ohres,
2. bei akuten und chronischen Entzündungen des Gehörganges,
3. bei akuter (bes. bullöser) Trommelfellentzündung,
4. bei akuter Mittelohreiterung,
5. bei chronischer Mittelohreiterung,
6. bei malignen Neubildungen des Ohres,
7. nach traumatischer Eröffnung des Labyrinthes und Schädelbasisfraktur und
8. nach Durchbruch von dem Ohre benachbarten Eiterherden in den Gehörgang oder in das Mittelohr.

Wenn wir pathologisches Sekret im Gehörgang feststellen, so werden wir uns vor allem die Frage nach der

[1]) Ich habe in Annahme ihrer genetischen Zusammengehörigkeit mit anderen durch Gefäßkrämpfe verursachten arteriosklerotischen Schmerzen (Dyspragia intermittens angiosclerotica, Ortner) für sie die Bezeichnung Otalgia angiosclerotica vorgeschlagen.

Ursache und dem Ausgangspunkt der Sekretion vorzulegen haben. Die Beantwortung dieser Frage wird in vielen Fällen durch genaue anamnestische Erhebungen wesentlich erleichtert werden.

Wir werden zunächst Erkundigungen darüber einzuholen haben, wie lange der Ohrenfluß besteht, ob eine Absonderung aus dem Ohre schon früher beobachtet worden war, ob und welche anderen Krankheitserscheinungen (Schmerzen, Jucken, Schwerhörigkeit, Fieber usw.) mit dem Auftreten und dem Andauern der Otorrhöe verbunden waren, und wir werden uns für die Beschaffenheit und die Menge des Sekretes zu interessieren haben.

Die nachfolgenden Angaben betreffs des Aussehens, der Quantität des Sekretes, der Begleiterscheinungen des Auftretens der Sekretion, ihrer Dauer sollen die Eigentümlichkeiten des Ohrenflusses bei den verschiedenen Ohrerkrankungen veranschaulichen und zeigen, inwiefern aus der Beobachtung all dieser Faktoren, speziell der Qualität und Quantität der Sekretion, unter Umständen wertvolle Aufschlüsse betreffs des zugrunde liegenden Prozesses gewonnen werden können.

Normalerweise finden wir im Gehörgange nur eine geringere oder größere Menge des aus seinen Talg- und Schweißdrüsen stammenden Ohrenschmalzes, das die Gehörgangswände befettet und dadurch geschmeidig erhält.

Bei akutem und chronischem n ä s s e n d e m E k z e m des Gehörganges kann das von der Gehörgangswand abgesonderte wässerige Sekret das vorhandene Ohrenschmalz verflüssigen und schmutziggelb färben. Es ist nichts Ungewöhnliches, daß der Arzt in solchen Fällen wegen eines Ohrenflusses zu Rate gezogen wird. Nach Ausspülung der im Gehörgange angesammelten Massen ist es möglich, die pathologische Veränderung der Gehörgangshaut festzustellen (Schwellung und Rötung, Mazeration und Abschilferung der Epitheldecke, Krusten- und Borkenbildung) und die Herkunft dieses Sekretes zu eruieren. Weit häufiger finden wir allerdings gerade infolge der vorliegenden Hauterkrankung den Gehörgang frei von Cerumen und nur mit d ü n n e m, ü b e l r i e c h e n d e m S e k r e t erfüllt.

Es sind speziell die chronischen nässenden Ekzeme, die durch reichliche Absonderung transsudierten Sekretes charakterisiert sind. Klagt der Patient über ständiges Hautjucken, ist das Hörvermögen nach Reinigung des Gehörganges normal, so wird die richtige Einschätzung dieses Ohrenflusses nicht schwer sein.

Bei starker Verengerung des Gehörganges infolge von hochgradiger Schwellung oder Verdickung seiner Hautdecke ist es manchmal nicht leicht festzustellen, ob der Gehörgang den alleinigen Sitz der Erkrankung bildet oder ob es sich um ein sekundäres Ekzem nach Mittelohreiterung handelt. Die Entscheidung wird besonders dort schwerfallen, wo die Gehörgangswand mit Borken und Krusten bedeckt ist, leicht blutet, mitunter schon bei geringen mechanischen Reizungen näßt. Noch komplizierter liegen die Verhältnisse bei konsekutiver Entzündung des äußeren Gehörganges, bei denen das Symptom des Schmerzes verwirrend wirken kann. Das sicherste Kriterium zur Entscheidung der Frage, woher das Sekret stammt, liegt in dem Ergebnisse der Hörprüfung, die wir nach dem im 3. Kapitel, Seite 50 Gesagten durchzuführen und zu verwerten haben werden.

Nach Durchbruch eines Gehörgangsfurunkels oder eines größeren Abszeßherdes bei zirkumskripter oder diffuser akuter Gehörgangsentzündung werden wir im Gehörgange anfänglich blutig gefärbtes eiteriges, dann rein eiteriges Sekret vorfinden. Das rasche Aufhören der Eiterung und das schnelle Abklingen der übrigen Erscheinungen erleichtern die Diagnose dieser Fälle, die außerdem (sofern es sich um primäre Entzündungsherde im Gehörgange handelt) durch normales Hörvermögen, durch die Schwellung des Gehörganges sowie durch Schmerzen bei Druck auf die Gehörgangsmündung und bei Zug an der Ohrmuschel in genügender Weise gekennzeichnet sind.

Bei diffuser chronischer Gehörgangsentzündung ist manchmal die Absonderung eines serös-eiterigen oder blutig-eiterigen, übelriechenden, mazeriertes Epithel enthaltenden Sekretes zu beobachten. Kommt es in schweren Fällen an den mazerierten Flächen des Gehörganges zur Bildung von Granulationen oder Granulationspolypen, so erscheint das Sekret stark blutig gefärbt. Der zumeist schnelle Rückgang der Sekretion und Gehörgangsschwellung nach Einlagen von in 2proz. Lapislösung oder in 2proz. Lapislösung und Alkohol (zu gleichen Teilen) getauchten Gazestreifen in den Gehörgang führt gewöhnlich rasch zur Klärung der Situation und zur Feststellung des Sitzes der Erkrankung, die nach Freiwerden des Gehörganges an der Hand des Ergebnisses der Hörprüfung genau lokalisiert werden kann.

Bei *Gehörgangsentzündung mit Blasenbildung* an den Wänden des Gehörganges oder bei der mit Blasenbildung am Trommelfell einhergehenden Trommelfellentzündung (*Myringitis bullosa*) entleert sich, wenn die Ruptur der Blasen erfolgt, — je nach dem Inhalte der Blasen — blutig seröses oder blutiges Sekret. Mit der Entleerung und dem Zusammenfallen der Blasen pflegen die vorausgegangenen, gewöhnlich sehr heftigen Schmerzen mit einem Male aufzuhören, und die blutige Sekretion versiegt rasch. Das Andauern der Schmerzen trotz des Blutabflusses kann seine Ursache darin haben, daß nur ein Teil der Blasen zur Eröffnung gelangt ist oder in dem *gleichzeitigen Bestehen einer akuten Mittelohrentzündung*. In solchen Fällen wird uns vor allem die *Temperaturkurve* Aufschluß erteilen, da sich der Mittelohrprozeß an dem Anstieg der Temperatur kenntlich machen wird. Aber auch die Hörschärfe wird uns informieren können, da sie bei im Mittelohre lokalisierten Vorgängen schon von Haus aus vermindert erscheinen wird.

Die Beschaffenheit des Ausflusses bei der *akuten eiterigen Mittelohrentzündung* hängt vor allem von dem Stadium des Entzündungsprozesses ab, in welchem (sei es spontan oder auf operativem Wege) die Trommelfellperforation erfolgt.

Im Beginne der Otitis werden wir den Abfluß eines blutigserösen Sekretes feststellen. Vermindertes Hörvermögen, das Andauern der Sekretion, evt. das Fortbestehen von Schmerzen und Temperaturerhöhung werden dem Kollegen in solchen Fällen auch dann, wenn er außerstande ist, das Trommelfell genau zu besichtigen, die Gewißheit verschaffen, daß es sich um eine akute *Mittelohrentzündung* handelt, während er bei Aufhören des Ausflusses, bei gutem Gehör und raschem Nachlassen der Schmerzen annehmen darf, daß das blutige oder blutigseröse Sekret den geplatzten Blasen einer bullösen *Gehörgangs- oder Trommelfellentzündung* entstammt. Erfolgt die operative oder spontane Eröffnung des Trommelfelles erst einige Tage nach Beginn des akut entzündlichen Mittelohrprozesses, dann ist das Sekret schon im Beginne des Ausflusses rein eiterig.

Im weiteren Verlaufe der akuten eiterigen Mittelohrentzündung gestaltet sich die Sekretion je nach der Heftigkeit des Krankheitsprozesses verschieden.

Leichtgradige Entzündungsprozesse laufen mitunter in wenigen Tagen, in seltenen Fällen sogar nach wenigen Stunden eiteriger Sekretion ab.

Im allgemeinen besteht in den ersten Tagen nach dem Eintritte der Perforation sehr reichlicher eiteriger Ausfluß, der in der zweiten Krankheitswoche eine quantitative Verringerung zeigt und in der dritten Krankheitswoche, nachdem er schleimig eiterig oder rein schleimig geworden ist, aufhört.

Bei heftiger Entzündung beobachten wir in der zweiten Krankheitswoche eine Zunahme der Sekretion, nicht selten profuse Absonderung eines dicken Eiters, in der dritten Woche wird der Eiter schleimhältig, fadenziehend, um in der vierten Woche bei rein schleimigem Aussehen allmählich zu versiegen.

Die allmähliche Abnahme der Eiterung gehört zur Regel. Immerhin gibt es Fälle, bei denen eine reichliche Sekretion sehr rasch (im Laufe weniger Stunden) zum Stillstand gelangt. Weit häufiger ist das plötzliche Versiegen einer bis dahin reichlichen Eiterung auf eine Retention oder Stagnation des Sekretes zurückzuführen. Ein solches Vorkommnis kann seine Erklärung finden in der Behinderung des freien Sekretabflusses

durch Verengerung des Gehörganges (Otitis externa),
durch Eindickung oder Krustenbildung des Sekretes,
durch Ansammlung von Epidermisschuppen,
durch Verklebung der Perforationsöffnung oder
durch Granulationsbildung an ihren Rändern,

wird aber in dem gleichzeitigen Auftreten anderer Retentionserscheinungen (erhöhter Temperatur, Schmerzen, Gefühl von Völle im Ohre, Verschlechterung des Gehörs) zum Ausdruck kommen.

Die auffällige Zunahme der Sekretion in der dritten Krankheitswoche, sowie das längere Andauern der Eiterung über die vierte Krankheitswoche hinaus, sind Krankheitszeichen, denen die größte Beachtung zugewendet werden muß.

Sie sprechen mit hoher Wahrscheinlichkeit für eine Miterkrankung des Warzenfortsatzes, zumindest für eine Eiteransammlung in dem Trommelhöhle und Warzenfortsatz miteinander verbindenden, zirka kleinerbsengroßen Hohlraum, den man das Antrum des Warzenfortsatzes nennt (man spricht auch von einem Antrumempyem).

Unter allen Umständen ist in solchen Fällen die schärfste Kontrolle des Kranken durch sorgfältigste Untersuchung des Warzenfortsatzes (Prüfung auf Infiltration der Weichteildecke, der Druckempfindlichkeit usw.) und durch exakteste Temperaturmessung auf das dringendste geboten.

Es gibt jedoch Fälle, bei denen objektive Zeichen am Warzenfortsatze fehlen und auch die Temperaturmessungen keine Anhaltspunkte von Belang ergeben. Das erstere gilt für Fälle, in denen die Härte der äußeren Kortikalis des Warzenfortsatzes das Zutagetreten objektiver Erscheinungen an der äußeren Fläche derselben verzögert oder unmöglich macht, das letztere für Fälle, in denen die Temperaturkurve (als Folge der Wirkung bestimmter Krankheitserreger, z. B. Streptococcus mucosus, als Folge höheren Alters oder gewisser Erkrankungen wie Diabetes) auch bei weitgehenden Zerstörungen des Knochens dauernd niedrig bleibt.

In Fällen, für welche solche Bedingungen zutreffen, gewinnen wir in der Feststellung langdauernden, besonders aber sehr reichlichen Eiterabflusses einen Faktor von größter diagnostischer Verwertbarkeit.

Der reichliche Sekretabfluß ist auch ohne Spiegelführung leicht zu konstatieren; man achte besonders auf die Beschaffenheit des Sekretes, das bei Mitbeteiligung des Warzenfortsatzes an der Entzündung ein dickes, rahmiges Aussehen annimmt.

Aber auch hier können sich für den Ungeübten Schwierigkeiten ergeben, auf die hier hingewiesen werden muß.

Es gibt nämlich Fälle, in denen die Sekretion in der fünften Krankheitswoche scheinbar aufhört, d. h. sie dauert wohl an, tritt jedoch außen nicht zutage: Der Eiter bleibt in der Tiefe des Gehörganges — zu Eiterklümpchen oder -krusten eingedickt — liegen. Man verabsäume daher niemals, auch in Fällen, in denen der Ausfluß ganz aufgehört hat, den Gehörgang genau zu besichtigen oder von einem Fachkundigen untersuchen zu lassen. Für den otoskopisch geschulten Arzt gelte folgendes: Krusten, Borken, Schuppen usw., die den freien Anblick des Trommelfelles erschweren, müssen unter allen Umständen entfernt werden. Das geschieht am leichtesten mit einer Sonde, die an ihrer Spitze mit einer dünnen Lage Watte umwickelt und in 3- bis 6proz. Wasserstoffsuperoxydlösung getaucht wird. Stößt diese Reinigung des Gehörganges auf Schwierigkeit, dann spüle man unter Vermeidung stärkeren Druckes das Ohr aus. Gelingt es auch dann nicht, das Trommelfell genau zu besichtigen, so lasse man einige Male im Tage einige Tropfen einer Lösung von

Natr. carbon. 1,0
Glycerin
Aqu. destillat. ana 10,0

gewärmt in das Ohr einträufeln. Nach 1 bis 2 Tagen sind die eingetrockneten Sekretansammlungen so weit aufgequollen und aufgelockert, daß sie mühelos entfernt werden können.

Nun achte man mit größter Genauigkeit auf das Aussehen des Trommelfelles: Sind von den Einzelheiten des Trommelfelles der kurze Fortsatz und der Hammergriff nicht deutlich zu erkennen, erscheint die Membran partiell oder total vorgewölbt, zeigt sich irgendwo eine Granulation oder kann man den hinteren oberen Quadranten des Trommelfelles infolge einer Infiltration (Senkung) der hinteren oberen Gehörgangswand nicht genau übersehen, so muß auch bei normaler Temperatur und bei Fehlen jedweder Krankheitserscheinung an der Außenfläche des Warzenfortsatzes mit einer Erkrankung des Warzenfortsatzes (d. h. mit einer akuten Mastoiditis) gerechnet werden. Diese Folgerung therapeutisch entsprechend einzuschätzen, ist um so dringlicher, je länger die Krankheitsdauer die Zeit von vier Wochen überschritten hat!

Bei dem otoskopisch wenig geschulten Kollegen möge schon der bloße Nachweis einer geringen Menge eiterigen Sekrets in der Tiefe des Gehörganges nach Ablauf von vier Wochen den Verdacht eines Abweichens vom normalen Verlaufe der Erkrankung wachrufen. Der otoskopisch ganz ungeschulte Arzt orientiert sich am besten durch die Vornahme der Hörprüfung, die mit Abnahme des Ohrenflusses normalerweise eine spontane oder durch die Luftdusche zu erzielende rasche Besserung des Hörvermögens ergeben muß.

Solange sich ein akuter Mittelohrprozeß noch auf der Höhe seiner Intensität befindet, ist an dem Sekret eine deutliche Pulsation nachzuweisen. Das Verschwinden der Pulsation ist oft das erste Kennzeichen der Abnahme des Entzündungsprozesses, ihr Wiederauftreten beweist die neuerliche Steigerung der Entzündung. Stellt sich eine Pulsation des Sekretes in einem späteren Stadium der Otitis (3., 4. Woche oder noch später) ein und dauert sie fort, so muß auf eine Ausbreitung des Prozesses über die Grenzen der Paukenhöhle hinaus geschlossen werden.

Wie wichtig es ist, dem Symptom der Pulsation Beachtung zu schenken, möge die Mitteilung eines Krankheitsfalles lehren, bei welchem es ausschließlich diese Krankheitserscheinung war, welche die Indikation zu operativem Eingreifen bot[1]).

Bei dem 41jährigen Beamten R. St. erfolgte, nachdem mehrere Stunden lang Schmerzen im l. Ohre vorausgegangen waren, spontan die Perforation des Trommelfelles; mit dem Eintritte des Ausflusses aus dem Mittelohre ließen die Ohrenschmerzen rasch nach.

Bei der am Tage nach dem Beginne der Erkrankung vorgenommenen Untersuchung war der Kranke vollkommen beschwerdefrei, die Temperatur normal. Gehörgang sehr eng, Trommelfell entzündlich verändert, aber nicht vorgewölbt, aus der Perforation entleerte sich das Sekret pulsierend. Die Pulsation des Sekretes dauerte — bei mäßiger Sekretion und bei vollständiger Beschwerdelosigkeit des Patienten — die folgenden Wochen an. Die Temperatur blieb — von vorübergehender Erhöhung an einem Tage der dritten Krankheitswoche auf 38,2 abgesehen — normal. An der Regio mastoidea war nicht die geringste pathologische Veränderung wahrnehmbar. Ob eine Senkung der hinteren oberen Partie des knöchernen Gehörganges bestand, konnte wegen der beträchtlichen Enge des ganzen Gehörganges nicht entschieden werden.

Am Ende der 4. Krankheitswoche wurde eine Parazentese des Trommelfells vorgenommen, worauf die Pulsation zwei Tage lang verschwand, um dann jedoch neuerdings wieder aufzutreten.

Bei der am Ende der 5. Krankheitswoche vorgenommenen Eröffnung des Warzenfortsatzes zeigten sich nach Aufmeißelung der dicken Kortikalis

[1]) Die Mitteilung des Falles danke ich Herrn Dr. A. Cemach, Assistenten der Ohrenabteilung der allgemeinen Poliklinik in Wien.

schwerste ostitische Veränderungen des Warzenfortsatzinneren mit Einschmelzung der ganzen Warzenfortsatzspitze. In der Tiefe des Warzenfortsatzes erstreckte sich die eiterige Infiltration der Warzenfortsatzzellen bis an den Sinus, der — im Umfange eines 2-Kronenstückes freigelegt — einen dicken fibrinösen Belag aufwies. Im Warzenfortsatzeiter wurde mikroskopisch und kulturell Streptococcus pyogenes nachgewiesen.

In diesem Falle war infolge der Dicke der äußeren Kortikalis des Warzenfortsatzes die Ausbreitung des eiterigen Prozesses in der Tiefe des Warzenfortsatzinneren vor sich gegangen. Da die hochgradige Enge des Gehörganges die Besichtigung des knöchernen Gehörganges unmöglich machte und das bedeutungsvolle Symptom der Senkung dieser Partie nicht festgestellt werden konnte, war es ausschließlich die Pulsation des Sekretes, die den behandelnden Arzt den Ernst der Situation erkennen und durch die Eröffnung des Warzenfortsatzes noch zur richtigen Zeit die drohende Infektion des Sinus abwenden ließ.

Bei chronischer Mittelohreiterung ist das Sekret quantitativ und qualitativ äußerst verschieden. Es kann von graugelber, gelblichgrüner, rotgelber, braunroter oder grauschwärzlicher Färbung sein, es kann schleimig, schleimigeiterig, eiterig, dünnflüssig, fadenziehend, dick, rahmig beschaffen sein und wird in verschiedenster Menge — oft so gering, daß man es nur in Form von kleinen Krusten an den Wänden des Gehörganges haften findet, oft in massenhafter Quantität — abgesondert.

Beimengungen von Cerumen, Blut, Detritus, Bakterien, Arzneistoffen usw. geben dem Sekret oft eine ganz charakteristische Färbung oder eigentümliches Aussehen. Bei Granulationsbildung im Mittelohre oder im Gehörgange, bei diffuser Gehörgangsentzündung mit starker Auflockerung, Exkoriation oder Exulzeration der Gehörgangswand erscheint das Sekret infolge von Blutbeimengung rötlich oder rot, die Anwesenheit von Aspergillus niger gibt dem Ausfluß eine schwärzliche, von Aspergillus fumigatus eine gelbbräunliche, der Bacillus pyocyaneus eine blaue, der Bacillus fluorescens eine grünliche Farbe.

Bei vernachlässigten Eiterungen kann das Sekret infolge der zersetzenden Wirkung von Fäulnisbakterien und Saprophyten — auch wenn keine Karies besteht — einen fötiden, oft höchst üblen Geruch (gewöhnlich wie von faulendem Käse) aufweisen. Bei Mittelohreiterungen, die im Verlaufe von Scharlach, Diphtherie und Tuberkulose auftreten, besitzt das Sekret häufig eine ätzende Wirkung, die sich in Ekzemen des Gehörganges mit Erosions- und Geschwürsbildung an der Gehörgangswand kundgibt.

Die Sekretion kann bei der chronischen Mittelohreiterung eine dauernde oder temporäre sein.

Auch hier wird man mit der Möglichkeit eines nur scheinbaren Versiegens der Eiterung zu rechnen haben.

Man soll — das gelte als wichtiges Gebot — das Fehlen des Sekretes in den ohne Anwendung des Spiegels zu übersehenden Partien des Gehörganges niemals als Beweis für das Fehlen einer eiterigen Sekretion aus dem Mittelohre erachten, man begnüge sich auch niemals mit einem flüchtigen Blick in die Tiefe des Gehörganges oder einer raschen Besichtigung des Trommelfelles.

Jede noch so kleine Kruste oder Borke, die sich an den Wänden des Gehörganges oder am Trommelfelle zeigt, muß entfernt und die Stelle, an der sie gelegen hat, auf das genaueste besichtigt werden. Krusten oder Borken an der knöchernen Gehörgangswand oder am Trommelfelle finden sich sehr häufig als eingetrocknete Sekrethäufchen am Ausgange eiternder Fistelöffnungen, und erst nach ihrer Entfernung zeigt sich entweder an der Innenseite der Kruste oder an der Mündung der Fistelöffnung ein Tröpfchen eiterigen Sekretes. Auch kleine Granulationen verbergen sich mitunter hinter einer Borke eingetrockneten Sekretes.

Man verabsäume nie, am Trommelfelle — auch bei normalem Aussehen seiner übrigen Anteile — die Gegend oberhalb des kurzen Fortsatzes genau zu besichtigen. Es kann sich um eine ausschließlich im oberen Trommelhöhlenraume (Attik) lokalisierte Eiterung handeln, die an dieser Stelle durch die zerstörte Membrana flaccida des Trommelfelles zutage tritt und in Form einer kleinen Granulation oder eines Sekretklümpchens zum Ausdruck gelangt. Nicht selten werden nach Entfernung von Krusten an dieser Stelle auch überraschend große Defekte der lateralen Attikwand sichtbar. Sehr genau muß auch die hintere und obere Wand des knöchernen Gehörganges auf Defekte, resp. auf Vorhandensein von Krusten, die eine dort mündende Knochenfistel verbergen können, untersucht werden.

Die wichtigste Frage, die nach der Feststellung eines

durch chronische Mittelohreiterung veranlaßten Ohrenflusses zu beantworten sein wird, ist jene, ob wir es mit einer Schleimhaut- oder Knocheneiterung zu tun haben.

Der otoskopisch geschulte Arzt wird sich durch das rasche Rezidivieren von Granulationen oder Polypen, durch das Auftreten einer Infiltration (Senkung) der hinteren, oberen Gehörgangswand, durch den Nachweis von Fistelgängen oder Knochendefekten, durch die Wahrnehmung mißfarbiger oder mit der Sonde rauh anzufühlender Stellen im Gehörgange oder Mittelohre, durch Feststellung sequestrierter Knochenpartien usw. orientieren können. Der Kollege, welcher auf die sicheren Direktiven, welche ihm der Ohrenspiegel vermittelt, verzichten muß, ist selbstverständlich des wertvollsten diagnostischen Hilfsmittels beraubt, doch kann auch er in manchen Fällen durch richtiges Einschätzen gewisser Eigentümlichkeiten des Ausflusses Anhaltspunkte für die Beurteilung eines Falles gewinnen.

Das wichtigste Merkmal, das uns das Sekret zur Entscheidung dieser Frage bietet, ist in der Geruchlosigkeit, resp. in der Fötidität des Ausflusses gegeben. Bei der einfachen Schleimhauteiterung bleibt das Sekret in der Regel geruchlos, bei der Knocheneiterung nimmt es einen mehr oder weniger intensiven Fötor an. Es muß jedoch betont werden, daß jedes eiterige Sekret, das mangels zweckentsprechender Behandlung längere Zeit im Ohre liegen bleibt, infolge von Fäulnis einen üblen Geruch (nach faulendem Käse) aufweisen kann. Behält aber der Ausfluß trotz längerer fachgemäßer Behandlung, die eine Retention, eine Stagnation und damit eine faulige Zersetzung unmöglich macht, einen fötiden Geruch, dann darf man das Bestehen kariöser Vorgänge im Schläfebeine voraussetzen. In manchen Fällen läßt sich die Karies aus sehr reichlichem Ausfluß von rahmähnlicher Beschaffenheit, in anderen aus der Anwesenheit von Knochensand im Sekrete erschließen. Die mit großer Wahrscheinlichkeit schon aus dem Geruche zu stellende Diagnose einer Knocheneiterung wird in dem Bestehen regionärer Kopfschmerzen, spontaner oder Druckschmerzen des Warzenfortsatzes, von Schwindel, allgemeinen Ernährungsstörungen, schlechtem Aussehen eine wesentliche Stütze erhalten. Daß der Abgang von sequestrierten Knochenpartikelchen auch ohne Zuhilfenahme des Spiegels die sichere Diagnose der Schläfebeinkaries vermittelt, muß nicht erst speziell bemerkt werden.

Hat die Eiterung zu Ulzerationen oder zu Granulationsbildung an der Schleimhaut des Mittelohres oder seiner Nebenhöhlen geführt, so zeigt das Sekret mehr oder weniger starke Blutbeimengung.

Die Anwesenheit von Epithellamellen im Ausfluß muß den Verdacht eines Cholesteatoms wachrufen, dessen Annahme durch den Befund kleinerer oder größerer, höchst übelriechender Partikelchen, die aus Epidermisschichten bestehen und mikroskopisch Detritus, Bakterien, Cholestearin- und Fettkristalle aufweisen, sichergestellt wird.

Bei malignen Neubildungen des Ohres, sei es, daß sie ihren Ausgang vom äußeren oder mittleren Ohre genommen oder von der Nachbarschaft des Ohres auf dieses übergegriffen haben, kann die Sekretion oft lange Zeit die Eigentümlichkeit der bei nässenden Ekzemen des äußeren Ohres bestehenden Absonderung zeigen. Die auffallend ätzende Wirkung des Sekretes, der Mißerfolg der üblichen therapeutischen Maßnahmen, das Auftreten heftiger Schmerzen, die Bildung von Ulzerationen im Gehörgange und schließlich das Erscheinen von schwammigen Wucherungen, die nach Abtragen rasch rezidivieren, werden bald Aufklärung betreffs des zugrundeliegenden Leidens geben.

Bei direkter oder indirekter Verletzung des Labyrinthes, die zu einer Eröffnung der Labyrinthkapsel geführt hat und bei Schädelbasisfraktur stellt sich Abfluß von Liquor cerebrospinalis, einer wässerigen, klaren Flüssigkeit, ein. Die Sekretion ist in den allerersten Tagen gewöhnlich sehr reichlich, nimmt nach 3 bis 4 Tagen an Menge ab und pflegt längstens im Laufe einer Woche zu versiegen. Ist durch das Trauma eine Trommelfellperforation verursacht worden, so erfolgt der Abfluß der Zerebrospinalflüssigkeit durch diese, andernfalls durch die Frakturstelle der knöchernen Gehörgangswand in den Gehörgang. Stellt sich nach einer Schädelverletzung eine profuse Blutung aus dem Gehörgange ein, so wird man bei gleichzeitigem Blutabfluß aus Mund und Nase, bei Abfluß von Liquor cerebrospinalis, bei Lähmung des Fazialis oder anderer Hirnnerven auf eine Schädelbasisfraktur schließen müssen. Eine profuse Blutung kann aber nach einem Trauma auch ohne

Schädelbasisfraktur durch Zerreißung des Bulbus venae jugularis, des Sinus transversus, des Sinus petrosus superficialis, der Carotis interna oder Meningea media erfolgen [1]). Erwähnenswert ist, daß auch die Verletzung der Gehörgangswand allein schon zu einer heftigen Blutung Veranlassung geben kann.

Erfolgt der Durchbruch eines dem Ohre benachbarten Eiterherdes in das Mittelohr oder in den Gehörgang (am häufigsten begegnen wir dem Durchbruch eines Parotisabszesses in den Gehörgang), so werden wir eine reichliche Menge rein eiterigen Sekretes vorfinden. Die Herkunft der Eiterung wird sich aus der Feststellung des eigentlichen Eiterherdes meist ohne Schwierigkeit ergeben.

Zu erwähnen wäre schließlich noch, daß ein Ohrenfluß mitunter durch Anwendung von geronnener Milch, von Käse oder Honig vorgetäuscht wird.

III. Schwerhörigkeit.

Eine Herabsetzung des Hörvermögens kann durch pathologische Veränderungen im Gebiete des Schalleitungsapparates oder durch Affektionen des schallempfindenden Apparates (resp. durch Veränderungen in beiden Hörsphären gleichzeitig) bedingt sein.

Bei den Erkrankungen des Schalleitungsapparates führen alle Faktoren zur Gehörseinbuße, die eine Behinderung der Schallzuleitung auf dem Wege des Gehörganges zum Trommelfell oder der Schallfortpflanzung vom Trommelfell zum Labyrinth verursachen. Das kann durch Verengerung oder Abschluß des Lumens des Gehörganges, durch Störung der Tubenventilation mit konsekutiven Veränderungen der Spannungs- und Schwingungsverhältnisse des Trommelfelles und der Gehörknöchelchen, durch Massenzunahme der Mittelohrschleimhaut und durch Ansammlung von Produkten abnormer Absonderung (Flüssigkeit, eingetrockneten Sekretmassen, Bindegewebe, Kalk) im Mittelohre geschehen. Bei den Erkrankungen des inneren Ohres kann

[1]) In vereinzelten Fällen wurden Blutungen aus der Carotis interna oder dem Bulbus venae jugularis durch Arrosion dieser Gefäße im Laufe der kariösen Prozesse beobachtet.

die krankhafte Veränderung der der Schallwahrnehmung dienenden labyrinthären nervösen Apparate oder jedwede Affektion, welche den Stamm des Akustikus, seine Wurzeln und Kerne schädigt, zur Schwerhörigkeit führen.

Genaue anamnestische Erhebungen betreffs der Dauer der Schwerhörigkeit, ihres Auftretens und ihrer Begleitumstände können in manchen Fällen wertvolle Aufschlüsse in diagnostischer Beziehung ergeben, doch muß darauf hingewiesen werden, daß gerade hinsichtlich der Dauer und Ursache einer Gehörsabnahme häufig unzuverlässige Angaben gemacht werden.

Das gilt besonders von chronisch verlaufenden, langsam fortschreitenden Ohrerkrankungen mit degenerativem Charakter (z. B. der Otosklerose und der chronischen progressiven labyrinthären Schwerhörigkeit), die ohne bekannte Ursache beginnen und mitunter auch ohne subjektive Erscheinungen verlaufen können. Hier hängt es oft vom Berufe oder der Lebensstellung des Kranken ab, zu welcher Zeit die ersten Hörstörungen wahrgenommen werden; häufig sind es erst gelegentlich auftretende Ohrerkrankungen, welche die Aufmerksamkeit des Patienten auf das Ohr lenken. Einseitige Schwerhörigkeit kann lange bestehen, ohne dem Ohrkranken zu Bewußtsein zu kommen, und wird mitunter erst zufällig oder durch Erkrankung des anderen, bis dahin gesund gewesenen Ohres aufgedeckt.

In vielen Fällen aber bieten uns die Ergebnisse des Krankenexamens schon vor der Untersuchung des Kranken einen Einblick in die Natur der Erkrankung. So wird uns die Angabe des Patienten, er habe nach einem Bade, während dessen ihm Wasser in das Ohr gekommen sei, das Gehör verloren, an einen aufgequollenen Zeruminalpfropf, die Mitteilung, er sei nach einem Schnupfen schwerhörig geworden und empfinde ein Verlegtsein des Ohres, an einen Tubenkatarrh, die Feststellung einer Schwerhörigkeit bei einem fiebernden und über Ohrenschmerzen klagenden Kranken an eine akute Mittelohrentzündung denken lassen.

Bezüglich der Ätiologie der Schwerhörigkeit sei vor allem auf die Notwendigkeit der Ermittlung einer erblichen Anlage und der Nachfrage nach Schädlichkeiten, die im Berufe oder in der Beschäftigung begründet sind (Einfluß ungünstiger Witterungsverhältnisse, Einwirkung intensiver oder andauernder Geräusche, Luftdruckschwankungen, gewerbliche Schädlichkeiten wie Blei, Quecksilber usw.) hingewiesen.

Bei der Häufigkeit der Entstehung von Mittelohrerkrankungen unter dem Einflusse von Erkrankungen der Nase und des Nasenrachenraumes erscheint es unerläßlich, Erkundigungen nach etwaigen Beschwerden in diesem Gebiete einzuholen. Niemals darf an die engen Beziehungen von Allgemeinerkrankungen zum Ohre, ganz besonders an die Möglichkeit der Entwicklung von Ohrerkrankungen als Folge von Infektionskrankheiten, von Erkrankungen der inneren Organe und des Stoffwechsels vergessen werden. Endlich sei noch auf die Tatsache des Auftretens von Hörstörungen durch gewisse Medikamente wie Chinin, Salizylsäure u. a. aufmerksam gemacht.

Die Hörprüfung.

Um zu erheben, ob und in welchem Grade das Hörvermögen eines Ohres gelitten hat, stellen wir vor allem seine Hörweite für die Taschenuhr und für die Sprache fest; ergibt sich eine Beeinträchtigung der funktionellen Leistungsfähigkeit des Gehörorganes, so orientieren wir uns durch die Prüfung mit der Stimmgabel darüber, ob das vorliegende Leiden seinen Sitz im schalleitenden oder im schallempfindenden Apparat hat.

Die Schallwellen werden dem schallempfindenden Apparate in der Schnecke 1. auf dem Wege der Luftleitung (Gehörgang, Trommelfell, Gehörknöchelchen) und 2. auf dem Wege durch die Kopfknochen zugeführt.

Das Hörvermögen auf dem Wege der Luftleitung wird durch Bestimmung der Entfernung ermittelt, in welcher eine Schallquelle eben noch wahrgenommen wird, die Knochenleitung durch Feststellung der Stärke der Wahrnehmung einer an der Schläfe angelegten Taschenuhr, resp. durch Bestimmung der Zeitdauer, während welcher eine an den Schädelknochen angelegte Stimmgabel gehört wird und durch Ermittlung, ob eine am Scheitel aufgesetzte Stimmgabel im kranken oder gesunden Ohre gehört wird.

Ich sehe hier von den Methoden der wissenschaftlichen Hörprüfung ab und schildere nur den Modus der Hörprüfung, welcher dem rein praktischen Bedürfnisse zu allgemeiner Orientierung genügt.

Man beginnt die Untersuchung mit der Feststellung der

Hörweite für die Taschenuhr und Sprache und nimmt sodann, wenn sich eine Beeinträchtigung der Hörschärfe ergeben hat, zur Ermittlung des Sitzes der Funktionsstörung (Schalleitungs- oder Hörnervenapparat) die Stimmgabelprüfung vor.

Das Ergebnis der Funktionsprüfung bildet naturgemäß nur dann den Ausdruck der Leistungsfähigkeit des Gehörorganes, wenn der Gehörgang, bzw. das Mittelohr von etwaigen Hindernissen für die Schalleitung wie Zerumen, Schuppen, Sekret usw., vollkommen befreit worden ist.

Die Hörprüfung mit der Taschenuhr geschieht in der Weise, daß man eine (für ein normales Ohr genau ausprobierte) Taschenuhr dem zu untersuchenden Ohr allmählich soweit nähert, bis ihr Ticken deutlich gehört wird. Die langsame Entfernung der Uhr vom Ohre ist nicht zweckmäßig, da das Resultat der Prüfung durch eine etwaige Nachempfindung beeinträchtigt werden kann.

Die Feststellung des Sprachgehörs erfolgt je nach dem Grade der Hörstörung durch Prüfung mit gewöhnlicher, resp. akzentuierter Flüstersprache, allenfalls mit lauter Sprache. Normalerweise wird die gewöhnliche Flüstersprache im geschlossenen Raume 20 bis 25 m, die akzentuierte Flüstersprache 25 bis 30 m, die laute Sprache 40 bis 50 m weit gehört.

Die Prüfung wird in der Weise vorgenommen, daß der zu Untersuchende sein gesundes Ohr durch Einführen der befeuchteten Kuppe des kleinen Fingers in den Gehörgang fest abschließt und dem Untersucher, ohne ihn anzusehen, das zu prüfende Ohr zuwendet. Bei Kindern läßt man das Abschließen des anderen Ohres von einer dritten Person vornehmen.

Man wählt abwechselnd Worte mit hohen, mittelhohen und tiefen Lauten (helleren und dumpferen Vokalen und Konsonanten) und stellt unter langsamer Annäherung an den zu Untersuchenden die Distanz fest, in welcher die einzelnen Worte verstanden werden. Man berücksichtige dabei nur Worte, die sehr rasch und ohne Überlegung nachgesprochen werden, da eine zögernde, nicht sofortige Wiederholung des Wortes Kombinieren oder Erraten vermuten läßt. Niemals setze man die Hörprüfung zu lange fort. Speziell fiebernde und nervöse Kranke ermüden leicht und machen dann Angaben, die zu Fehlschlüssen Veranlassung geben können.

Ist das Untersuchungszimmer klein, so kann man die

Untersuchungsdistanz dadurch vergrößern, daß man die Untersuchungsperson dem Untersucher das verschlossene Ohr zuwenden läßt (wodurch die Hördistanz um ca. $^1/_3$ vergrößert wird), und dadurch, daß man dem zu Untersuchenden den Rücken zuwendet (wodurch die Distanz abermals um $^1/_3$ vergrößert wird). So kann in einem Zimmer von 6 m Länge eine Hörfähigkeit auf 10 m festgestellt werden.

Die Stimmgabelprüfung.

Bei Erkrankungen des Gehörganges und des Mittelohres werden wir in der größten Zahl der Fälle in dem otoskopischen Befunde die Erklärung für eine bestehende Schwerhörigkeit finden. Bei geringfügigen oder fehlenden Veränderungen am Trommelfelle aber kann die Unterscheidung der Mittelohr- von der Labyrinthschwerhörigkeit nur auf Grund der Stimmgabelversuche gefällt werden, ebenso kann nur mittels solcher die Frage beantwortet werden, ob bei einer Erkrankung des Schalleitungsapparates auch das Labyrinth beteiligt ist.

Als differentialdiagnostische Kriterien zwischen Mittelohr- und Labyrinthschwerhörigkeit gelten folgende Momente:

1. Bei Erkrankung des Mittelohres (und des Gehörganges, sofern die Schalleitung beeinträchtigt ist) ist die Kopfknochenleitung (dem normalen Verhalten gegenüber) verlängert, bei Erkrankungen des Labyrinthes und des Hörnerven verkürzt.
2. Bei Erkrankungen des Mittelohres ist die Hördauer der Stimmgabel vom Knochen aus eine längere als auf dem Wege der Luftleitung, bei Erkrankungen des inneren Ohres überwiegt die Luftleitung die Knochenleitung in der Zeitdauer.
3. Bei Erkrankungen des Mittelohres leidet vor allem die Wahrnehmung tiefer, bei Erkrankungen des inneren Ohres jene hoher Töne.

Diese Merkmale, die uns Anhaltspunkte für die Lokalisation einer Schwerhörigkeit bieten, verwerten wir differentialdiagnostisch in den Versuchen von Schwabach, Rinne und Weber.

Die Perzeptionsdauer durch die Kopfknochen wird nach Schwabach geprüft, indem man feststellt, ob der zu

Untersuchende eine am Warzenfortsatz angelegte Stimmgabel länger oder kürzer hört als der Normalhörende. Im ersten Falle sprechen wir von einem verlängerten Schwabach (der die Mittelohrerkrankung charakterisiert), im zweiten Falle von einem verkürzten Schwabach (den wir bei Erkrankung des inneren Ohres feststellen).

Für diese Versuche benutzt man am besten eine Stimmgabel mittlerer Höhe (c^1 mit 256 Schwingungen), frei von Obertönen.

Man setzt die Stimmgabel an den eigenen Warzenfortsatz (normales Hörvermögen vorausgesetzt) und hält sie in dem Augenblick, da man ihren Ton nicht mehr hört, an den Warzenfortsatz der Untersuchungsperson. Der Mittelohrkranke wird sie noch hören. Hört der zu Untersuchende die Stimmgabel aber nicht mehr, so wiederholt man den Versuch in der Weise, daß man die Stimmgabel zuerst an den Warzenfortsatz des Kranken bringt und sie nach Schwinden der Hörempfindung am eigenen Ohre anlegt. Hört man das Tönen der Stimmgabel, das der Kranke nicht mehr vernommen hat, noch weiter, so erscheint die Kopfknochenleitung des Patienten verkürzt.

Beim Rinneschen Versuch vergleichen wir die Länge der Kopfknochen- mit jener der Luftleitung an demselben Ohre, indem wir die Stimmgabel am Warzenfortsatz des zu untersuchenden Ohres ansetzen, sie abtönen lassen und nun, sobald sie nicht mehr gehört wird, vor die Gehörgangsmündung bringen. Wird die Stimmgabel (wie dies beim normalen Ohre der Fall ist), hier noch vernommen, überwiegt also die Luftleitung, so sprechen wir von einem positiven Rinne. Er kennzeichnet — bei gleichzeitig verkürzter Kopfknochenleitung[1]) — die Labyrinth-, bzw. Hörnervenerkrankung. Überwiegt die Kopfknochenleitung (negativer Rinne), dann dürfen wir den Sitz der Schwerhörigkeit in den Schalleitungsapparat verlegen.

Eine weitere Unterscheidungsmöglichkeit bietet uns der Webersche Versuch, der besagt, daß der Ton einer in der Mittellinie des Scheitels aufgesetzten Stimmgabel bei einseitiger Ohrerkrankung im kranken Ohre ge-

[1]) Beim normalen Ohre ist der Rinne positiv, die Kopfknochenleitung unverkürzt.

hört wird, wenn dessen Schalleitungsapparat [2]) und im gesunden Ohre wahrgenommen wird, wenn dessen Schallempfindungsapparat pathologisch verändert ist [3]). Wir formulieren den Befund mit der Angabe: Weber im gesunden, Weber im kranken Ohre.

Die Tatsache, daß bei der Mittelohrschwerhörigkeit vorwiegend die Hördauer für tiefe Töne, bei Erkrankungen des inneren Ohres ganz besonders die Hördauer für hohe Töne leidet, kann durch Feststellung der Hördauer einer tiefen C-Gabel (128 Schwingungen), resp. einer hohen c^4-Gabel (2048 Schwingungen) diagnostisch verwertet werden. Man kann jedoch auch ohne Anwendung dieser Stimmgabeln einen Aufschluß an dem Sprachgehör gewinnen, wenn man darauf achtet, ob Worte mit hohen oder tiefen Lauten besser gehört werden. Hört der Patient Worte wie z. B. Wasser, Glas, Bleistift, Zimmer, zwanzig, Essig, Schwester gut, tiefklingende Worte wie Bruder, Ofen, Robert, Rauch, Moskau, hundert aber schlecht, so spricht dies mehr für eine Erkrankung des Schalleitungsapparates; werden die tiefklingenden Worte besser und die Worte mit hohen Lauten schlechter gehört, so dürfen wir dieses Ergebnis im Sinne einer Erkrankung des schallempfindenden Apparates verwerten.

An der Hand dieser Untersuchungsmethoden kann sich der praktische Arzt in der überwiegenden Mehrzahl der Fälle differentialdiagnostisch orientieren.

Übersichtlich angeordnet ergeben sich also folgende differentialdiagnostische Merkmale:

Bei Erkrankungen des Schalleitungsapparates (Gehörgang und Mittelohr):	Bei Erkrankungen des Schallempfindungsapparates (Labyrinth, Hörnerv):
Kopfknochenleitung (Schwabach) verlängert.	Kopfknochenleitung (Schwabach) verkürzt.
Rinne negativ.	Rinne positiv.
Weber nach der kranken Seite.	Weber nach der gesunden Seite.
Hohe Töne werden besser gehört als tiefe.	Tiefe Töne werden besser gehört als hohe.

---

[2]) Nach Mach erklärt sich dieser Ausfall des Weberschen Versuches bei einseitigem Schalleitungshindernis aus einem verhinderten Entweichen der Schallwellen aus dem Ohre und einer Reflexion der Schallwellen, die eine vermehrte Schallzuleitung zum Labyrinthe ergibt.

[3]) Infolge des Überwiegens der Kopfknochenleitung auf dem gesunden Ohre.

Bei Erkrankung des Schalleitungs- und Schallperzeptionsapparates ist der Rinne negativ mit verkürzter Kopfknochenleitung.

Im Nachfolgenden sollen alle Krankheiten des Ohres, die mit Störungen des Hörvermögens einhergehen, aufgezählt und die Eigentümlichkeiten der Schwerhörigkeit — ihrem Auftreten, Verlaufe und Ausgange nach — mitgeteilt werden.

A. Schwerhörigkeit bei Krankheiten des Gehörganges

1. durch Verschluß,
2. durch Verengerung des Gehörganges,
3. durch Fremdkörper,
4. durch Zeruminalpfröpfe.

B. Schwerhörigkeit bei Krankheiten des Mittelohres

1. bei traumatischer Trommelfellruptur,
2. bei akutem (einfachem und sekretorischem) Mittelohrkatarrh,
3. bei chronischem Mittelohrkatarrh,
4. bei akuter (einfacher) Mittelohrentzündung,
5. bei akuter (eiteriger) Mittelohrentzündung,
6. bei chronischer Mittelohreiterung.

C. Schwerhörigkeit bei Erkrankungen des inneren Ohres (Labyrinth und Hörnerv).

I. Die konstitutionellen Erkrankungen des inneren Ohres.

1. Die konstitutionelle Taubheit,
2. die konstitutionelle labyrinthäre Schwerhörigkeit,
3. die endemische konstitutionelle Schwerhörigkeit oder Taubheit,
4. die Otosklerose,
5. die genuine degenerative Atrophie des Nervus acusticus.

II. Die erworbenen Erkrankungen des inneren Ohres.

1. Erkrankungen des Labyrinthes nach eiterigen Prozessen des Mittelohres und der Schädelhöhle,
2. die Traumen des inneren Ohres,
3. die Erkrankungen des inneren Ohres bei Allgemeinerkrankungen,

a) bei akuten Infektionskrankheiten,
b) bei Tuberkulose, Lues, Leukämie und den verwandten Krankheiten,
c) bei Zirkulationsstörungen,
d) die toxische Neuritis nervi acustici,
e) die rheumatische Lähmung des Nervus acusticus.

Anhang: Der Menièresche Symptomenkomplex.

D. Hörstörungen bei Neurosen.

E. Zerebrale Hörstörungen.

A. Schwerhörigkeit bei Krankheiten des Gehörganges.

1. Der angeborene Verschluß des Gehörganges, welcher gewöhnlich mit einem angeborenen Defekt des Gehörganges und mit einer Mißbildung des äußeren und mittleren Ohres verbunden ist, geht ausnahmslos mit einer bedeutenden Herabsetzung des Hörvermögens und dort, wo auch das innere Ohr an der Mißbildung teilnimmt, mit vollständiger Taubheit einher.

Der durch Traumen, Verätzungen, Ulzerationen, bei chronischen Mittelohreiterungen auch durch Osteophytenbildung zustande gekommene erworbene Gehörgangsverschluß bewirkt eine Schwerhörigkeit, deren Grad einerseits der Ausdehnung der Atresie und andererseits dem Zustande des Mittelohres entspricht. Gleichzeitiges Bestehen von Kopfschmerzen, subjektiven Geräuschen und vestibulären Reizerscheinungen (spontaner Nystagmus, Schwindel, Gleichgewichtsstörungen, Erbrechen) spricht für das Vorhandensein eines eiterigen Mittelohrprozesses.

2. Verengerungen im äußeren Gehörgange, die zustande kommen

durch entzündliche Infiltration und Hypertrophie der Kutis (chronische Ekzeme, akute und chronische Gehörgangsentzündungen),

durch narbige Strikturen (nach Ausheilung von chronischen Entzündungen, diphtheritischen, luetischen und anderen Ulzerationen, als Residuen nach Verätzungen und Traumen),

durch periostale Knochenwucherungen oder Hyperostosen (im Verlaufe chronischer Eiterungen des Mittelohres), durch Exostosen (zirkumskripte, oft symmetrisch in beiden Gehörgängen angeordnete Knochenneubildungen) und

durch Kollabieren der knorpeligen Gehörgangswand (schlitzförmige Verengerung infolge von Atrophie bei alten Leuten),

werden das Gehör in verschiedenem Grade beeinträchtigen. Die Hörstörung ist, sofern das Mittelohr und das innere Ohr normal sind, nur bei hochgradigen Verengerungen eine nennenswerte. Bei Miterkrankung des Mittelohres, bzw. bei Erkrankungen des inneren Ohres wird sie von dem Grade der daselbst bestehenden pathologischen Veränderungen abhängen.

3. Fremdkörper im Gehörgange führen nur dann zu höhergradiger Schwerhörigkeit, wenn sie den Gehörgang gänzlich abschließen oder dem Trommelfelle enge anliegen.

4. Zeruminalpfröpfe setzen das Hörvermögen je nach dem Grade herab, in welchem sie den Gehörgang verlegen. Die höchsten Grade der Hörstörung werden hervorgerufen durch vollständigen Abschluß des Gehörganges[1]) oder durch Anlagerung des Zeruminalpfropfes am Trommelfelle. Eine Schwerhörigkeit sehr hohen Grades muß bei Vorhandensein eines Zeruminalpfropfes unter allen Umständen den Verdacht einer gleichzeitig vorhandenen Mittelohr- oder Hörnervenerkrankung wachrufen. Durch Aufquellen, resp. Einschrumpfen der Pfröpfe werden Änderungen der Hörweite herbeigeführt.

Bemerkenswert ist, daß in vereinzelten Fällen nach Entfernung eines Zeruminalpfropfes eine Verschlechterung des Gehörs eintreten kann. Das kann zutreffen bei gleichzeitig bestehender Trommelfellperforation, bei welcher der Pfropf im Sinne eines künstlichen Trommelfelles gehörverbessernd gewirkt hatte.

B. Schwerhörigkeit bei Krankheiten des Mittelohres.

1. Bei der traumatischen Trommelfellruptur ist die Herabsetzung der Hörschärfe zumeist nur geringgradig. Eine hochgradige Schwerhörigkeit wird sich nur als Folge einer Labyrintherschütterung einstellen.

---

[1]) Besonders bei Quellung des Pfropfes nach Eindringen von Wasser in den Gehörgang.

Die Prognose der Herabsetzung der Hörschärfe bei der unkomplizierten Ruptur ist eine sehr günstige; die Prognose der labyrinthären Schwerhörigkeit ist — wenn auch ein Rückgang der Hörstörung durch Resorption von Blutaustritten im Labyrinth nicht ausgeschlossen ist — mit großer Vorsicht zu stellen. In den schwersten Fällen, bei denen größere Blutungen in das Labyrinth mit Schädigung der Nervenendigungen stattgefunden haben, ist bleibende Taubhaut zu erwarten.

In manchen Fällen kann das allmähliche Fortschreiten einer unmittelbar nach dem Trauma nur geringfügigen Hörstörung beobachtet werden.

Die Hörstörungen sind zumeist mit subjektiven Hörempfindungen verbunden. Bei der Commotio labyrinthi treten Schwindel, Gleichgewichtsstörungen, mitunter auch Erbrechen ein.

Die Diagnose der traumatischen Ruptur ist selbstverständlich in erster Linie in dem Trommelfellbilde (in der Feststellung des von ecchymosierten Rändern umgebenen Trommelfelldefektes) gegeben, kann jedoch auch ohne otoskopische Untersuchung an der Hand der anamnestischen Details und aus dem Perforationsgeräusch beim Valsalvaschen Versuche[1]) gestellt werden. Die Labyrinthschädigung wird aus der Erhebung des für die Innenohrerkrankung charakteristischen Stimmgabelbefundes (siehe Seite 52), bzw. aus dem Resultate der Untersuchung des statischen Apparates (siehe Seite 115) zu diagnostizieren sein.

2. Beim **akuten Tubenkatarrh**, bei welchem die Tubenventilation infolge eines Verschlusses des Tubenlumens (im Anschlusse an katarrhalische Veränderungen im Nasenrachenraume) aufgehoben ist und das Trommelfell nach Resorption der Luft in der Trommelhöhle durch Überwiegen des Druckes der atmosphärischen Luft nach innen gedrängt wird, ist das **Hörvermögen zumeist nicht wesentlich herabgesetzt**. Die Patienten klagen gewöhnlich über ein Gefühl der Völle im Ohre und Ohrensausen.

Charakteristisch ist der häufige Wechsel des Hörvermögens, das nach Durchgängigwerden der Ohrtrompete und Eindringen von Luft in das Mittelohr (so z. B. beim Val-

[1]) Kräftige Exspiration bei geschlossenem Munde und verschlossener Nase. Die im Nasenrachenraume verdichtete Luft wird auf diese Weise durch die Ohrtrompete in die Trommelhöhle gepreßt.

salvaschen Versuche, nach Niesen, Schneuzen) ganz plötzlich normal oder wenigstens wesentlich besser werden kann. Allerdings ist dieser Effekt, solange die Ursache des Tubenverschlusses andauert, nur ein vorübergehender.

Mit dem Rückgange der katarrhalischen Erscheinungen im Nasenrachenraume, bzw. mit Beseitigung der ursächlichen Momente (adenoide Vegetationen, Hypertrophien der Nasenschleimhaut usw.) heilt der Tubenkatarrh rasch und das Hörvermögen erreicht seine normale Höhe.

Bei Fortbestehen von Erkrankungen, welche die Tubenventilation beeinträchtigen, kommt es zur Schwellung und Rötung der Mittelohrschleimhaut und zum Ergusse eines serösen oder schleimigen Exsudates in den Mittelohrraum (exsudativer oder sekretorischer Mittelohrkatarrh).

3. Beim exsudativen Mittelohrkatarrh beobachten wir ebenso wie beim Tubenkatarrh nicht selten einen auffälligen Wechsel der Hörschärfe. So wird häufig mitgeteilt, das Gehör habe sich nach heftigem Niesen oder Schneuzen gebessert (Durchgängigwerden der Tube) oder es ändere sich bei gewissen Kopfstellungen (besonders bei Neigen des Kopfes nach der gesunden Seite oder nach vorn), was mit den Lageveränderungen des Mittelohrexsudates zusammenhängt. Mit dem gänzlichen Durchgängigwerden der Tube, mit Verschwinden des Exsudates und Rückkehr des eingezogenen Trommelfelles in die normale Stellung erfolgt die vollkommene Herstellung des Gehörs.

Bei Fortwirken der ursächlichen Schädlichkeiten (im Verlaufe chronischer Erkrankungen der Nase und des Rachens, bei Allgemeinerkrankungen usw.) kommt es nach kürzerer oder längerer Zeit zu dauernden und zunehmenden Hörstörungen, die den Ausdruck der chronischen katarrhalischen Veränderungen der Mittelohrschleimhaut bilden.

4. Der Grad der Hörstörung beim chronischen Mittelohrkatarrh wird je nach der Art und Intensität der pathologisch-anatomischen Veränderungen der Mittelohrschleimhaut sehr verschieden sein.

Dort, wo der Prozeß nur durch Trübung und Retraktion des Trommelfelles, mäßige Schleimhautschwellung (ev. durch Exsudatbildung im Mittelohrraume) charakterisiert erscheint, ist die Hörstörung eine gering- oder mäßiggradige und nach Ausschaltung der ursächlichen Momente (katarrhalische Zustände in der Nase und im Rachen) durch entsprechende lokale Behandlung gänzlich zu beseitigen. Ist es bei längerer Dauer der Erkrankung zu substantiellen Veränderungen des Trommelfelles (Atrophie, Verdickung, Kalkablagerung), zu Wulstung und Verdickung der Mittelohrschleimhaut, zu Neubildung von Bindegewebe in den Nischen und Vertiefungen der Trommelhöhle gekommen, so ist das Hörvermögen fast ausschließlich in hohem Grade beeinträchtigt, wiewohl auch hier noch spontan (vorübergehende) auffällige Besserungen eintreten können. So werden bei Nachlassen oder Schwinden der katarrhalischen Veränderungen im Nasenrachentrakt, bei günstigen Witterungs- und Temperaturverhältnissen günstige Wirkungen beobachtet, während im Verlaufe akuter Katarrhe und Entzündungen in den oberen Luftwegen oder bei akuten Exazerbationen chronischer Prozesse, unter ungünstigen Witterungseinflüssen, nach Gemütserschütterungen, Allgemeinerkrankungen usw. ein wesentliches Absinken der Hörschärfe erfolgen kann. Bei exsudativen Prozessen wird die Menge und die Beschaffenheit des Sekretes die Hörfähigkeit in wesentlichen Maße beeinflussen.

Die Prognose dieser Fälle betreffs der Hörfähigkeit läßt sich, da die vorliegenden anatomischen Veränderungen unter entsprechender Behandlung rückbildungsfähig sind, im allgemeinen günstig stellen, und zwar um so günstiger, je größer sich die Schwankungen der Hörschärfe gestalten.

Kommt es aber im weiteren Verlauf zu bindegewebiger Organisation des Exsudates, zur Entwicklung von Bindegewebssträngen und -brücken im Mittelohr, welche zu Adhäsionen des Trommelfelles an die innere Trommelhöhlenwand führen, die Gehörknöchelchen fixieren, eine Ankylosierung der Gelenke der Gehörknöchelchen herbeiführen (chronischer Adhäsivprozeß — Politzer), leidet die Tubenventilation durch Hypertrophie der Tubenwände und Verengerung des Tubenkanals dauernd, kommt es zu Veränderungen in den Binnenmuskeln des Ohres und in den Muskeln der Ohrtrompete (Atrophie, Verfettung, Schrumpfung), so wird das Hörvermögen, von den geringen, zumeist vorübergehenden Besserungen nach lokaler Behandlung abgesehen, eine mehr oder weniger rasch fortschreitende Abnahme erfahren. Es kann aber unter Einwirkung verschiedener äußerer und innerer Schädlichkeiten (Traumen, interkurrente Mittelohrentzündungen, akute Exazerbationen chronischer Erkrankungen des Nasenrachentraktes, schwere Allgemeinerkrankungen) auch zu schubweiser Verschlechterung des Gehörs kommen. Die höchsten Grade der Hörstörung resultieren aus einer Beeinträchtigung der Schalleitung durch Verwachsungen der Gehörknöchelchen mit den Wänden der Trommelhöhle, besonders durch bindegewebige oder knöcherne Fixierung der Stapesschenkel in der Nische des ovalen Fensters. Die Hörstörung wird ferner in wesentlichem Maße von dem Verhalten des inneren Ohres bestimmt. In manchen Fällen erkrankt das Labyrinth sekundär, indem es daselbst im Anschlusse an den Mittelohrprozeß zu degenerativen Veränderungen kommt, oder es handelt sich um eine schon früher dagewesene Hörnervenerkrankung, deren Fortschreiten durch die Mittelohrerkrankung veranlaßt wurde. In solchen Fällen werden unsere therapeutischen Bemühungen keinen nennenswerten Erfolg mehr zu erzielen vermögen.

Vollkommene Ertaubung ist ein überaus seltenes Vorkommnis und kann nur durch schwere Veränderungen im inneren Ohre erfolgen. Wichtig ist die Kenntnis der Tatsache, daß die Erkrankung in der Mehrzahl der Fälle beide Ohren betrifft und daß mitunter das später erkrankte Ohr in höherem Grade schwerhörig wird als das erstaffizierte, vielleicht schon lange krank gewesene Ohr.

Die Wichtigkeit kontrollierender, von Zeit zu Zeit vorzunehmender Hörprüfungen in Fällen von chronischem Mittelohrkatarrh liegt nach dem Gesagten auf der Hand. Sie können dem praktischen Arzte an der Hand des selbst ermittelten oder ihm von anderer Seite gegebenen otoskopischen Befundes, der ihn über die Natur der vorliegenden Erkrankung orientiert hat, innerhalb gewisser Grenzen über die pathologischen Veränderungen im Mittelohre Aufschluß geben und werden ihm auch in bezug auf die Prognose des Zustandes und die Notwendigkeit lokaler Behandlung wertvolle Direktiven vermitteln können.

5. Bei der einfachen akuten Mittelohrentzündung, deren pathologisch-anatomisches Substrat in der Rötung und Schwellung der Mittelohrschleimhaut, in der Infiltration und Hyperämie des Trommelfelles gegeben ist, ist schon im Beginne des Prozesses eine Abnahme der

Hörschärfe zu verzeichnen, die bei Eintritt einer Exsudation serösen oder serösblutigen Sekretes in den Mittelohrräumen rasch zunimmt. Mit dem Rückgange der entzündlichen Erscheinungen bessert sich entsprechend der Abschwellung der Mittelohrschleimhaut und der Resorption des Exsudates das Hörvermögen spontan; nicht selten schließen sich an die (manchmal nur wenige Stunden andauernden) entzündlichen Erscheinungen katarrhalische Vorgänge (Retraktion des Trommelfelles) an, die erst durch Politzersche Luftduschen zum Verschwinden gebracht werden.

Prüfungen der Hörschärfe während der Dauer der Entzündung, aber auch nach ihrem Ablaufe, sind selbst bei ganz geringfügigen otitischen Vorgängen von größter Wichtigkeit, da wir nur in der Feststellung einer stetigen Zunahme des Hörvermögens und einer völligen Herstellung desselben ein sicheres Kriterium für einen vollen Rückgang der entzündlichen Erscheinungen im Mittelohre erblicken dürfen. Eine bleibende Hörstörung weist (vorausgesetzt, daß vor der Entzündung ein normales Hörvermögen bestanden hatte) auf das Fortbestehen pathologischer Veränderungen im Mittelohre hin, deren Beachtung und Einschätzung ein unbedingtes Erfordernis ist. Sie wird — vor allem dort, wo sie mit Temperaturerhöhungen Hand in Hand geht, aber auch ohne diese — zur Annahme einer Sekretansammlung in der Trommelhöhle führen und zur rechten Zeit die Notwendigkeit der Parazentese erkennen lassen.

6. Die akute eiterige Mittelohrentzündung führt ausnahmslos zu Hörstörungen, deren Grad sich einerseits nach der Intensität der entzündlichen Erscheinungen im Mittelohre (Schwellung der Schleimhaut, Menge und Beschaffenheit des Exsudates) und andererseits nach dem Verhalten des inneren Ohres richten wird, das entweder durch Hyperaemie und Exsudation im Labyrinthe oder durch eine Erkrankung des Hörnerven (entzündliche, degenerativ-atrophische Vorgänge) an der Entzündung des Mittelohres teilnimmt.

Bei typischem Verlauf der akuten eiterigen Mittelohrentzündung läßt das Hörvermögen in der dritten Krankheitswoche, schritthaltend mit der Verringerung der Sekretmenge, eine geringe Zunahme erkennen, um in der vierten

Woche eine weitere Besserung zu erfahren und nach Ablauf der Entzündung von selbst oder unter Mithilfe lokaler Therapie (Lufteinblasungen) normal zu werden.

Wenn die Hörschärfe nach vierwöchiger Krankheitsdauer bei fortdauernder Sekretion noch eine wesentliche Einbuße zeigt, so wird man sich selbst bei Fehlen irgendwelcher Erscheinungen am Warzenfortsatze die Möglichkeit einer Mastoiditis vor Augen halten müssen, man wird aber auch bei Aufhören der Sekretion eine solche Komplikation in das Bereich der Erwägungen ziehen müssen, wenn das Hörvermögen nicht völlig zur Norm zurückkehrt. (Die Voraussetzung für eine Schlußfolgerung in dieser Richtung bietet selbstverständlich die bestimmte und verläßliche Angabe, das Gehör auf dem kranken Ohre sei vor der Erkrankung ein normales gewesen.)

Der nachstehende in seinen Einzelheiten wiedergegebene Fall möge die praktische Bedeutung dieses Rates illustrieren.

Der 51jährige Reisende H. S. erkrankte am 14. April 1909 auf einer Geschäftsreise durch Ungarn gelegentlich seines Aufenthaltes in einer kleinen Stadt mit sehr heftigen Schmerzen im rechten Ohre. Der konsultierte Arzt verordnete ihm Ohrtropfen, die vorübergehend eine Erleichterung herbeiführten, doch steigerten sich die Schmerzen am folgenden Tage zu solcher Heftigkeit, daß Patient, dem Rate des Arztes folgend, seine Reise abbrach und nach Wien zurückkehrte.

Ich sah den Patienten zum ersten Male am Nachmittage des dritten Krankheitstages (16. April). Der kräftige, große Mann sah elend aus und klagte über rasende Schmerzen im rechten Ohre und über reißende Kopfschmerzen, die hauptsächlich die Mastoidgegend betrafen und von hier aus in die Schläfe- und Scheitelgegend ausstrahlten. Die Gegend des Warzenfortsatzes war druckempfindlich, zeigte jedoch keine objektiv feststellbaren Krankheitserscheinungen. Der Gehörgang des rechten Ohres wies keine Veränderungen auf. Das Trommelfell war düster gerötet, aufgelockert und in toto stark vorgewölbt. Die Hörprüfung ergab am linken Ohre normales Hörvermögen, rechts eine beträchtliche Verringerung der Hörschärfe: Uhr ad concham, akzentuierte Flüstersprache $^3/_4$ m, laute Sprache ca. 4 m. Temperatur 37,9.

Nach der Parazentese entleerte sich eine sehr reichliche Menge serösblutigen Sekrets, das unter starkem Drucke hervorquoll. An demselben Tage dauerten die Schmerzen, wenn auch weniger heftig, noch in lebhafter Weise fort.

Am Vormittage des 17. April neuerliche bedeutende Steigerung der Schmerzen. Bei der Untersuchung fand sich mäßige serös-eiterige Sekretion, beträchtliche Vorwölbung des Trommelfelles. Der nochmals vorgenommenen Parazentese folgte überaus reichlicher Sekretabfluß mit allmählichem Abklingen der Schmerzen. Die am 17. April noch zwischen 37,8 und 38,2 schwankenden Temperaturen zeigten am folgenden Tage einen Rückgang auf 37,2 bis 37,5, am 19. April auf 36,9 bis 37,3 und blieben vom 20. April an dauernd normal.

Am 18. April traten noch vorübergehend Schmerzen in dem erkrankten Ohre auf, vom 19. April an war der Kranke vollkommen schmerzfrei. In den folgenden Tagen nahm die Sekretion allmählich ab und der Patient befand sich — bei vollständig normaler Körpertemperatur, die nach wie vor viermal täglich gemessen wurde — in jeder Beziehung wohl.

Am 1. Mai, also ca. 17 Tage nach Beginn der Erkrankung, war die Perforationsöffnung im Trommelfelle geschlossen. In den folgenden Tagen verlor sich die intensive Röte des Trommelfells, auch wurden die Details des Hammers allmählich sichtbar, doch blieben eine deutliche Injektion und eine leichte Vorwölbung der Membrana tympani zurück. Im Einklange hiermit stand, daß das Hörvermögen in wesentlichem Grade herabgesetzt blieb. Eine nochmalige Parazentese ergab eine geringe Menge rein blutigen Sekrets und änderte an dem otoskopischen und Hörbefunde nicht das geringste. Am 10. Mai — also in der Mitte der vierten Krankheitswoche — erklärte der Patient, er fühle sich vollkommen wohl und beabsichtige, in den nächsten Tagen eine neuerliche Geschäftsreise anzutreten. Die an diesem Tage vorgenommene Untersuchung ergab: Trommelfell injiziert, im ganzen leicht vorgewölbt, kurzer Fortsatz und Griff des Hammers sichtbar. Warzenfortsatz von normalem Aussehen, auch bei starkem Drucke nicht empfindlich. Hörvermögen rechts: Uhr auch bei Anlegen an die Ohrmuschel nicht gehört, Flüstersprache (akzentuiert) 4 bis 5 cm, laute Sprache 2 bis 2½ m weit gehört. Luftdusche ohne Besserung.

Der otoskopische Befund und die dauernde auffallende Verringerung des Hörvermögens bestimmten mich, dem Patienten die Notwendigkeit einer weiteren Beobachtung vor Augen zu halten und ihm die Erlaubnis zur Abreise zu verweigern.

Um 7 Uhr abends desselben Tages — ich hatte die Untersuchung, deren Resultat ich hier bekanntgegeben habe, um 12 Uhr mittags vorgenommen — stellte sich ein heftiger Schüttelfrost mit nachfolgendem Temperaturanstieg auf 38,8 ein. Die vom Hausarzt vorgenommene interne Untersuchung ergab ein vollkommen negatives Ergebnis. Da der interne Befund auch am folgenden Tage keine Erklärung für den Schüttelfrost bot (Temperatur am Morgen dieses Tages 36,7) und sich am 11. Mai nachmittags nach vorausgegangenem Kältegefühl ein abermaliger Temperaturanstieg auf 38,4 zeigte, wurde ich wieder zu dem Patienten gerufen.

Die otoskopische Untersuchung und die Hörprüfung ergaben den gleichen Befund wie am Tage vorher, die Untersuchung der Regio mastoidea jedoch ließ eine deutliche Druckempfindlichkeit der Warzenfortsatzspitze feststellen, auch konnte dieselbe bei der Palpation nicht mehr so genau abgegrenzt werden, wie dies bisher der Fall gewesen war.

Das Ergebnis der am Abend des 11. Mai vorgenommenen Operation war folgendes:

Die äußere Kortikalis des Warzenfortsatzes sklerosiert, sein Inneres eiterig erweicht und von Granulationen durchsetzt. Am untersten Teil der medialen Wand der Warzenfortsatzspitze eine Durchbruchsstelle vom Umfange eines großen Stecknadelkopfes. Vollkommene Ausräumung des Warzenfortsatzes bis ins Gesunde, breite Eröffnung des von Granulationen ausgefüllten Antrums und vollständige Abtragung der Warzenfortsatzspitze.

Bakteriologischer Befund des Mastoideiters mikroskopisch und kulturell: Streptococcus mucosus.

Am Tage nach der Operation zeigte sich eine Lähmung des Fazialis in allen drei Ästen.

Die Wundheilung erfolgte in der Zeit von acht Wochen in befriedigender Weise unter vollkommener Herstellung des Hörvermögens. Die Fazialislähmung ging im Laufe mehrerer Monate vollkommen zurück.

Epikrise: Die Bedeutung des Falles liegt in der vollkommen symptomlos vor sich gehenden Entwicklung eines ausgebreiteten Zerstörungsprozesses im Inneren des Warzenfortsatzes, der erst im Augenblicke des Durchbruches der Warzenfortsatzspitze durch einen Schüttelfrost signalisiert wurde. Das vollkommen subjektive Wohlbefinden und das Sistieren der Sekretion hätten den Unerfahrenen leicht verleiten können, den Kranken als geheilt anzusehen, und es unterliegt wohl keinem Zweifel, daß das Schicksal des Patienten sich anders gestaltet hätte, wenn er auf der beabsichtigten Geschäftsreise begriffen, der fachmännischen Kontrolle entzogen gewesen wäre. Nur der otoskopische Befund, der darauf hinwies, daß sich die entzündlichen Erscheinungen der Mittelohrschleimhaut nicht ganz zurückgebildet haben konnten und das im gleichen Sinne zu deutende Resultat der Hörprüfung mußten den Ohrenarzt zur Vorsicht in der Beurteilung des Falles und zu schärferem Weiterbeobachten des Patienten ermahnen, als es angesichts des Fehlens aller sonstigen subjektiven und objektiven Krankheitserscheinungen hätte erforderlich erscheinen müssen. Die Sekretion der Paukenhöhlenschleimhaut war zum Stillstande gekommen und nur ihre Hyperämie und Schwellung hatten jenen otoskopischen Befund (andauernde Rötung und Infiltration des Trommelfells) und jene Funktionseinschränkung herbeigeführt, welche für die Auffassung des Falles von entscheidender Bedeutung war. Nachdem der pathologische Prozeß den Warzenfortsatz durchbrochen hatte, manifestierte sich der entzündliche Vorgang in einer leichten Schwellung und Infiltration der Weichteildecke des Warzenfortsatzes und in einer Druckempfindlichkeit der Warzenfortsatzspitze, doch waren dieses Symptome von geringer Intensität und gewannen erst durch den gleichzeitig einsetzenden Schüttelfrost, resp. den nachfolgenden Temperaturanstieg ihre volle charakteristische Bedeutung. Die Symptomlosigkeit des Krankheitsprozesses findet in diesem Falle ihre Erklärung in der Art des Krankheitserregers (Streptococcus mucosus), unter dessen Wirkung vielfachen otiatrischen Erfahrungen zufolge ausgedehnte Zerstörungen im Inneren des Proc. mastoideus ohne irgendwelche subjektive und objektive Krankheitserscheinungen vor sich gehen können. Oft wird erst mit dem Auftreten endokranieller Komplikationen die Aufmerksamkeit auf den sich abspielenden Destruktionsprozeß gelenkt. Es ist gerade bei der Tätigkeit dieses Krankheitserregers keine Seltenheit, daß der entzündliche Prozeß in der Trommelhöhle ausheilt und im Proc. mastoideus weiter um sich greift.

Dieser Fall zeigt die große Bedeutung der Berücksichtigung des otoskopischen Befundes auch nach Sistierung der Otorrhöe und vor allem die Dringlichkeit der Kontrolle des Hörvermögens nach Ablauf der auffälligen entzündlichen Krankheitserscheinungen. Die Er-

gebnisse der diesbezüglichen Untersuchungen waren in diesem Falle zielgebende Faktoren für die Beurteilung der Situation; ihre richtige Einschätzung bewahrte vor jedem Zeitverluste und verhütete durch rasches operatives Vorgehen weitere schwere Komplikationen.

Ein zweiter, nicht minder lehrreicher Fall ist folgender:

Am 21. Januar 1910 wurde ich zu dem 12jährigen Ingenieurssohn G. B. gerufen, der am Tage vorher über Schmerzen im linken Ohre und in der folgenden Nacht (vom 20. auf den 21. Januar) über Schmerzen hinter dem Ohre und in der Scheitelgegend derselben Seite geklagt hatte.

Die Untersuchung des Patienten ergab folgenden Befund: Ziemlich großer, sehr magerer und im Verhältnis zu der angegebenen Krankheitsdauer auffallend schlecht aussehender Knabe mit fahler Gesichtsfarbe. Der Kranke klagt über Kopfschmerzen, die er in der Schläfe- und Scheitelgegend der linken Seite verspürt. Ohrenschmerzen werden nicht empfunden.

Interner Befund normal. Temperatur um 7 Uhr morgens 37,6, um 10 Uhr vormittags 37,8.

Ohrbefund: Rechtes Ohr normal. Linkes Ohr: Gehörgang von normaler Weite. Das Trommelfell zeigt starke Gefäßinjektion und ist im ganzen leicht wulstförmig vorgewölbt. Hörvermögen: Akzentuierte Flüstersprache ad concham, laute Sprache ca. 2 m. Die Weichteildecke des Warzenfortsatzes ist leicht infiltriert, der Warzenfortsatz bei stärkerem Druck empfindlich. Bei der sofort vorgenommenen Parazentese entleert sich eine geringe Menge rein blutigen Sekrets.

Nasen- und Halsbefund normal.

Weitere anamnestische Erhebungen ergaben, daß der Kranke vor vier Wochen drei Tage hindurch mit einer Halsentzündung zu Bette gelegen war, in deren Verlauf er einige Male über Ohrenschmerzen geklagt hatte. Die mäßige Intensität dieser Schmerzen und ihr Vorübergehen mit dem Schwinden der Halsschmerzen hatten den behandelnden Arzt zur Annahme geführt, die Ohrenschmerzen wären von der Angina ausgelöst. Eine Bestätigung seiner Annahme fand der Arzt darin, daß der Patient in der Folge nicht mehr über Ohrenschmerzen geklagt hatte. Der Knabe ging nach Ablauf der Angina bis zum Einsetzen seiner jetzt bestehenden Beschwerden, ohne irgendwie zu klagen, zur Schule.

Am Nachmittag des 21. Januar stieg die Temperatur auf 38,2, abends auf 38,9. Kopfschmerzen von ziemlicher Intensität, keine Ohrenschmerzen. Die Nacht vom 20. auf den 21. verbrachte Patient unruhig. Temperatur am 22. Januar morgens 37,8, vormittags 38,1.

Befund am 22. Januar vormittags: Der Kranke klagt über Kopfschmerzen in der linken Schläfe- und Scheitelgegend. Linker Gehörgang trocken, das Trommelfell zeigt an der Stelle, an welcher die Parazentese vorgenommen worden war, eine kleine Blutkruste, im übrigen das gleiche Aussehen wie am Tage vorher. Hörvermögen wie am 21. Januar. Die Weichteildecke der Regio mastoidea ist deutlich infiltriert, die Druckempfindlichkeit stärker ausgesprochen wie am 21. Januar.

Bei der an demselben Tage vorgenommenen Operation zeigte sich das Innere des Warzenfortsatzes im Umfange einer Kirsche vollständig zerfallen und von eiterumspülten schwammigen Granulationen ausgefüllt, im übrigen erweicht und morsch. Die Erweichung des Knochens ging nach oben bis an die Dura der mittleren Schädelgrube, die in Kronenstückgröße freigelegt werden mußte, nach hinten bis an den Sinus sigmoideus, der schwärzlich rot verfärbt und mit fibrinösen Auflagerungen bedeckt erschien. Der Sinus lag — nachdem der ihn bedeckende Knochen bis zum Sichtbarwerden gesunder Sinuswand abgetragen worden war — vom obèren bis zum unteren Knie frei. Im Antrum fanden sich nur Granulationen, kein Eiter. Die bakteriologische Untersuchung des Eiters ergab mikroskopisch und kulturell Streptococcus pyogenes.

Fieberloser reaktionsloser Wundverlauf. Vollständige Heilung in sechs Wochen. Hörvermögen normal.

E p i k r i s e: Der Krankheitsfall erscheint dadurch bemerkenswert, daß die Ausbreitung des Krankheitsprozesses von der Paukenhöhle auf den Warzenfortsatz gänzlich symptomlos vor sich ging, und daß die ersten Krankheitserscheinungen erst auftraten, nachdem es schon zu einer ausgedehnten Zerstörung im Warzenfortsatzinneren gekommen war. Die Otitis hatte mit überaus geringfügigen, durch die bestehende Angina überdies noch verschleierten Krankheitserscheinungen begonnen. Da die Ohrenschmerzen mit Rückgang der Halssymptome aufhörten, so bot sich dem behandelnden Arzt kein Anlaß, eine Ohruntersuchung vornehmen zu lassen. Bei dem Ausbleiben einer Trommelfellperforation konnte der Krankheitsprozeß durch das Antrum leicht auf den Warzenfortsatz übergreifen und sich daselbst rasch ausbreiten. Zur Zeit der ersten Untersuchung war die Eiterung in der Paukenhöhle zum Stillstande gekommen und es konnten nur noch geringgradige Erscheinungen einer Otitis festgestellt werden. Der Trommelfellbefund (Rötung und leichte Vorwölbung) entsprach zu diesem Zeitpunkte dem einer akuten Mittelohrentzündung im Beginne, wofür auch die zunächst gemachten Angaben (Anfang der Schmerzen am Tage vorher) zu sprechen schienen. Nicht im Einklange mit dem otoskopischen Bilde standen das überaus schlechte Aussehen des Patienten, die Infiltration der Weichteildecke des Warzenfortsatzes und d a s ü b e r a u s s c h l e c h t e H ö r v e r m ö g e n. Mußten diese Krankheitserscheinungen schon am ersten Tage den dringenden Verdacht einer Erkrankung im Inneren des Warzenfortsatzes wachrufen, so mußte die Zunahme der Symptome im Bereiche der Regio mastoidea (stärkere Infiltration der Weichteile und deutlichere Druckschmerzhaftigkeit) am nächsten Tage unter allen Umständen die Dringlichkeit des operativen Vorgehens vor Augen führen. Die hochgradige Herabsetzung des Hörvermögens fand bei der Operation ihre Erklärung in der Miterkrankung des Antrums, das von Granulationen ausgefüllt war. E s e r s c h e i n t z w e i f e l l o s, d a ß d a s H ö r v e r m ö g e n s c h o n s e i t B e g i n n d e r E n t z ü n d u n g v e r m i n d e r t w a r u n d g e w i ß s c h o n l a n g e i n b e t r ä c h t l i c h e m G r a d e. W ä r e n a c h A b l a u f d e r H a l s e r s c h e i n u n g e n e i n e P r ü f u n g d e s G e h ö r s v o r g e n o m m e n w o r d e n, s o h ä t t e d a s E r g e b n i s d e r s e l b e n g e w i ß z u e i n e r e i n g e h e n d e r e n U n t e r s u c h u n g d e s O h r e s V e r a n l a s s u n g g e b o t e n. E i n e s o l c h e h ä t t e u n t e r a l l e n U m s t ä n d e n d u r c h w e i t e r e K o n t r o l l e d e s P a t i e n t e n d e r A u s b r e i t u n g d e s K r a n k h e i t s p r o z e s s e s u n d d e r ü b e r a u s g r o ß e n Z e r s t ö r u n g i m I n n e r e n d e s W a r z e n f o r t s a t z e s e n t g e g e n w i r k e n k ö n n e n. Bei weiterem Zuwarten, wie es durch Verwertung der erstgemachten anamnestischen Angaben, durch das Ergebnis der otoskopischen Untersuchung und durch die verhältnismäßig geringfügige Intensität der Warzenfortsatzsymptome möglich gewesen wäre, hätte das Fortschreiten des Krankheitsprozesses in kürzester Zeit zur Sinusphlebitis und Sinusthrombose, beziehungsweise zum Übergreifen auf die mittlere Schädelgrube führen müssen.

Der Verlauf dieses Falles belehrt den praktischen Arzt darüber, welche große Bedeutung der Hörprüfung in einem Falle, in welchem auch nur das geringfügigste Symptom einer entzündlichen Mittelohrerkrankung besteht, für die Entscheidung der Situation zukommen kann und zeigt ihm, daß er die Otitis nur bei vollständig normalem Ergebnisse der Hörprüfung ausschließen darf.

Man versäume daher niemals, sich nach Abklingen des entzündlichen Prozesses, resp. nach Aufhören der Sekretion durch wiederholte genaue Hörprüfungen Gewißheit betreffs der stetigen Zunahme der Hörfähigkeit zu verschaffen, und mache es sich zur Pflicht, bei einer deutlichen Hörstörung den Spezialarzt zu Rate zu ziehen.

Es gibt wohl Fälle, in denen durch Übergang der Entzündung in die chronische Form des Mittelohrkatarrhs eine bleibende Hörstörung resultiert oder in denen es durch den akuten Mittelohrprozeß bei einer in konstitutioneller Grundlage wurzelnden kongenitalen Anlage zur Entwicklung einer degenerativen progressiven Ohrerkrankung (Otosklerose, chronische progressive labyrinthäre Schwerhörigkeit) kommt. Von diesen im großen und ganzen seltenen Vorkommnissen aber abgesehen, ist eine der Therapie nicht zugängliche Herabsetzung des Hörvermögens nach Ablauf einer akuten Mittelohrentzündung ein pathognostisches Symptom der akuten Mastoiditis, das als solches die volle Aufmerksamkeit des behandelnden Arztes wachrufen muß. Es beweist zumindest eine Sekretansammlung im Antrum des Warzenfortsatzes und ist, wenn es auch fast stets mit anderen Erscheinungen einer solchen einhergeht, auch als alleiniges Kennzeichen des Antrumempyems einzuschätzen.

7. Bei der chronischen Mittelohreiterung schwankt das Hörvermögen innerhalb weiter Grenzen, welche von dem Grade der Schleimhautveränderungen (Schwellung, Verdickung, Granulations-, Polypenbildung), von der Quantität und Qualität des Sekretes (Neigung zu Borken- und Krustenbildung!), von dem Erhaltenbleiben der Gehörknöchelchen und dem Zustande ihrer Gelenksverbin-

dungen, von der Durchgängigkeit der Tube, ganz besonders aber von dem Zustande des inneren Ohres bestimmt werden.

Die Größe der Trommelfellperforation wirkt keinesfalls bestimmend auf den Grad der Gehörsverminderung. Am schwersten wird die Hörfähigkeit beeinträchtigt werden durch starke Massenzunahme der Schleimhaut, evtl. Granulationsbildung in den Fensternischen, im Attik und Antrum, bei Polypen, welche den Gehörgang vollständig abschließen, und bei sekundären Erkrankungen des inneren Ohres.

Witterungseinflüsse, der Zustand des Nasenrachenraumes, das Allgemeinbefinden bewirken dort, wo keine schweren Gewebsveränderungen im Mittelohre oder Erkrankungen im inneren Ohre vorliegen, mitunter recht wesentliche Schwankungen der Hörschärfe.

Nach der Ausheilung der chronischen Mittelohreiterung wird es zunächst davon abhängen, in welchem Maße die zurückbleibenden Gewebsveränderungen im Mittelohre die Schalleitung beeinträchtigen. Bestehen keine Schleimhautverdickungen, keine bindegewebigen Verwachsungen, Strangbildungen oder Ankylosierungen im Mittelohre, so kann auch bei fortbestehenden Trommelfellveränderungen (Defekten, Narben, Kalkablagerungen) eine sehr gute Hörfunktion festzustellen sein.

In einzelnen Fällen kann die bemerkenswerte Beobachtung gemacht werden, daß nach dem Aufhören der Sekretion eine Verschlechterung des Gehörs eintritt, die bei neuerlicher Sekretion wieder einer Hörverbesserung Platz macht. Diese Erscheinung hängt offenbar mit einer Auflockerung des im Mittelohre gebildeten Bindegewebes zusammen, das in sekretdurchfeuchtetem Zustande eine höhere Beweglichkeit der fixierten Gehörknöchelchenkette zuläßt und so die Schalleitungsverhältnisse günstiger gestaltet.

Bei gleichzeitiger Labyrinth- oder Hörnervenerkrankung werden nennenswerte Änderungen der Hörschärfe weder spontan noch unter Einfluß therapeutischer Bemühungen kaum mehr zu beobachten sein.

C. Schwerhörigkeit bei Erkrankungen des inneren Ohres (Labyrinth und Hörnerv).

Wir können die Erkrankungen des inneren Ohres in zwei große Gruppen einreihen und zwar in die konstitutionellen und die erworbenen.

Als konstitutionell sind diejenigen Erkrankungen anzusehen, die in einem abnormen, fehlerhaften Keimplasma ihren Ursprung haben und die Teilerscheinung einer allgemeinen hereditär-degenerativen Anlage darstellen.

Der konstitutionelle Charakter dieser Erkrankungen ergibt sich aus dem Nachweise der Heredität, d. h. des Auftretens derselben oder einer anderen konstitutionellen Ohrerkrankung in der direkten oder indirekten Aszendenz, aus dem multiplen Auftreten des Leidens bei mehreren Gliedern derselben Generation und aus der Vergesellschaftung der Erkrankung mit anderen hereditär-degenerativen pathologischen Zuständen [1]).

Die konstitutionellen Erkrankungen können kongenitale (angeborene) [2]) sein, bei denen die pathologische Organverfassung sofort in Erscheinung tritt (kongenitale Taubheit und kongenitale Schwerhörigkeit) oder sie sind nur kongenital angelegt und treten erst im Laufe des extrauterinen Lebens zutage (Otosklerose, chronische progressive labyrinthäre Schwerhörigkeit).

Bei den Fällen der ersten Kategorie ist die angeborene Taubheit oder Schwerhörigkeit durch das innere Ohr betreffende Entwicklungshemmungen und Bildungsanomalien verursacht, in den Fällen der zweiten Gruppe liegt nur eine angeborene Krankheitsanlage vor: bei der Otosklerose sind es schon kongenital vorhandene Knochenherde, die erst später zur Ausbreitung gelangen, bei der chronischen progressiven labyrinthären Schwerhörigkeit supponieren wir

[1]) Siehe die Arbeiten von Hammerschlag, Über die Kenntnis der hereditär-degenerativen Taubstummheit. Zeitschr. f. Ohrenheilkde., Bd. 45, 47, 50, 54, 56, 59; Bauer und Stein, Die Bedeutung der Konstitution in der Pathogenese der Otosklerose. Zeitschr. f. angew. Anat. u. Konstitutionslehre 1914; Hammerschlag und Stein, Die chronische progr. labyrinth. Schwerhörigkeit (Manasse). Ein kritischer Beitrag zur Wertung der konstitutionellen Disposition. Wien. med. Wochenschr. 1917 und Stein, Gehörorgan und Konstitution. Zeitschr. f. Ohrenheilkde., Bd. 76.

[2]) Es muß ausdrücklich bemerkt werden, daß nicht jede kongenitale Erkrankung konstitutioneller Natur sein muß; so kann eine kongenitale Taubheit eine intrauterin erworbene (durch eine fötale Meningoenzephalitis zu stande gekommene oder durch Plazentarinfektion verursachte syphilitische sein). Die differential-diagnostischen Merkmale solcher Fälle ergeben sich aus den anamnestischen Erhebungen einerseits und aus den Ergebnissen der allgemeinen Untersuchung andererseits.

Nervenzellen und Sinneszellen des Hörnervenapparates mit verringerter Leistungs- und Widerstandsfähigkeit gegen verschiedene Schädigungen und Einflüsse.

I. Die konstitutionellen Erkrankungen des inneren Ohres.

1. Die konstitutionelle Taubheit (Taubstummheit).

Die der konstitutionellen Taubheit (hereditär-degenerativen Taubheit — Hammerschlag) zugrunde liegenden pathologischen Veränderungen bestehen in Entwicklungshemmungen im Bereiche des knöchernen Labyrinthes, in Aplasie des Nervus cochlearis, des Ganglion spirale, Entwicklungshemmungen am Cortischen Organ, Epithelmetaplasie, fehlender oder mangelhafter Entwicklung des Sinnesepithels usw.). Diese pathologischen Befunde bilden nur einen Ausdruck einer allgemeinen hereditär-degenerativen Erkrankung und sind gewöhnlich mit hereditär-degenerativen Veränderungen im Bereiche anderer Organe (es sind vor allem die mit den feinsten Nervenmechanismen ausgestatteten wie das Auge, das Cerebrospinalsystem usw.) kombiniert[1]).

Die Untersuchung wird festzustellen haben, ob Hörreste vorhanden sind oder ob vollständige Taubheit besteht. Die Untersuchung wird mit verschiedenen Lärminstrumenten (Schnarre, Trompete, Pfeife, Glocke) vorgenommen, wobei man — hinter dem zu untersuchenden Kinde stehend — darauf achten muß, das Kind nicht zu berühren und mit dem Instrumente keinen gegen das Kind gerichteten Luftstrom zu erzeugen, da hierdurch eine Bewegung auch ohne Wahrnehmung eines Schalles ausgelöst werden kann. Bei größeren Kindern kann man auch feststellen, ob Vokalgehör oder Gehör für sehr laute Sprache nachzuweisen ist.

Sind Hörreste vorhanden, so erscheint es geboten, eine qualitative und quantitative Bestimmung derselben vom Ohrenarzte vornehmen zu lassen.

[1]) Nach E. Urbantschitsch sind als hereditär-degenerative Symptome aufzufassen: Retinitis pigmentosa, ungleiches Brechungsvermögen beider Augen, Reste der Pupillarmembran, Epikanthus, ungleiche Irisfarbe, Strabismus, partieller Albinismus, Schädeldeformitäten, Wolfsrachen, Abnormitäten der Gaumenbogen, Kryptorchismus, Syndaktilie, zerebellar-ataktischer Gang.

2. Die konstitutionelle labyrinthäre Schwerhörigkeit.

Das pathologisch-anatomische Substrat dieser Erkrankung liegt in einer kongenitalen Hypoplasie des Ganglion spirale, des peripheren Anteiles des N. cochlearis und in degenerativ-atrophischen Veränderungen des Cortischen Organes. Es handelt sich auch hier um Bildungsanomalien nicht entzündlichen Ursprunges, die aber, ihrem quantitativ geringem Ausmaße entsprechend, die Funktionsfähigkeit des Hörnervenapparates nicht gänzlich aufheben, sondern nur mehr oder weniger beeinträchtigen.

Eine kongenitale labyrinthäre Schwerhörigkeit kann auch die Folge intrauteriner Entzündungen oder hereditärer Lues sein; wir können sie nur dann als konstitutionell ansprechen, wenn die Kriterien der hereditären Belastung und der durch andere hereditär-degenerative Veränderungen (Bildungsanomalien, Erkrankungen des Auges, Nerven- und Geisteskrankheiten) gekennzeichneten hereditär-degenerativen Veranlagung gegeben sind.

Die einseitige oder geringgradige beiderseitige Erkrankung wird oft zufällig entdeckt. In einzelnen Fällen sind es Krankheitserscheinungen von seiten des statischen Apparates (Verminderung des Körpergleichgewichtes, breitspuriger Gang), die die Aufmerksamkeit auf die Erkrankung lenken.

Eine Zunahme der Schwerhörigkeit erfolgt gewöhnlich in der Zeit der Pubertät. Bleibt sie aus oder vollzieht sie sich nur in geringem Grade, so darf die Prognose günstig gestellt werden. Eine rasche Abnahme des Gehörs zur Pubertätszeit bietet eine schlechte Prognose. Am ungünstigsten sind die mit Vestibularsymptomen einhergehenden Fälle zu beurteilen und solche, bei denen anamnestisch eine schwere familiäre Belastung zu ermitteln ist.

3. Die endemische konstitutionelle Taubheit oder Schwerhörigkeit.

Die endemische Form der Taubstummheit ist, wie Bircher 1883 auseinandersetzte, auf dieselbe Noxe wie der endemische Kretinismus zurückzuführen und als Teilerscheinung der kretinoiden Degeneration anzusehen[1]).

[1]) Die meisten Autoren sehen im Kretinismus den Ausdruck einer chronischen Schädigung der Schilddrüse (Dysthyreosis), welche durch ein noch nicht bekanntes im Wasser oder in der Luft befindliches Agens verursacht ist.

Die Hörstörung tritt mit den verschiedensten Graden der somatischen und intellektuellen Degeneration vergesellschaftet auf, kann jedoch auch als einziges Symptom der kretinoiden Degeneration zutage treten. Dieses isolierte Auftreten der Taubstummheit, resp. die Kombination hochgradiger Schwerhörigkeit mit minimalen Graden psychischer und physischer Degeneration rechtfertigt nach Hammerschlag die Formulierung des Begriffes der endemischen Taubstummheit als besonderer Abart.

Die pathologisch-anatomische Grundlage der kretinischen Taubheit oder Schwerhörigkeit liegt in chronischen Verdickungen und ödematösen Schwellungen der Nasenrachenschleimhaut, die sich auf die Tuben- und Trommelhöhlenschleimhaut fortsetzen. Besonders charakteristisch ist die in fast allen Fällen nachgewiesene Verlegung der Nischen und Buchten der Paukenhöhle, besonders des Schnecken- und Vorhoffensters, durch schleimiges Bindegewebe, bei älteren Individuen zumeist durch Fettgewebe. Des weiteren wurden auffällige Veränderungen des Knochens (Verbildungen und Verdickungen der Gehörknöchelchen, Verdickungen der Labyrinthkapsel, Änderung der Konfiguration der Paukenhöhlen- und Labyrinthwände, Verengerungen der knöchernen Hohlräume) und Veränderungen im inneren Ohre (degenerative Atrophie des Hörnerven und der labyrinthären Nervenendstellen) nachgewiesen.

Die Schwerhörigkeit, die mit anderen kretinischen Symptomen (Sprachstörungen, Abnormitäten der geistigen und körperlichen Entwicklung) verschiedenen Grades einhergeht, ist gewöhnlich kongenital, tritt jedoch manchmal erst nach Infektionskrankheiten, Allgemeinerkrankungen usw. in verstärktem Grade hervor.

In Fällen von Mittelohrveränderungen kann durch Thyreoidinfütterung eine wesentliche Hörverbesserung erreicht werden, auch geringergradige Veränderungen des inneren Ohres werden manchmal noch günstig beeinflußt. Die kretinische Taubheit ist keiner Besserung zugänglich.

4. Die Otosklerose.

Die Otosklerose ist ein Krankheitsprozeß, bei welchem es sich um die Substitution des normalen Knochens der Labyrinthkapsel durch pathologische, sehr zell- und kalkreiche Knochenherde handelt, die große, von Blutgefäßen durchzogene Hohlräume aufzuweisen haben. Diese Knochenherde führen bei ihrer Ausbreitung zur Verdickung der lateralen Labyrinthwand, zur Verengerung und schließlich zum Verschluß der Fensternischen mit Ankylose des Steigbügels und können in manchen Fällen selbst bis in die Labyrinthräume hineinwuchern.

Die Erkrankung charakterisiert sich durch langsam oder rasch, mitunter schubweise zunehmende Schwerhörigkeit, die unter Einwirkung der verschiedensten ätiologischen Momente, besonders häufig zur Zeit der Pubertät, der Gravidität, des Puerperiums, seltener erst später während des Klimakteriums ihren Anfang nimmt, bzw. fortschreitet. Der Grad der Schwerhörigkeit hängt von der Ausbreitung und dem Sitze der Knochenneubildung ab; die Funktionsstörung ist am schwersten in jenen Fällen, in denen es zur Überwucherung der Stapesplatte und zur Verknöcherung und Ankylose des Stapes kommt.

Der konstitutionelle Charakter der Otosklerose ergibt sich 1. daraus, daß wir bei den von ihr befallenen Individuen ausnahmslos zahlreiche angeborene Entartungszeichen (degenerative Stigmen[1]) feststellen können, 2. aus dem häufigen Vorkommen von Schwerhörigkeit (verschiedener Ursache) in der Aszendenz der Kranken, 3. aus der familienanamnestischen Feststellung, daß in den Familien der an Otosklerose Leidenden nicht etwa nur Ohrenkrankheiten, sondern eine ganze Reihe von in degenerativem Boden wurzelnden Erkrankungen (wie Diabetes, Adipositas, Chlorose, prämature Arteriosklerose) auftreten und 4. aus dem (durch histologische Untersuchungen erbrachten) Nachweise der kongenitalen Anlage

[1]) Am häufigsten sind nachzuweisen: Anomalien der Vasomotoren (Dermographismus in verschiedener Intensität und Qualität, Akrozyanose), Labilität der Herzaktion, sowie respiratorische Irregularität des Pulses, Aschnerscher Bulbusdruckreflex (Pulsverlangsamung bei Druck auf die geschlossenen Augäpfel), Erbensches Pulsphänomen (Pulsverlangsamung bei Kniebeuge oder tiefem Bücken), ganz auffällige Steigerung der Sehnen- und Periostreflexe, speziell auch an den oberen Extremitäten, Fehlen des Korneal- und des Rachenreflexes, Seitendifferenz der Bauchdeckenreflexe (in der Weise, daß der eine schwächer ist als der der anderen Seite, oder gänzlich fehlt). Außerdem finden sich Anomalien der Geschlechtsfunktionen, Abnormitäten der Behaarung, Hyperplasie des lymphatischen Rachenringes, abnorme Zahnstellung, rigide Gefäße bei jugendlichen Individuen usw.

der für die Otosklerose charakteristischen ostitischen Veränderungen.

Wir werden an Otosklerose zu denken haben, wenn die Schwerhörigkeit bei Fehlen irgendwelcher katarrhalischer oder entzündlicher Erscheinungen am Tromemlfell auftritt (in vielen Fällen ist der otoskopische Befund durch ein rötliches Durchschimmern der hyperämischen Promontorialschleimhaut charakterisiert) und die Stimmgabelprüfung auf ein Schalleitungshindernis (negativer Rinne, verlängerte Kopfknochenleitung) hinweist. Die Schwerhörigkeit geht sehr häufig mit quälenden subjektiven Hörempfindungen (Ohrensausen), manchmal mit intermittierenden Schmerzempfindungen einher und verringert sich in ganz auffälliger Weise im Lärm oder bei Erschütterungen des Körpers wie beim Fahren (Paracusis Willisii). Die Erkrankung beginnt gewöhnlich einseitig, erfaßt aber zumeist beide Ohren. Sie bleibt wohl manchmal längere Zeit stationär, schreitet aber ausnahmslos fort und führt häufig unaufhaltsam zu hochgradiger Schwerhörigkeit.

5. Die genuine degenerative Atrophie des Nervus acusticus.

Wir beobachten in manchen Fällen unter Einwirkung der verschiedensten, oft geringfügigsten ätiologischen Momente, z. B. nach belanglosen psychischen und physischen Traumen, akuten Rhinitiden, akuten Mittelohrkatarrhen, leichten Mittelohrentzündungen usw., mitunter auch ohne jede nachweisbare Ursache eine langsam oder rasch fortschreitende, manchmal auch für kurze oder längere Zeit zum Stillstande kommende Abnahme des Hörvermögens, die dem klinischen Befunde, vor allem den Ergebnissen der Stimmgabelprüfung nach auf eine Erkrankung des schallempfindenden Apparates zurückgeführt werden muß.

Die otoskopische Untersuchung ergibt keine Besonderheiten; der Rinne ist positiv, der Schwabach verkürzt, die Hördauer für hohe Töne verkürzt. Der Vestibularapparat zeigt — von geringen Ausnahmen abgesehen — ein durchaus normales Verhalten.

Diese chronische progrediente Schwerhörigkeit, die pathologisch-anatomisch durch degenerative Veränderungen (Zerfall der Nervenfasern, der Nervenzellen und des Sinnesepithels mit Ersatz der zugrundegegangenen

Gewebselemente durch Bindegewebe) im peripheren Neuron des N. acusticus, und zwar in seinem kochlealen Anteile, d. i. im N. cochlearis, der Schnecke und im Ganglion spinale, charakterisiert ist, muß nach dem vorliegenden klinischen und anatomischen Tatsachenmaterial ebenso als Ausdruck einer allgemeinen konstitutionellen Anomalie aufgefaßt werden wie die hereditär degenerative Taubstummheit, resp. Schwerhörigkeit und die Otosklerose. Die Häufigkeit und das konstante Vorkommen kongenitaler Entartungszeichen (hered. degenerat. Stigmen) bei diesen Ohrenkranken, das gehäufte Vorkommen verschiedener konstitutioneller Ohrerkrankungen oder anderer in degenerativem Boden wurzelnder Erkrankungen in der Familie der Kranken bilden die Belege der hereditär-degenerativen Veranlagung der mit diesem Ohrenleiden Behafteten.

Wir können diese chronische progressive labyrinthäre Schwerhörigkeit zu den Aufbrauchkrankheiten (Edinger) rechnen und annehmen, daß es sich um ein kongenital zu schwach angelegtes Hörnervensystem handelt, das infolge seiner geringeren Widerstands- und Leistungsfähigkeit (Abiotrophie-Gowers) irgendwie höheren, oft aber auch schon den gewöhnlichen Anforderungen des Lebens nicht gewachsen ist. Dem physiologischen Zerfall der Nervensubstanz steht kein genügender Ersatz gegenüber, es kommt zu fortschreitendem Zerfalle der Nervensubstanz mit Ersatz derselben durch Bindegewebe. Die abnorme Qualifikation des Hörnervenapparates wird sich bei längere Zeit hindurch fortgesetzter, mehr oder weniger übernormaler Ausnützung des Organes (professionelle Schwerhörigkeit bei Musikern, Telephonistinnen, Schlossern, Kesselschmieden, Lokomotivführern) durch eine früher oder später beginnende Gehörsabnahme kundgeben, kann aber bei schwerer Veranlagung auch ohne eine solche erhöhte Inanspruchnahme des Gehörorganes zutage treten. Häufig wird während der Pubertät, der Gravidität und während des Klimakteriums die Entwicklung oder Verschlechterung des Leidens beobachtet, was offenbar auf die mit jenen Zeitperioden verknüpften Störungen des Blutdrüsengleichgewichtes in Zusammenhang zu bringen ist.

Gegenüber der labyrinthären Erkrankung ist die degenerative Atrophie des Hörnerven (Neuritis nervi acustici) differentialdiagnostisch dadurch abzugrenzen, daß sie fast stets nur einen der Äste des N. acusticus (weitaus häufiger den kochlearen) betrifft[1]), die Störung also nur im akustischen oder im statischen Apparat zum Ausdruck gelangt, während die endolabyrinthäre Erkrankung gleichzeitig Reiz- oder Ausfallserscheinungen seitens des akustischen und statischen Apparates zur Folge hat.

II. Die erworbenen Erkrankungen des inneren Ohres.

1. Schwerhörigkeit als Folge von Erkrankungen des Labyrinthes nach eiterigen Prozessen des Mittelohres oder der Schädelhöhle.

a) Vom Mittelohre ausgehende Labyrintherkrankungen.

Heftige akute Mittelohrentzündungen können durch kollaterale Hyperämie und seröse Durchfeuchtung der Labyrinthgebilde (seröse Labyrinthitis) Labyrinthstörungen hervorrufen, die sich in hochgradiger Schwerhörigkeit, selbst Taubheit, Ohrgeräuschen und Schwindel äußern. Mit Schwinden der Mittelohrerscheinungen gehen auch die Labyrinthsymptome gewöhnlich rasch zurück.

Häufiger stellen sich solche Krankheitserscheinungen ein, wenn eine eiterige Mittelohrentzündung dadurch, daß der Eiterungsprozeß sich bis an die knöcherne Labyrinthkapsel ausdehnt, zur Arrosion derselben mit Fistelbildung (Paralabyrinthitis) führt. Gewöhnlich erfolgt diese Komplikation in Fällen, in denen akute oder chronische Mittelohreiterungen den Warzenfortsatz ergriffen haben und die Eröffnung des Processus mastoideus nicht rechtzeitig vorgenommen wurde, vor allem bei hochvirulenten Streptokokkeninfektionen, tuberkulösen und im Verlaufe von Scharlach auftretenden Mittelohreiterungen.

Der Beginn der Erkrankung manifestiert sich durch Auftreten eines Schwindelanfalles (der Schwindel zeigt die charakteristischen Erscheinungen des Labyrinthschwindels: spontaner Nystagmus nach der kranken Seite, bei Druck auf den Tragus Schwindel und Bewegung der Bulbi nach der gesunden Seite). Das Hörvermögen, das gewöhnlich schon infolge der Mittelohr- und Warzenfortsatzeiterung herabgesetzt war, kann eine weitere Verschlechterung erfahren, doch kommt es nicht zur völligen Taubheit.

---

[1]) Eine Ausnahme gilt nur für jene Fälle, in denen eine Neuritis beider Äste gleichzeitig besteht, wie bei der Polyneuritis cerebralis menièriformis (Frankl-Hochwart).

Bei sofortiger Durchführung der Warzenfortsatzeröffnung ist die Prognose des Zustandes in der Regel eine gute. Die Erscheinungen des Labyrinthschwindels gehen langsam zurück, das Hörvermögen kehrt in akuten Fällen wieder, während es bei chronischen Eiterungen gewöhnlich schlecht bleibt oder nach der Operation eine weiter fortschreitende Abnahme zeigt.

Schwere akute oder chronische Mittelohreiterungen, die mit lange bestehender Eiterstauung, mit kariösen Veränderungen am Knochen, mit Cholesteatombildung einhergegangen sind, können durch Zerstörung der knöchernen Labyrinthkapsel oder infolge eines Durchbruches der Labyrinthfenster zur eiterigen Entzündung in den Hohlräumen des Labyrinthes führen, die wir je nach ihrer Ausbreitung als zirkumskripte oder diffuse bezeichnen.

In den meisten Fällen bestehen schon vor der Infektion des Labyrinthes als Folge der Mittelohreiterung Kopfschmerzen, leichtes Gefühl des Schwindels und der Unsicherheit, Mattigkeit, Hinfälligkeit, schlechtes Aussehen usw.

Die eiterige Entzündung der Schnecke manifestiert sich mit gewöhnlich unter heftigem Sausen oder Pfeifen auftretender Ertaubung, die eiterige Entzündung des statischen Apparates mit heftigem Drehschwindel und Gleichgewichtsstörungen (Spontanystagmus nach der gesunden Seite).

Die Labyrinthfunktion nach der Ausheilung der eiterigen Labyrinthentzündung hängt davon ab, ob das Sinnesepithel völlig oder nur zum Teile zerstört worden ist. Bei diffuser Labyrintheiterung ist eine Herstellung der Labyrinthfunktion ausgeschlossen, bei der zirkumskripten erfolgt die Ausheilung mit einem Reste von Hörvermögen und noch erhaltener Erregbarkeit des Vestibularapparates.

b) Von der Schädelhöhle aus kann ein eiteriger Prozeß vom Gehirn und den Hirnhäuten auf dem Wege des inneren Gehörganges, durch den Aquaeductus cochleae oder entlang der Nervenkanäle auf das Labyrinth übergehen. Von besonderer praktischer Wichtigkeit ist dieser Infektionsweg bei der Meningitis cerebrospinalis, bei welcher das Eindringen des eiterigen Exsudates in das Labyrinthinnere sehr rasch zur Zerstörung der labyrinthären Nervenendstellen und zur Taubheit führt. Da der Einbruch in das Labyrinth gewöhnlich auf der Höhe der Erkrankung stattfindet und infolge des schweren Komas nicht festgestellt werden kann, so wird die Ertaubung des Kranken gewöhnlich erst nach Ablauf der Meningitis bemerkt. Die Erkrankung befällt zumeist beide Labyrinthe und zwar entweder gleichzeitig oder rasch hintereinander.

Auch die Meningitis ex otitide, sowie die Meningitiden, die im Verlaufe von Scharlach, Masern, Typhus auftreten, können auf gleichem Wege zur Labyrinthinfektion und zur Taubheit führen.

2. Schwerhörigkeit infolge von Traumen des inneren Ohres.

Die traumatischen Läsionen des inneren Ohres können 1. direkte und 2. indirekte sein.

Zu den ersteren gehören die Stich-, Schußverletzungen des Labyrinthes und die bei Operationen zustande kommenden Läsionen desselben. Zur zweiten Gruppe zählen a) die nach Schädelverletzungen durch Erschütterung des Labyrinthes oder durch Fortsetzung einer Schädelfissur auf die Labyrinthkapsel auftretenden Läsionen des inneren Ohres und b) die durch plötzliche Luftdruckschwankungen oder durch plötzliche übermäßige Schalleinwirkung verursachten Schädigungen des inneren Ohres.

Die Wirkung des Traumas wird davon abhängen, ob die durch dasselbe verursachten pathologischen Veränderungen noch restituierbar sind oder nicht. Geringe Veränderungen an den nervösen Elementen, hyperämische Vorgänge, vasomotorische Erscheinungen sind meist vorübergehender Natur. Die Folgen schwerer Läsionen (Zerreißungen der Labyrinthmembranen, Blutungen, konsekutive entzündliche Prozesse) sind gewöhnlich irreparabel.

Bei leichteren Labyrintherschütterungen stellen sich gewöhnlich von subjektiven Geräuschen begleitete leichtgradige Hörstörungen ein, bei schweren Erschütterungen kommt es zu hochgradiger, von heftigen Geräuschen, Schwindel und Kopfschmerzen begleiteter Schwerhörigkeit. Die Stimmgabeluntersuchung ergibt eine mehr oder minder starke Herabsetzung der Knochenleitung auf der kranken Seite. Die am Scheitel aufgesetzte Stimmgabel wird im gesunden Ohre gehört.

Die durch leichtgradige Erschütterung des Labyrinthes hervorgerufenen Hörstörungen gehen gewöhnlich bald vorüber, während die subjektiven Gehörsempfindungen nicht selten noch länger andauern. Multiple kleine Blutaustritte können resorbiert werden, so daß das Hörvermögen wieder gänzlich zur Norm zurückkehrt. Die durch schwere Erschütterungen verursachten Hörstörungen bleiben in der größeren Zahl der Fälle bestehen und erfahren nicht selten auch noch in weiterer Folge eine Zunahme. Aber auch nach leichteren Läsionen beobachtet man in manchen Fällen im Anschlusse an das Trauma eine langsam fortschreitende (offenbar durch konsekutive degenerativ-atrophische Veränderungen im Hörnerven bedingte) Abnahme des Hörvermögens.

Die bei schweren Labyrinthläsionen auftretenden Erscheinungen des Schwindels und des Erbrechens gehen meist viel früher vorüber als die Hörstörungen. In manchen Fällen bestehen Schwindelgefühl und Unsicherheit noch lange fort.

3. Schwerhörigkeit als Folge von Labyrintherkrankungen bei Allgemeinerkrankungen.

a) Akute Infektionskrankheiten können vor allem dadurch, daß die sie begleitenden eiterigen Mittelohrprozesse eine eiterige Labyrinthentzündung, ev. wie bei Scharlach und Diphtherie auch Labyrinthnekrose nach sich ziehen, zur Ertaubung führen. Es kann ferner bei Infektionskrankheiten auch ohne Beteiligung oder bei rein katarrhalischer Affektion des Mittelohres zu einer Labyrinthentzündung kommen, die entweder den Charakter der rein serösen Entzündung trägt und rückbildungsfähig ist, oder dem Typus der infektiösen Neurolabyrinthitis entspricht, die durch degenerative Vorgänge im Labyrinth und im Hörnerven zur Vernichtung der Hörfunktion führt. Solchen Neurolabyrinthitiden begegnen wir besonders bei der epidemischen Parotitis (Mumps), beim Typhus, seltener bei Influenza, akutem Gelenkrheumatismus und Erysipel.

Bei Mumps, bei Typhus und bei Pertussis können Hörstörungen auch durch Ecchymosen und Hämorrhagien in das Labyrinth herbeigeführt werden, die je nach der Ausbreitung der Blutextravasation die Hörfähigkeit in geringerem oder höherem Grade beeinträchtigen werden.

b) Bei der Tuberkulose kann das Labyrinth als Folge einer tuberkulösen Mittelohreiterung erkranken. Die schon infolge des Mittelohrprozesses bestehende Herabsetzung der Hörschärfe nimmt beim Übergreifen des entzündlichen Prozesses auf das Labyrinth gewöhnlich allmählich zu, bis es schließlich zur vollständigen Taubheit kommt. Plötzliche Ertaubung tritt selten ein.

Bei der hereditären Lues ist das innere Ohr nicht selten der Sitz der Erkrankung (Exsudation oder Blutung ins Labyrinth mit Degeneration des Neuroepithels, Veränderungen der knöchernen Labyrinthkapsel), die sich in hochgradiger Schwerhörigkeit oder Taubheit und Labyrinthschwindel kundgibt.

Auch geringgradige Labyrintherkrankungen, die mit Ohrensausen, nur mäßiger Beeinträchtigung des Gehörs und geringer Gleichgewichtsstörung einhergehen, kommen vor. Die Hörstörung erfährt dann manchmal später (besonders zur Zeit der Pubertät) eine Steigerung. Die Diagnose wird durch Beachtung der charakteristischen Veränderungen an den oberen Schneidezähnen (Kronen- und Zackenbildung) und durch Nachweis der Keratitis interstitialis vermittelt.

Die akquirierte Lues kann das Labyrinth in jedem Stadium der Erkrankung befallen. Am häufigsten geschieht dies am Ende des Sekundär- oder im Beginne des Tertiärstadiums. Es handelt sich um Infiltration und Exsudation im Labyrinth mit nachfolgender Bindegewebsbildung, Sklerosierung des Bindegewebes und um Atrophie des Neuroepithels. In manchen Fällen können die im Tertiärstadium der Lues auftretenden Labyrintherkrankungen auf Ernährungsstörungen zurückgeführt werden, welche aus endarteriitischen Veränderungen der Arteria auditiva interna resultieren (es kommt zur degenerativen Atrophie des Sinnesepithels, der Ganglienzellen und Nervenfasern).

Die Erkrankung befällt meist beide Gehörorgane, doch erkrankt oft das eine Ohr erst mehrere Jahre nach dem anderen.

Die Schwerhörigkeit entwickelt sich entweder schleichend, unter allmählicher, mitunter schubweiser Verschlechterung, oder sie tritt ganz plötzlich nach Erkältungen, Durchnässungen oder anderen äußeren Schädlichkeiten in sehr hohem Grade (bis zu völliger Taubheit) auf. Sie wird fast stets von subjektiven Gehörsempfindungen, manchmal von Schwindel und Erbrechen begleitet.

In Fällen mit nur geringgradiger Hörstörung kann die Prognose günstig gestellt werden und bei entsprechender Behandlung auch eine Besserung erwartet werden; bei höheren Graden der Hörabnahme ist eine dauernde Herabsetzung des Hörvermögens und selbst völlige Taubheit zu befürchten.

Die Stimmgabelprüfung ergibt die Symptome einer Erkrankung des schallempfindenden Apparates und als besonders charakteristisches Merkmal eine im Verhältnisse zum Grade der Hörverminderung auffallend hochgradige Verkürzung der Kopfknochenleitung.

Von besonderem Interesse ist das im Frühstadium der Syphilis auftretende luetische Neurorezidiv[1]) des Nervus acusticus[2]).

Es handelt sich entweder um eine von den Lymphgefäßen und Lymphspalten ausgehende entzündliche Infiltration des Nerven, die zu geringer oder hochgradiger Schädigung desselben führt oder um eine durch die Spirochaete pallida verursachte Erkrankung der basalen Hirnarterien mit konsekutiven Veränderungen im Labyrinthe und im Hörnerven.

Das Neurorezidiv des N. acusticus tritt ein- oder beiderseitig, isoliert oder mit Krankheitserscheinungen von seiten anderer Hirnnerven vergesellschaftet auf. Nach einem durch Mattigkeit, Schlafstörungen, Kopfschmerzen, subjektive Ohrgeräusche, manchmal Temperaturerhöhungen gekennzeichneten Prodromalstadium kommt es zu allmählicher oder rascher Abnahme des Hörvermögens. Gleichzeitig stellen sich die Erscheinungen des labyrinthären Schwindels (spontaner Nystagmus, Scheindrehung der Umgebung, Gleichgewichtsstörungen) ein. Hochgradige Schwerhörigkeit und schwere Schwindelanfälle sind verhältnismäßig selten.

Die Diagnose ist auf Grund des normalen otoskopischen Befundes und der Funktionsprüfung des Ohres (Stimmgabelbefund der Innenohrerkrankung mit auffallender Verkür-

---

[1]) Die im Frühstadium der Syphilis auftretenden luetischen Erkrankungen des zentralen und peripheren Nervensystems bezeichnet Ehrlich als Neurorezidiven. Er sieht in ihnen echte syphilitische Rezidiven, die unter direkter Einwirkung der Spirochaete pallida zustande kommen.

[2]) Vgl. G. Alexander, Die Syphilis des Gehörorganes. Handbuch der Geschlechtskrankheiten, herausgegeben von Finger, Jadassohn, Ehrmann, Groß. Wien 1914, A. Hölder.

zung der Kopfknochenleitung, spontaner Nystagmus, ev. Erloschensein der reflektorischen Erregbarkeit des statischen Labyrinthes für eine oder die andere Reizform) zu stellen. In zweifelhaften Fällen wird die Untersuchung des Lumbalpunktates (Wassermann) für die Diagnose heranzuziehen sein. Die Differentialdiagnose gegenüber der toxischen Neuritis (die durch zu intensive oder zu lange fortgesetzte antiluetische Behandlung zur Entwicklung gelangen kann) besteht in der Verwertung des Zeitraumes, innerhalb dessen die Krankheitserscheinungen nach der antiluetischen Behandlung auftreten. Das Einsetzen der Ohrsymptome während oder unmittelbar nach der Behandlung spricht für die toxische Ätiologie der Akustikuserkrankung.

Nicht außer acht zu lassen ist differentialdiagnostisch die Möglichkeit eines die Gegend der Vestibulariskerne im Hirnstamm betreffenden luetischen Infiltrates und das Bestehen einer ödematösen Infiltration der Meningen in der hinteren Schädelgrube in der Gegend des inneren Gehörganges, durch welche die den inneren Gehörgang passierenden Nerven geschädigt werden. Wenn nach Ablauf des Schwindels und der Gleichgewichtsstörungen noch spontaner Nystagmus besteht, so muß man an eine zentrale Krankheitsursache denken.

Bei akuten und chronischen Infektionskrankheiten kann eine akut einsetzende Schwerhörigkeit außer durch entzündliche Vorgänge im Labyrinthe auch durch infektiöse parenchymatöse Degeneration des Ramus cochlearis nervi acustici und seines peripheren Neurons (infektiöse Neuritis) veranlaßt werden. Der Nervus vestibularis ist in solchen Fällen nur sehr selten und auch dann gewöhnlich nur in geringem Grade affiziert. Die Diagnose wird bei akuten Infekten in dem Auftreten der Schwerhörigkeit während oder unmittelbar nach der Erkrankung gegeben sein, bei chronischen Prozessen (Lues, Tuberkulose) auf Grund der allgemeinen Untersuchung gestellt werden können. Die Prognose wird von der Virulenz der Krankheitserreger einerseits und von der Qualifikation des befallenen Gehörorganes andererseits abhängen, ist aber quoad functionem im allgemeinen als ungünstig zu bezeichnen.

Bei der Leukämie werden Hörstörungen durch labyrinthäre lymphoide Infiltration oder lymphoide Tumorbildung, durch hämorrhagische Entzündung, besonders aber durch Blutungen in das Labyrinth hervorgerufen.

Lymphoide Infiltrate führen zu sekundären bindegewebigen Veränderungen im Labyrinthe, zu degenerativer Atrophie des Sinnesepithels und hierdurch zu allmählich fortschreitender Schwerhörigkeit.

Während kleine Blutaustritte ohne Krankheitserscheinungen verlaufen können, kommt es bei größeren Blutungen schubweise oder mit einem Male zu völliger Taubheit und zum Verluste der Reflexerregbarkeit des Vestibularapparates.

Prognostisch sind die Hörstörungen bei Leukämie sehr ernst zu beurteilen; namentlich bei der apoplektiform einsetzenden hochgradigen Schwerhörigkeit und Taubheit ist eine Besserung nicht zu erwarten.

Labyrinthblutungen bilden auch bei anderen Erkrankungen, bei welchen infolge einer Veränderung des Blutes und der Blutgefäße eine Neigung zu Blutungen besteht (hämorrhagische Diathese), die Ursache von Schwerhörigkeit oder Taubheit. Dahin gehören der Skorbut, der Morbus maculosus Werlhofii, das Chlorom und die perniziöse Anämie. Auch im Verlaufe der akuten und chronischen Nephritis und der Arteriosklerose kann es zu Blutungen in das Labyrinth kommen.

Bei Erkrankungen des Endo- und Myokards, sowie bei Arteriosklerose können schwere Hörstörungen apoplektiform als Folge einer Embolie der Arteria auditiva interna auftreten.

Zu erwähnen sind auch noch die bei Caissonarbeitern bei raschem Ausschleusen aus komprimierter Luft durch Gasembolie der Labyrinthgefäße oder durch Hämorrhagie zustande kommenden schweren labyrinthären Hörstörungen.

Die bei Tabes und bei progressiver Paralyse auftretenden Hörstörungen (subjektive Hörempfindungen und Schwerhörigkeit) sind auf eine degenerative Atrophie des Nervus acusticus, seiner peripheren Endigungen und Ganglien zurückzuführen. Bemerkenswert ist, daß die Schwerhörigkeit bei der Tabes schon frühzeitig auftreten und das erste Symptom der Erkrankung darstellen kann.

Eine besondere Besprechung gebührt ihrer Häufigkeit und praktischen Wichtigkeit wegen den

c) Hörstörungen bei Zirkulationsstörungen.

Wir sehen im höheren Alter als physiologische Erscheinung eine Abnahme des Gehörs (Presbyakusis) eintreten, die — als Folge einer senilen Degeneration im Gehörorgane — in ursächlichem Zusammenhange mit den endarteriitischen Veränderungen der das Labyrinth versorgenden Arteria auditiva interna steht. Die anatomischen Befunde (Alexander, Manasse) bestehen in graduell verschiedenen Veränderungen im schallempfindenden Apparate, die sich als Atrophie der präformierten nervösen Gewebsteile und mehr oder minder ausgeprägter Bindegewebsneubildungen an ihrer Stelle darstellen. Es handelt sich also um einen Prozeß, wie er das Senium ganz allgemein kennzeichnet.

Daß die sich in den Gehirngefäßen abspielenden Zirkulationsstörungen speziell den Hörnervenapparat in Mitleidenschaft ziehen, erscheint angesichts der hier vorliegenden anatomischen Verhältnisse leicht verständlich. Während die Gefäße des äußeren und mittleren Ohres von außen aus dem Bezirke der Carotis stammen (die Arterien des äußeren Ohres gehören dem Gebiete der Carotis externa an, die Trommelhöhle wird von der Arteria maxillaris interna, von Ästchen der Carotis interna und der Auricularis posterior und von Zweigchen der Arteria meningea media versorgt), kommt die das innere Ohr versorgende Arteria auditiva interna vom Gehirn, indem sie entweder unmittelbar aus der Basilaris oder aus deren Arteria cerebelli inferior entspringt.

Von wenigen Fällen abgesehen, in denen neben Hörstörungen auch vestibuläre Erscheinungen auftreten, bestehen die Krankheitssymptome in subjektiven Ohrgeräuschen und in fortschreitender Abnahme des Hörvermögens, also in Funktionsstörungen, welche nur dem kochlearen Anteile des Hörnerven entsprechen. Die Stimmgabelprüfung ergibt eine mehr oder weniger ausgesprochene Verkürzung der Kopfknochenleitung bei positivem Rinne und zumeist eine Herabsetzung der Hördauer für hohe, seltener für tiefe Töne. Worte mit hohen und scharfen Lauten (S, Z) werden schlecht gehört sowie auch hohe und schrille Geräusche, wie z. B. das Klingeln einer hochgestimmten elektrischen Glocke.

Aber nicht nur die Schwerhörigkeit des höheren Lebensalters, auch die Abnahme des Gehörs im mittleren Lebensalter kann, sofern sie sich auf eine Erkrankung des schallempfindenden Apparates zurückführen läßt, einen Hinweis auf eine Arteriosklerose, und zwar vor allem eine Arteriosklerose der Gehirngefäße, bieten. Diese Schlußfolgerung ergibt sich vor allem aus der Feststellung einer überaus häufigen Koinzidenz von Erkrankungen des inneren Ohres mit einer sklerotischen Erkrankung des Gefäßsystems und aus den Ergebnissen jahrelang fortgesetzter Beobachtungen vieler Fälle, welche den kausalen Zusammenhang der Hörnervenerkrankung mit der Gefäßerkrankung sichergestellt haben. Von besonderer praktischer Wichtigkeit ist die Tatsache, daß die Krankheitserscheinungen von seiten des inneren Ohres das Krankheitsbild lange Zeit hindurch ausschließlich beherrschen oder zumindest die übrigen Krankheitssymptome an Intensität bei weitem übertreffen können.

So können Ohrsymptome bestehen, ohne daß der Kranke irgendwelche Beschwerden empfände, welche auf den Zirkulationsapparat hinweisen, ja es kommt nicht selten vor, daß solche Kranke, auf die Notwendigkeit einer internen Untersuchung aufmerksam gemacht, eine solche mit der Begründung ablehnen, sich bis auf das Ohr vollkommen gesund zu fühlen.

Klinische Beobachtungen haben gezeigt, daß die Symptome von seiten des Gehörorganes nicht immer erst bei ausgebreitetem arteriosklerotischem Krankheitsprozesse und schweren Organveränderungen auftreten, sondern nicht selten auch schon während jener Periode wahrnehmbar werden, die wir als Präsklerose bezeichnen. Die Ohrsymptome können den Krankheitserscheinungen von seiten anderer Organe zeitlich vorangehen und oft erbringt erst die lange Zeit hindurch fortgesetzte Kontrolle solcher Patienten den Nachweis, daß die Funktionsstörungen im Ohre von den sklerotischen Gefäßveränderungen abhängen. Die Ursache hierfür liegt darin, daß der Hörnervenapparat infolge seiner außerordentlichen Erregbarkeit und geringen Widerstandsfähigkeit[1]) schon zu einer Zeit auf die Zirkulationsstörung reagiert, zu welcher sie sich in anderen Organen noch nicht manifestiert.

[1]) Die geringe Widerstandsfähigkeit des Ramus cochlearis nervi acustici erklärt sich aus den anatomischen Verhältnissen in leicht verständlicher Weise. Der Ramus cochlearis liegt mit seinem zugehörigen Ganglion cochleare in einem weiteren Maschenwerke fibrösen, bzw. rein knöchernen Gewebes, dessen Gefäßsystem, wenn überhaupt, nur wenige Kollaterale besitzt. Die ihn ernährenden Arterien sind Endarterien im Sinne Cohnheims. Die Ganglienzellen des Ganglion cochleare sind bei weitem kleiner als alle übrigen zum Vergleiche heranzuziehenden Ganglienzellen im Säugetierkörper, auch als die des Ganglion vestibulare. Sie sind ferner bipolar und unterscheiden sich endlich von diesen Zellen dadurch, daß sie Markhüllen besitzen (Wittmaack).

Die seltenere Erkrankung des statischen Apparates findet seine Erklärung in der weitaus größeren Widerstandsfähigkeit des N. vestibularis und des Vestibularapparates. Ihre Ursache liegt in dem bedeutenderen phylogenetischen Alter und in den dem Kochleaparate gegenüber dickeren Nervenfasern, den größeren Ganglien- und Sinneszellen des Vestibularapparates.

Es ist von großer Wichtigkeit für den praktischen Arzt zu wissen, daß ebenso wie Gefäßstörungen organischer, auch solche funktioneller Natur Krankheitserscheinungen von seiten des inneren Ohres auszulösen imstande sind. Es sind dies die Erregungszustände des vasomotorischen Nervensystems, durch welche auf dem Wege vasokonstriktorischer Vorgänge in den Blutbahnen des inneren Ohres zunächst Reizzustände im peripheren Neuron des N. acusticus hervorgerufen werden. Diese Reizzustände äußern sich in Form subjektiver Hörempfindungen (Ohrensausen, Ohrenklingen usw.). Die Hörempfindungen treten, da die Vasomotorenwirkungen immer wieder regulatorisch ausgeglichen werden, anfangs nur vorübergehend auf, dauern aber, wenn sich die vasospastischen Zustände oft wiederholen oder besonders lange andauern, schließlich konstant an. In manchen Fällen dauern sie allen therapeutischen Bemühungen zum Trotze von Haus aus fort.

Das allererste objektive Krankheitssymptom der funktionellen Störung im Hörnervengebiete ist das von Hammerschlag beschriebene Ermüdungsphänomen.

Hammerschlag wies darauf hin, daß der funktionell geschädigte, aber nur in geringem Grade hypästhetische Akustikus für kontinuierliche, dabei in ihrer Intensität allmählich abschwellende Reize, wie es Stimmgabeltöne sind, abnorm leicht ermüdet.

Die Prüfung auf das Ermüdungsphänomen wird in der Weise vorgenommen, daß eine Stimmgabel von mittlerer Höhe ad maximum angeschlagen und so lange vor das zu prüfende Ohr gehalten wird, bis der Patient angibt, den Ton nicht mehr zu hören. Die Stimmgabel wird nun vom Ohre entfernt und nach 2 bis 3 Sekunden, ohne neuerlich angeschlagen worden zu sein, dem Ohre wieder genähert. Der Patient gibt jetzt an, den Ton wieder zu hören, und er hört ihn in der Regel wieder einige Sekunden lang. Mitunter läßt sich der Versuch noch ein zweites und drittes Mal wiederholen.

Bei längerer Kontrolle solcher Fälle können nach Monaten oder Jahren die Krankheitserscheinungen einer Erkrankung des Hörnervenapparates (Abnahme der Hörschärfe, Verkürzung der Kopfknochenleitung) nachgewiesen werden. Wir dürfen daher andauernden subjektiven Hörempfindungen, besonders wenn wir in der Lage sind, das Ermüdungsphänomen nachzuweisen, die Bedeutung eines Initialsymptoms der Erkrankung des inneren Ohres zuerkennen und in beiden Krankheitserscheinungen die ersten Äußerungen von Ernährungsstörungen im Hörnervengebiete erblicken.

Hat man nun Gelegenheit, solche Fälle lange hindurch zu verfolgen, so kann man sich durch von Zeit zu Zeit wiederholte Funktionsprüfungen, resp. Vergleiche ihrer Resultate über den Beginn der Erkrankung im inneren Ohre und ihr Fortschreiten in sehr verläßlicher Weise orientieren.

Bei noch gutem Sprachgehör lassen sich zunächst aus der Verringerung des Hörvermögens für die Taschenuhr sowie durch minimale Einengung der oberen Tongrenze (Verkürzung der Hördauer für hohe Töne) kleine funktionelle Defekte erkennen, die dann in weiterer Folge in ganz allmählichem Fortschreiten den Charakter des sich abspielenden (degenerativ-atrophischen) Prozesses erkennen lassen.

Von besonderer Wichtigkeit ist die Tatsache, daß sich diese Gehörsabnahme bei rein vasomotorischen Gefäßstörungen — von einzelnen Fällen abgesehen, in denen es sich um eine in hereditär-degenerativer Grundlage wurzelnde konstitutionelle Schwäche des inneren Ohres handelt[1]) — im großen und ganzen mit äußerster Langsamkeit vollzieht, daß oft Jahre hindurch ein Stillstand in dem Hörbefunde zu verzeichnen und mitunter erst nach jahrelanger Beobachtung eine Abnahme der Hörschärfe festzustellen ist.

Charakteristisch ist ferner, daß auch gelegentliche Verschlechterungen des Gehörs, wie sie sich aus Angiospasmen

[1]) Eine rapide Zunahme der Hörstörung erfolgt in solchen Fällen ganz besonders unter Einfluß der intensiven vasomotorischen Störungen, die die Pubertät, die Gravidität, das Klimakterium begleiten (Störungen des Blutdrüsengleichgewichtes während dieser Zeitperioden!).

der das innere Ohr versorgenden Arterien ergeben, mit dem Nachlassen des Gefäßkrampfes wieder gänzlich verschwinden können, so daß wieder der früher bestandene Grad des Hörvermögens nachgewiesen werden kann.

Es sei an dieser Stelle ein äußerst instruktiver Fall [2]) dieser Art mitgeteilt, der auch durch das Auftreten von heftigen, schmerzhaften Sensationen im Gebiete des Ohres zur Zeit des Gefäßkrampfes Interesse gewinnt.

Die Krankengeschichte betrifft ein siebenjähriges Mädchen (Mutter und ein Bruder sehr nervös und anämisch) mit allgemeinen, deutlich ausgesprochenen vasomotorischen Krankheitserscheinungen. Die Mutter erzählt, das Kind leide öfters an Anfällen von heftigen Schmerzen im rechten Ohre, die, vom Ohreingange ausgehend, einerseits gegen die Scheitel- und Hinterhauptgegend und andererseits den Hals entlang ausstrahlen. Die Schmerzen dauern mitunter einen ganzen Tag an und wiederholen sich zwei- bis dreimal in der Woche. Zur Zeit der Schmerzen, während welcher das Kind Ohrensausen empfindet und schlecht hört, ist es auffallend blaß und vollständig appetitlos.

Die Temperatur ist zur Zeit der Schmerzanfälle vollständig normal. In der schmerzfreien Zeit befindet sich das Kind vollständig wohl, doch bleibt jedesmal eine noch längere Zeit hindurch festzustellende Empfindlichkeit des Warzenfortsatzes zurück. Das Kind leidet seit Jahren an Oxyuris.

Die Untersuchung des Kindes während eines solchen Schmerzanfalles ergab folgenden Befund: Das Kind, dessen Gesicht ungewöhnlich blaß ist und ein fast grünliches Kolorit zeigt, klagt über sehr große Ohrenschmerzen. Die leiseste Berührung des Warzenfortsatzes verursacht die heftigsten Schmerzen, so daß das Kind laut aufschreit. Hautdecke des Processus mastoideus vollständig normal. Trommelfell beiderseits normal. Hörweite links: Flüstersprache 10 m, rechts: Flüstersprache $1^1/_2$ bis 2 m, Konversationssprache zirka 3 bis 4 m. Nach Luftdusche keine Veränderung der Hörweite. Das Ansetzen der Stimmgabel am Warzenfortsatz wird außerordentlich schmerzhaft empfunden, so daß die Kopfknochenleitung, die scheinbar verkürzt ist, nicht genau geprüft werden kann. Es zeigt sich jedoch eine auffallende Verkürzung für c^4 (Luftleitung). Rhinoskopischer Befund: Kleine adenoide Vegetationen, sonst keine Besonderheiten. Eine mehrere Wochen später in schmerzfreier Zeit wiederholte Untersuchung des Kindes ergab vollständiges Wohlbefinden, ausgezeichnetes Gehör beiderseits und durchaus normalen Stimmgabelbefund.

Der Fall zeigt den außerordentlichen Unterschied im Funktionsbefunde während einer Schmerzattacke und außerhalb einer solchen. Die vorliegende Beobachtung belehrt uns darüber, daß gleichzeitig mit den Schmerzen die objektiven Symptome der Funktionsbeeinträchtigung im inneren Ohre festzustellen waren, während sich in der schmerzfreien Zeit das innere Ohr als funktionell vollkommen normal erwies.

Bei der Arteriosklerose, bei welcher die Einengung der Gefäßbahnen andauernd eine verminderte Durchblutung

[2]) Herr Dozent Dr. R. Leidler hatte die Freundlichkeit, mir diesen Fall seiner Beobachtung zur Mitteilung zu überlassen.

des Hörnervengebietes zur Folge hat, beobachten wir, dem allmählichen Fortschreiten der pathologischen Vorgänge entsprechend, eine konstante Abnahme des Hörvermögens. Auch hier sind Schwankungen und selbst kleine Remissionen nicht ausgeschlossen. Wir sehen sie hauptsächlich entsprechend dem Wechsel der zerebralen Krankheitserscheinungen auftreten, aber auch da nur innerhalb enger Grenzen. Einen länger dauernden Stillstand in der Gehörsabnahme habe ich bei jahrelanger Beobachtung zahlreicher Fälle niemals beobachten können. Charakteristisch ist, daß schon relativ geringfügige Schädlichkeiten, psychische oder physische Traumen, Alterationen des Organismus durch Allgemeinerkrankungen usw. das Leiden in seiner Entwicklung nicht unerheblich fördern können. Eine Besserung des Prozesses halte ich für gänzlich ausgeschlossen. Die scheinbare Besserung, wie sie sich manchmal in einer geringfügigen Zunahme der Hörschärfe kundgibt, ist, wie ich zu wiederholten Malen zu beobachten in der Lage war und nochmals ausdrücklich betone, immer nur aus der zeitweiligen Besserung zerebraler Tätigkeit zu erklären und dementsprechend Hand in Hand mit einer Hebung der geistigen Kraft, einer Steigerung der geistigen Aufnahmefähigkeit wahrzunehmen.

Außerordentlich bezeichnend ist der in den klinischen Bildern vieler Fälle zu beobachtende eklatante Parallelismus im Verlaufe der Ohrerkrankung und jenem der Gefäßerkrankung. Es zeigt sich übereinstimmend, daß dem Fortschreiten der arteriosklerotischen Veränderungen an den Gehirngefäßen — sofern dasselbe aus der Zunahme der zerebralen Krankheitserscheinungen erkennbar ist — fast durchweg ein gleichsinniges auf dem befallenen Gebiete des Ohres, d. h. des Hörnerven und seiner Endapparate entspricht. Dieser Parallelismus ist in der überwiegenden Zahl der Fälle mit solcher Deutlichkeit zu beobachten, daß, wie mich besonders die Beobachtung mehrerer Fälle usque ad finem gelehrt hat, aus der Zunahme der Ohrerscheinungen geradezu die Weiterentwicklung der Gefäßerkrankung gefolgert werden kann.

Diese Beobachtungen werden vor allem dort mit Erfolg für die Diagnose zu verwerten sein, wo keine Erscheinungen einer peripheren Arteriosklerose vorliegen. Es ist bekannt, daß der Sklerose der peripheren Arterien nicht in jedem Falle eine solche der Gehirngefäße entsprechen muß und umgekehrt. Die Erkrankung kann selbst in hohen Graden den einen Gefäßabschnitt isoliert ergreifen und den anderen gänzlich unberührt lassen.

Dort, wo zerebrale Krankheitssymptome (Kopfschmerzen, Schwindel, geistige Ermüdbarkeit, Schlafstörungen) bei evident nachweisbarer peripherer Arteriosklerose bestehen, wird sich bezüglich ihrer klinisch-diagnostischen Deutung kein Zweifel ergeben. Schwerer wird die Klarstellung des zerebralen Krankheitsbildes sein, wenn sich am Herzen und an den peripheren Gefäßen kein deutlicher objektiver Befund feststellen läßt. Die Schwierigkeit wird sich bedeutend größer gestalten, wenn wir es mit einem noch jugendlichen oder in mittlerem Lebensalter stehenden Individuum zu tun haben.

Der Krankheitsverlauf vieler Fälle, die ich zu beobachten Gelegenheit hatte, lehrte mich, daß das Fortschreiten der Ohrerscheinungen, die unaufhaltsame Abnahme des Hörvermögens und das Andauern subjektiver Hörempfindung, resp. ihre Intensitätszunahme den organischen Charakter des zerebralen Leidens anzunehmen gestatten.

Während sich bei vasomotorischen Störungen des inneren Ohres überraschend große Differenzen im Hörbefunde ergeben können, werden wir bei arteriosklerotischen Läsionen des Hörnervenapparates immer nur einen annähernd gleichen Befund erheben, und dort, wo einmal eine rapide Abnahme des Hörvermögens erfolgt, keinen nennenswerten Anstieg desselben mehr zu beobachten in der Lage sein. Die Ursache mag darin liegen, daß nach Ablauf des vasomotorischen Gefäßspasmus, der ein kurzdauernder ist, rasch wieder normale Zirkulationsverhältnisse eintreten, dem arteriosklerotischen Gefäßkrampf aber die Möglichkeit eines raschen Rückganges infolge der Elastizitätseinbuße der Gefäße versagt ist, so daß er länger andauert und in seinen Folgeerscheinungen viel intensiver zur Geltung gelangt. Auch kann begreiflicherweise bei der dauernd schlechten Blutversorgung der arteriosklerotische Gefäßkrampf, der schon ein durch die Anämie geschädigtes Organ trifft, zu schwereren Folgeerscheinungen führen.

Wie in der Natur der Grundkrankheit begründet erscheint, kann ein plötzliches Absinken des Hörvermögens auch auf andere Weise hervorgerufen werden. Bei Eintritt plötzlicher vollständiger Taubheit wird man selbstverständlich an schwere anatomische Läsionen, Apoplexie mit Unterbrechung der Hörnervenbahn, an Embolie eines zum Labyrinthe führenden Gefäßes oder an eine Labyrinthblutung denken müssen. In solchen Fällen werden wohl die Begleitumstände des Falles und die Resultate der internen Untersuchung den Weg zur Diagnose weisen können.

Die Hörstörung kann aber auch in dem im vorgeschrittenen Stadium der Erkrankung nicht seltenen Verfalle der zerebralen Leistungsfähigkeit, in einer plötzlichen geistigen Insuffizienz begründet sein. Der vorliegende Prozeß erhält dann seine pathognostische Aufklärung durch den Nachweis einer mit der Besserung der psychischen Erscheinungen Hand in Hand gehenden Zunahme der Hörschärfe. Unter allen Umständen ist ein plötzliches, dauerndes Absinken des Hörvermögens bei bestehender Arteriosklerose — sofern es sich nicht aus einer Erkrankung des äußeren oder mittleren Ohres erklären läßt — als prognostisch sehr ernst zu nehmendes Symptom aufzufassen. Dieses Symptom wird aber auch in Fällen, in welchen die Diagnose mangels eines positiven Befundes am Herzen und an den Gefäßen zweifelhaft erscheint, für die Annahme eines arteriosklerotischen Prozesses in den Gehirngefäßen in die Wagschale zu legen sein, gewinnt somit auch differentialdiagnostisch eine nicht zu verkennende Bedeutung.

Ich habe der Schilderung dieser Verhältnisse einen breiteren Raum gewidmet, weil ich der Überzeugung bin, daß ihre Kenntnis dem praktischen Arzte — und gerade dieser hat die Möglichkeit, einen und denselben Patienten längere Zeit hindurch zu beobachten — wertvolle Ausgangspunkte für die richtige Beurteilung und Therapie zerebraler Krankheitserscheinungen vermitteln kann.

Der Umstand, daß zur Feststellung der objektiven Krankheitserscheinungen von seiten des Ohres keine schwierigere Methodik erforderlich ist, daß eine einfache kontrollierende Nachprüfung der Hörschärfe innerhalb kürzerer oder längerer Intervalle genügt, um zu den erwähnten Schlußfolgerungen zu gelangen, ermöglicht es jedem Praktiker, sich in einfachster Weise diagnostisch zu orientieren.

Zur Illustration der diagnostischen Verwertbarkeit der Symptome, die uns das Ohr in solchen Fällen bietet, seien die beiden instruktiven Fälle auf S. 94 bis 99 eingefügt.

d) Die toxische Neuritis des Nervus acusticus.

Chinin, Salizylsäure, seltener Aspirin und Salipyrin bewirken manchmal, schon in medikamentöser Dosis genommen, Ohrensausen und Hörstörungen. Diese Krankheitserscheinungen, die auf einen Reizzustand im peripheren Neuron des Acusticus (Ganglion spirale, Nervus cochlearis, Cortisches Organ) zurückgeführt werden, pflegen fast ausnahmslos nach 12—24 Stunden gänzlich zu verschwinden. Bei längerem Fortgebrauche dieser Mittel kann es dadurch, daß sich ein das ganze Neuron betreffender degenerativ-atrophischer Prozeß entwickelt, zu andauernden Ohrgeräuschen und zu fortschreitender Schwerhörigkeit kommen. In gleicher Weise kann der Nervus acusticus durch Nikotin, Alkohol, Blei, Quecksilber, Arsen, Chloroform, Phosphor, Kohlenoxyd und andere Gifte geschädigt werden. Bei frühzeitigem Feststellen des ursächlichen Momentes und rechtzeitiger Ausschaltung des Giftstoffes kann eine Regeneration des Neurons eintreten und eine Besserung, ja selbst vollkommene Wiederherstellung des Hörvermögens erreicht werden. Bei vorgeschrittenen Prozessen wird die Abnahme des Hörvermögens nicht aufgehalten werden können. Die subjektiven Ohrgeräusche dauern häufig auch noch nach Besserung des Hörvermögens an, in manchen Fällen verschwinden sie überhaupt nicht gänzlich.

e) Die rheumatische Lähmung des Nervus acusticus.

Im Anschluß an Erkältungen oder nach Gelenkrheumatismus tritt — mitunter unter fieberhaftem Anstieg der Temperatur — gleichzeitig mit einer Lähmung des N. fazialis oder mit Herpes zoster in der Umgebung des erkrankten Ohres, manchmal auch unter Beteiligung des N. trigeminus oder auch nur isoliert eine rheumatische Lähmung des N. acusticus auf. Sie befällt entweder nur den kochlearen Anteil des N. acusticus und verursacht dann nur Hörstörungen allein oder auch den Vestibularapparat und führt dann auch zu Schwindel und Gleichgewichtsstörungen.

Fall I. M. S., 51jähriger Reisender.

Unter-suchungsjahr	Alter	Ohrbefund	Subjektive Beschwerden	Interner Befund	Anmerkung
1901	41 J.	R. Ohr normal. L. Ohr normal.	Leidet seit einem Jahre an Summen im linken Ohre, das in der ersten Zeit nur zeitweise auftrat, aber seit zwei Monaten ununterbrochen andauert. Mitunter lautes Pfeifen und Klingen mit der Empfindung des Taubseins. In den letzten 2—3 Wochen ab und zu Sausen im rechten Ohre. Hat in früheren Jahren oft an Migräne gelitten, in den letzten Jahren oft an Eingenommensein des Kopfes.	Adipositas, vasomotorische Krankheitserscheinungen, Neurasthenie.	Nach einer Entfettungskur in Marienbad Besserung des Zustandes.
1902	42 J.	Ohrbefund beiderseits normal.	Leises Summen im linken Ohre bei völliger Ruhe der Umgebung, ab und zu Kopfschmerzen.		Kaltwasserkur.
April 1903	43 J.	R. Ohr normal. L. Ohr: Leichte Verkürzung der Kopfknochenleitung. Die Taschenuhr wird an der linken Schläfe undeutlicher gehört als rechts. Flüstersprache r. 10 m, l. 8 m. Uhr r. 75 cm, l. 40 cm[1]).	Nach anstrengender Reisetätigkeit, geschäftlichen Sorgen und Aufregungen leidet Pat. seit mehreren Wochen wieder an quälendem Summen im linken Ohre und an fast täglich wiederkehrenden Stirn- und Schläfenkopfschmerzen.	Bis auf Symptome allgemeiner Neurasthenie und die bestehende Adipositas normal.	

[1]) Normale Hörweite für die hier verwendete Taschenuhr 75 cm.

November 1904	44 J.	R. Ohr normal. L.: Flüstersprache 8 m, Uhr 40 cm.	Im Sommer und Herbst 1904 nach mehrwöchigem Gebirgsaufenthalt und Kaltwasserkur fast vollständiges Wohlbefinden bis auf ununterbrochenes Summen im linken Ohre.		Im Winter 1903/04 überstand der Pat. eine Polyarthritis rheumatica ohne Komplikation.
1905	45 J.	Nach heftiger Rhinitis akuter Mittelohrkatarrh beiderseits mit beträchtlicher Hörverminderung. Nach Ablauf des Mittelohrkatarrhs: R. Ohr: Uhr 50 cm, Fl.-Spr. 10 m. L. Ohr: Uhr 30 cm, Fl.-Spr. 7—8 m. Kopfknochenleitung beiderseits verkürzt.	Während des Mittelohrkatarrhs heftiges Sausen und Brummen in beiden Ohren. Nach Ablauf des Katarrhs Nachlassen der Intensität der subjektiven Geräusche, die jedoch auch rechts nicht mehr verschwinden.		
Frühjahr 1906	46 J.	Kopfknochenleitung beiderseits verkürzt; hohe Töne beiderseits verkürzt, links mehr als rechts. R. Ohr: Uhr 30 cm, Fl.-Spr. 8 m. L. Ohr: Uhr 20 cm, Fl.-Spr. 5—6 m.	Nach schweren, durch materielle Verluste bedingten seelischen Aufregungen Schlaflosigkeit, Schwindelgefühl und fast ununterbrochene, oft quälende Kopfschmerzen. Ohrgeräusche sehr heftig.	Periphere Arterien weich. Blutdruck nicht erhöht. Puls 58—62. Herzbefund normal.	Nach geistiger Schonung und Gebirgsaufenthalt Besserung

Untersuchungsjahr	Alter	Ohrbefund	Subjektive Beschwerden	Interner Befund	Anmerkung
Herbst 1906	46 J.	R. Ohr: Uhr 25 cm, Fl.-Spr. 7—8 m. L. Ohr: Uhr 10 cm, Fl.-Spr. 4—5 m.	Pat. klagt über auffallende Abnahme seines Gehörs. Ohrgeräusche mit wechselnder Intensität andauernd. Oft Kopfschmerzen, besonders morgens beim Erwachen. Wiederholt Schwindelgefühl mit Schwarzwerden vor den Augen. Gedächtnis (früher ausgezeichnet) nimmt ab. Große geistige Ermüdbarkeit.	Wie im Frühjahr 1906.	Kaltwasserkur ohne nachhaltige Wirkung.
Februar 1907	47 J.	R. Ohr: Uhr 20 cm, Fl.-Spr. 6 m. L. Ohr: Uhr 10 cm. Fl.-Spr. 4 m.	Beschwerden in wechselnder Intensität andauernd.	Neurasthenie und Zerebrasthenie ohne objektiven pathologischen Befund, bis auf ausgeprägte vasomotorische Krankheitserscheinungen und Labilität der Herzaktion.	Aufenthalt im Süden von entschiedener Besserung gefolgt.
1907—1909	47 bis 49 J.	Weitere Abnahme der Hörschärfe bis Uhr r. 10 cm, l. 5 cm. Fl.-Spr. r. 5 m, l. $2^1/_2$—3 m.	Die subjektiven Erscheinungen schwankend, Pat. ist niemals beschwerdefrei.		Interne Jodbehandlung ohne Erfolg, große Bromdosen von besserer Wirkung.

Ende Januar 1910	50 J.	Hörschärfe wie 1909.	Heftige Kopfschmerzen, Häufung der Schwindelanfälle. Nachts unruhiger, von wüsten quälenden Träumen unterbrochener, nicht erquickender Schlaf, aus welchem der Kranke täglich mit dem Gefühle des Benommenseins erwacht. Sausen in den Ohren und mitunter Rauschen im Kopfe.	Objektiver Befund bis auf die bestehenden funktionellen Herz- und Gefäßerscheinungen negativ.	
			In der Nacht vom 25.—26. 1. furchtbare Kopfschmerzen, die am 26. 1. fortdauern.	Am 25. 1. leichte Ataxie an den Extremitäten der rechten Körperhälfte. Am 27. 1. Parese der rechten Körperhälfte, am 28. 1. vollständige Hemiplegie rechts. Bewußtlosigkeit. Am 1. 2. Exitus. Die von seiten des behandelnden Internisten gestellte Diagnose lautete: Enzephalomalazie durch Arterienverschluß auf endarteritischer Grundlage.	

Fall II. M. V., 54jährige Kaufmannsgattin.

Unter-suchungsjahr	Alter	Ohrbefund	Subjektive Beschwerden	Interner Befund	Anmerkung
1905	54 J.	Rinne beiderseits positiv, Kopfknochenleitung beiderseits verkürzt, links mehr als rechts. Hörschärfe für Uhr[1]) r. 30 cm, l. 5 cm. Fl.-Spr. r. 6 m, l. 3—4 m.	Seit mehreren Wochen Summen, bei körperlichen Anstrengungen pulsatorisches Rauschen im linken Ohre. Die Ohrgeräusche bestanden auch schon in früheren Jahren zeitweise, gingen aber immer wieder vorüber. In den letzten Monaten bemerkt Pat. eine Abnahme ihres Hörvermögens. Zeitweise Kopfschmerzen.		Nach großen Dosen von Brom und nachfolgender Darreichung von Tct. Valeriana Verringerung der Ohrgeräusche.
1909	58 J.	Hörvermögen für Uhr r. 20 cm, l. a. c. Fl.-Spr. r. 5—6 m, l. 3 m.	Beschwerden wie oben, von wechselnder Intensität, durch körperliche Anstrengungen und seelische Erregungen stets wesentlich verstärkt.		Nach Landaufenthalt und Beobachtung körperlicher und geistiger Ruhe stets Besserung.
1910	59 J.	Hörvermögen wie 1909 (an manchen Tagen behauptet die Pat. entschieden schlechter zu hören, was jedoch durch die Hörprüfung nicht festgestellt werden kann).	Schlaflosigkeit, andauernder Kopfdruck, der sich oft zu heftigen halbseitigen Kopfschmerzen steigert. Mitunter flüchtige psychopatische Erscheinungen, gedrückte, oft bis zur Melancholie sich steigernde Stimmung. Das Summen im linken Ohre steigert sich oft	Leichte Schlängelung und Wandverdickung der Art. radiales und temporales. Herzbefund normal, Puls 60—66, Blutdruck normal.	Nach einer durch den Tod des Bruders hervorgerufenen schweren seelischen Erschütterung wesentliche Verschlechterung in dem Allgemeinbefinden der Patientin.

[1]) Normale Hörweite für die hier verwendete Taschenuhr 75 cm.

			zu unerträglicher Höhe. Wiederholt Rauschen und Klopfen im rechten Ohre oder im Kopfe.		Landaufenthalt, Badekur, Natr. bromat. mit nachfolgender entschiedener Besserung.
1911	60 J.	Hörvermögen für die Uhr r. 10 cm, l. a. c. Fl.-Spr. r. 5 m, l. 2 1/2—3 m.	Subjektive Beschwerden geringer, Kopfschmerzen nur zeitweise, Summen im linken Ohre andauernd, rechts nur zeitweise Summen oder Sausen.		
1912	61 J.	Hörvermögen: Uhr r. 2 cm, l. 0. Fl.-Spr. r. 2—2 1/2 m, l. 1 m.	Schlaflosigkeit, depressive Gemütsstimmung, oft Aufregungszustände mit heftigen Kongestivzuständen und intensiven Kopfschmerzen. Starke Abnahme des Gedächtnisses. Summen, Surren, oft Rauschen und Klopfen in den Ohren, Schwindelgefühl.	Interner Befund: Schlängelung und Wandverdikkung der Art. rad. et temp. Leichte Akzentuation des II. Aortentones. Blutdruck nicht erhöht. Puls 60—64. Am 10. 12. heftige Kopfschmerzen, gegen Abend soll die Kranke den Eindruck schwerer körperlicher und geistiger Ermüdung gemacht haben und fast taub gewesen sein. Am Morgen des 11. 12. wurde sie vollständig bewußtlos mit rechtsseitiger Hemiplegie im Bette aufgefunden. Am 11. 12. mittags Exitus. Diagnose: Linksseitige Apoplexie.	Im Winter 1912 nach schwererpsychischer Erregung bedeutende Verschlechterung.

Die Diagnose wird an Hand der Anamnese, besonders bei Mitbeteiligung des N. facialis, leicht gestellt werden können.

Das Leiden zeigt einen von der Therapie unabhängigen Verlauf (Hammerschlag) und geht entweder in Heilung aus oder es bleibt nach Rückgang der vestibulären Reizerscheinungen eine mehr oder minder hochgradige Hörstörung zurück.

Besonderes Interesse beansprucht das nach Menière — der das Krankheitsbild 1861 als erster beschrieben hat — als

Menièrescher Symptomenkomplex

bezeichnete apoplektiforme gemeinschaftliche Auftreten von Taubheit, Ohrensausen, Schwindel, Übelkeit und Erbrechen.

Schwerhörigkeit, resp. Taubheit, Ohrensausen und Schwindel können durch alle Krankheitsprozesse, welche ganz plötzlich gleichzeitig den akustischen und statischen Apparat des Labyrinthes schädigen, hervorgerufen werden. Das kann ebenso durch seröse Exsudation des Labyrinthes im Gefolge einer heftigen Mittelohrentzündung wie durch plötzliche eiterige Infektion des Labyrinthes vom Mittelohre aus, ebenso durch eine ausgebreitete Labyrinthblutung wie durch eine Embolie der Arteria auditiva interna geschehen.

Bei vorher intaktem Gehörorgane werden die Erscheinungen begreiflicherweise in weitaus prägnanter Weise zutage treten als in Fällen, in denen schon früher als Folge eines Mittelohrprozesses oder einer Hörnervenerkrankung Hörstörungen, Ohrensausen und Schwindel bestanden haben.

Den scharf ausgeprägten Typus repräsentieren demnach Fälle von Labyrinthblutungen (wie z. B. bei der Leukämie) bei vorher normalem Gehörorgane (Alexander).

Unter allen Umständen können wir nicht von einer Menièreschen Krankheit, sondern nur von einem Menièreschen Symptomenkomplexe sprechen, der den Ausdruck mehrfacher apoplektiform einsetzender Labyrintherkrankungen darstellt. Leichtgradige Anfälle können in geringem Schwindel ohne Übelkeit und Erbrechen und in geringgradigen Hörstörungen bestehen. Diese Krankheitserscheinungen können gänzlich schwinden oder fortbestehen und sich paroxysmal bis zu voller Höhe entwickeln.

Die Hörstörungen pflegen auch bei leichten Anfällen nur selten gänzlich vorüberzugehen; Schwerhörigkeit und Taubheit, die nach schweren Anfällen aufgetreten sind, bleiben weiterbestehen. Die Reizerscheinungen von seiten des statischen Labyrinthes machen nicht selten einem lange anhaltenden Gefühle der Unsicherheit Platz.

D. Hörstörungen bei Neurosen.

Unter den Neurosen ist es ganz besonders die Hysterie, die sich in Störungen von seiten des Gehörorganes kundgibt. Sie tritt hier entweder als Hyperästhesie oder — was häufiger der Fall ist — als Hyp-, resp. Anästhesie des N. acusticus auf. In Fällen der ersten Art handelt es sich um Scharfhörigkeit (Hyperacusis) und Überempfindlichkeit des Hörnerven (Hyperaesthesia acustica dolorosa), in Fällen von Hyp-, resp. Anästhesie des Akustikus um eine (meist einseitige) hochgradige Herabsetzung des Hörvermögens mit dem Stimmgabelbefunde einer Erkrankung des inneren Ohres. Die Herabsetzung des Hörvermögens betrifft manchmal nur das Sprachgehör, während Stimmgabeltöne gut gehört werden, in anderen Fällen ist gerade das umgekehrte Verhalten festzustellen. Ebenso beobachten wir manchmal starke Verkürzung der Kopfknochenleitung für die Stimmgabel bei guter Knochenperzeption für die Taschenuhr oder umgekehrt. Charakteristisch ist die Ermüdbarkeit des Hörnerven für Stimmgabeltöne (Ermüdungsphänomen Hammerschlags, siehe Seite 87). Selten wird doppelseitige hysterische Schwerhörigkeit, nur ganz vereinzelt vollständige hysterische Taubheit (oder Taubstummheit) beobachtet.

Nicht selten ist die Schwerhörigkeit von anderen Erscheinungen seitens des Gehörorganes (subjektiven Hörempfindungen, Überempfindlichkeit gegen laute Geräusche) begleitet, manchmal auch mit einer Herabsetzung der Sensibilität im äußeren Gehörgange und am Trommelfelle kombiniert.

Im allgemeinen treten Hörstörungen vorwiegend bei schwereren Hysterien, vor allem bei solchen, bei denen auch Erscheinungen seitens anderer Sinnesgebiete bestehen, auf.

Die Diagnose wird aus den Einzelheiten der Anamnese (sehr häufig bilden psychische Traumen das veranlassende Moment), aus den erwähnten Widersprüchen im Funktionsbefunde, aus dem Nachweise anderer für die Hysterie charakteristischer Krankheitssymptome (vor allem auch aus der Verbindung der kutanen Anästhesie mit jener der Sinnesorgane) sowie aus dem unvermittelten Auftreten der Hörstörung, dem auffallenden Wechsel ihrer Intensität und ihrem Verschwinden ohne äußere Einwirkung oder auf suggestive Einflüsse gewöhnlich leicht zu stellen sein. Allmähliches Fortschreiten einer Hörstörung spricht gegen Hysterie.

Schwieriger ist die Entscheidung, wenn wir eine Hörstörung nach einem Trauma, vor allem nach einer Kopfverletzung zu beurteilen haben, insbesondere in Erwägung der Tatsache, daß nach Traumen anatomische Läsionen und hysterische Störungen auch kombiniert angetroffen werden. In solchen Fällen wird eine einmalige Untersuchung nicht genügen, sondern erst die wiederholte Funktionsprüfung (vor allem auf Grund der Feststellung auffallenden, unmotivierten Schwankens der Symptome) zum Resultate führen.

Die bei Neurasthenikern auftretenden (zumeist von subjektiven Geräuschen, mitunter von Überempfindlichkeit begleiteten) Hörstörungen sind fast ausschließlich auf vasomotorische Einflüsse zurückzuführen und dementsprechend durch auffallende Schwankungen im Befunde[1]) charakterisiert. Dasselbe gilt auch für die bei der Hemikranie vorkommende (mit Überempfindlichkeit für Geräusche vergesellschaftete) einseitige Schwerhörigkeit.

E. Zerebrale Hörstörungen.

Erkrankungen des Gehirns (hämorrhagische, enzephalomalazische Herde, Abzesse, Neubildungen) können durch Schädigung der akustischen Zentren oder des Nervenstammes Hörstörungen herbeiführen. Der Grad dieser Störungen wird naturgemäß mehr von dem Sitze als von der Größe des Krankheitsherdes abhängig sein.

Bei Herderkrankungen einer Großhirnhemisphäre (der hinterste Teil der ersten Schläfenwindung umfaßt die Hör-

[1]) Siehe S. 88.

sphäre) wird kortikale Taubheit auf der anderen Seite beobachtet. Diese Taubheit schwindet bei einseitiger Erkrankung nach längerer Zeit wieder, was dafür spricht, daß jeder Hörnerv mit dem Schläfelappen beider Seiten in Verbindung steht.

Häufig sind es die vom Kleinhirn und von der Brücke ausgehenden, besonders die an der Vereinigungsstelle von Kleinhirn, Brücke und Medulla sitzenden Tumoren, die dadurch, daß sie den Nervus acusticus durch Geschwulstinfiltration, durch Druck oder durch sekundäre Degeneration schädigen, zu Hörstörungen führen. Geht die Geschwulst (es handelt sich hier besonders um Neurofibrome, Neurome oder Gliome des Akustikus) vom Akustikus selbst aus, so bildet die Hörstörung das erste Symptom der Erkrankung. Aber auch bei Tumoren, die von der basalen Fläche der Hemisphäre des Kleinhirns oder vom mittleren oder unteren Kleinhirnschenkel ausgehen, tritt die Hörstörung frühzeitig ein.

Die Erkrankung des Nervenstammes bewirkt gleichzeitig mit der Hörstörung auch Schwindel und Gleichgewichtsstörungen von labyrinthärem Typus (anfangs Nystagmus nach beiden Seiten mit noch erhaltener Reflexerregbarkeit des Labyrinths, später Nystagmus zur gesunden Seite mit aufgehobener Reflexerregbarkeit). Bei Tumoren im Kleinhirnbrückenwinkel sind die N. optici in 90 Prozent der Fälle affiziert (Neuritis optica, neuritische Atrophie, periphere Gesichtsfeldeinschränkung, Stauungspapille). Auch Fazialislähmungen sind ziemlich häufig; seltener sind die Augenmuskelnerven (am häufigsten der Abduzens) und der Trigeminus mitbeteiligt. Die Ponstumoren charakterisieren sich durch seitliche Blicklähmung mit Körperlähmung der anderen Seite und durch vollständige, der Blicklähmung gleichseitige Fazialislähmung. Hier kann es durch sekundäre Degeneration des Nervus acusticus zur Taubheit und Unerregbarkeit des Vestibularapparates kommen (Ruttin). Bezüglich der übrigen zerebellaren Symptome siehe Seite 136.

Bei akutem und chronischem Hydrozephalus kann die intrakranielle Drucksteigerung konsekutive Veränderungen im Gehörorgane (Erweiterung der Schneckenwasserleitung, Lageveränderungen der Reißnerschen Membran, Erweiterung des inneren Gehörganges, Atrophie des Nervus acusticus, lymphatische Infiltration der Endstellen des Nervus acusticus usw.) nach sich ziehen und hierdurch schwere Störungen der Hörfunktion veranlassen.

Erkrankungen der Medulla oblongata können zu Schwerhörigkeit und subjektiven Gehörsempfindungen führen, wenn sie die dem verlängerten Mark entstammende Akustikuswurzel affizieren.

IV. Subjektive Hörempfindungen.

Die Bezeichnung „subjektive Ohrgeräusche" wird von vielen Autoren ausschließlich auf solche Sensationen bezogen, die nur durch einen nicht akustischen Reiz des Hörnervenapparates hervorgerufen werden, während Geräusche, die auf einen im Ohre, bezw. in seiner Umgebung entstehenden akustischen Reiz zurückzuführen sind (Muskel-, Gefäßgeräusche usw.), als entotische, resp. peritotische Geräusche angesprochen werden.

Ich halte es mit Hegener, Wittmaack und anderen Autoren nicht für zweckmäßig, eine scharfe Trennung zwischen subjektiven und entotischen Geräuschen durchzuführen, und vereinige, dem Vorschlage Hegeners folgend, unter der Bezeichnung subjektive Geräusche alle diejenigen, bei denen sich objektiv (auch mit dem Otoskop) keine Schallquelle im Ohre oder in seiner Umgebung nachweisen läßt. Es sind also Geräusche, welche nur von dem Kranken, nicht aber von dem Untersuchenden wahrgenommen werden.

Bei reinen Erkrankungen des Schalleitungsapparates, also bei Affektionen, welche ihren Sitz im äußeren oder Mittelohre haben, können infolge der verstärkten Kopfknochenleitung Geräusche, die im Ohre oder seiner Umgebung entstehen, zur Wahrnehmung gelangen. Solche Geräusche entstehen durch Kontraktionen in den Muskeln der Tube, im Musculus tensor tympani, im Musculus stapedius, durch den Blutstrom in den arteriellen und venösen Gefäßbahnen des Ohres und seiner Umgebung, durch die Bewegung von schleimigem Sekret in der Tube oder in der Paukenhöhle, durch Bewegungen des Trommelfelles usw.

Spastische Kontraktionen der Binnenmuskeln des Ohres äußern sich als ein lautes dumpfes Klopfen, Knattern oder

Knacken im Ohre, klonische Krämpfe in den Muskeln der Ohrtrompete werden als knackende oder tickende Geräusche perzipiert. In einzelnen Fällen können solche Geräusche auch objektiv wahrgenommen werden. Das Platzen von Schleim- oder Luftblasen spürt der Patient als Knistern oder Klatschen im Ohre.

Weitaus häufiger handelt es sich um Autoauskultation von Gefäßgeräuschen. Das gilt vor allem für Fälle, in denen die Quelle der vaskulären Ohrgeräusche im Ohre selbst gelegen ist (bei akuten Otitiden, bei welchen sie durch die starke Hyperämie des Trommelfelles und der Mittelohrschleimhaut vermittelt werden, und bei der Otosklerose, bei welcher die neugebildeten Gefäße der Labyrinthkapsel die Schallquelle bilden) und für Fälle, in welchen die Gefäßgeräusche durch vasodilatatorische Vorgänge in den arteriellen, seltener venösen Gefäßbahnen im Kopfe, durch aneurysmatische Erweiterungen oder variköse Bildungen in der Schädelhöhle, bei Stauungsvorgängen im Kopfe infolge von Kompression der Halsgefäße durch Strumen, Halsdrüsen, Halstumoren hervorgerufen werden.

Hörempfindungen, welche auf die Wahrnehmung arterieller Gefäßgeräusche zurückzuführen sind, werden zumeist durch ihren dem Pulsschlage entsprechenden Rhythmus, ihren pulsierenden Charakter gekennzeichnet sein.

Dort, wo in den peripheren Gebieten des Zirkulationsapparates keine lokalen Ursachen für die Entstehung von Gefäßgeräuschen bestehen, muß daran gedacht werden, daß auch die Herztätigkeit selbst, vor allem die Blutdrucksteigerung das Auftreten von pulsierenden Geräuschen vermitteln kann. Als Erklärung für das Zustandekommen solcher Geräusche kann man die Wahrnehmung der der Blutdrucksteigerung entsprechend verstärkten pulsatorischen Liquorbewegungen in der Schädelhöhle ansehen.

Katarrhalische Erkrankungen des Mittelohres können auch durch starke Einwärtsdrängung des Trommelfelles und gesteigerten Labyrinthdruck, entzündliche Prozesse durch konsekutive Hyperämie des Labyrinthes oder durch Belastung der Labyrinthfenster durch ausgeschiedenes Exsudat subjektive Ohrgeräusche nach sich ziehen.

Gelingt es durch Beseitigung der bei Erkrankungen des äußeren und Mittelohres bestehenden Hindernisse (Entfernung von Zerumen, Heilung entzündlicher Schwellungen im Gehörgange, Wegsammachung der Tube, Beseitigung der Schwellung und Sekretion der Mittelohrschleimhaut usw.) normale Schalleitungsverhältnisse herzustellen, so werden Ohrgeräusche, die nur hierdurch veranlaßt worden waren, vollständig zum Verschwinden gebracht.

Das Andauern subjektiver Hörempfindungen nach katarrhalischen Mittelohraffektionen oder das Andauern subjektiver Ohrgeräusche nach Ablauf entzündlicher Mittelohrerkrankungen können wir — sofern Hör- und Stimmgabelprüfung normale Verhältnisse ergeben — mit einem Reizzustande des Nervenendapparates und des zugehörigen Neurons erklären. Bei verringerter Hörschärfe (das Resultat der Stimmgabelprüfung wird hier auf eine Erkrankung des schallempfindenden Apparates hinweisen) werden wir neuritische oder degenerative Zustände im Akustikus annehmen müssen.

Ebenso können wir subjektive Ohrgeräusche, die sich bei normalem Verhalten des äußeren und mittleren Ohres einstellen, bei normalem Gehör auf einen Reizzustand, bei verringerter Hörschärfe auf einen degenerativen Prozeß im peripheren Akustikusneuron zurückführen.

Das sogenannte nervöse Ohrensausen — Ohrensausen bei normalem Hörvermögen — bildet in der größten Zahl der Fälle das Initialsymptom einer Akustikuserkrankung. Gewiß können die aus Ernährungsstörungen im Akustikusgebiete resultierenden Reizzustände vorübergehender Natur sein, zumeist jedoch tritt langsam, aber stetig der degenerative Krankheitsprozeß zutage.

Solche degenerative Neuritiden des Akustikus sind die Ursachen jener subjektiven Geräusche, die nach Einwirkung verschiedener Gifte, z. B. von Chinin, Salizylsäure, Alkohol, Nikotin, Blei, Quecksilber u. a., bei Tabes, progressiver Paralyse, Diabetes, in manchen Fällen von Lues und in Fällen von professioneller Schwerhörigkeit auftreten.

Sie sind ferner, was besonders beachtet werden muß, durch Zirkulationsstörungen veranlaßt, und zwar vor allem durch diejenigen, welche eine mangelhafte Durchblutung des inneren Ohres zur Folge haben. An Häufigkeit steht hier die Arteriosklerose der zerebralen Gefäße obenan.

Ich leite als Folgerung der Beobachtung einer überaus häufigen Koinzidenz von Erkrankungen des Hörnervenapparates und schweren Allgemeinerkrankungen, vor allem Erkrankungen des Zirkulationsapparates die Forderung ab, *in jedem Falle von Schwerhörigkeit und Ohrensausen, bei dem sich im Bereiche des Gehörorganes keine rasch zu beseitigende Ursache ermitteln läßt, eine genaue interne Untersuchung, speziell des Herzens und der Gefäße vorzunehmen.* Diese Forderung soll nicht nur für Fälle Geltung haben, in denen das Krankenexamen Hinweise auf eine interne Erkrankung bietet. Die Tatsache, daß der Hörnervenapparat infolge seiner außerordentlichen Reizbarkeit in vielen Fällen von Allgemeinerkrankungen die ersten Krankheitserscheinungen zeigt, daß er vor allem auf Zirkulationsstörungen oft schon zu einer Zeit reagiert, zu welcher sich die Erkrankung in anderen Organen noch nicht manifestiert, muß uns veranlassen, der Klage über subjektive Ohrgeräusche unter allen Umständen die intensivste Beachtung zuzuwenden.

Man begnüge sich in solchen Fällen niemals mit einer einmaligen Untersuchung und lasse sich nicht durch einen negativen Befund zur Annahme völliger Bedeutungslosigkeit des Symptoms des Ohrensausens verleiten! Insbesondere zerebrale Krankheitserscheinungen sind bei gleichzeitigem Bestehen von Ohrensausen nicht von vornherein als funktionelle anzusprechen. Bei bloßem Nachweise funktioneller Zirkulationsstörungen vergesse man niemals, daß vasomotorische Störungen nicht selten die Vorläufer einer organischen Gefäßerkrankung darstellen. *Intensive vasomotorische Störungen werden bei andauerndem Ohrensausen und abnehmender Hörschärfe im Sinne präsklerotischer Zustände zu beurteilen und therapeutisch dementsprechend voll und ganz einzuschätzen sein.*

Die subjektiven Hörempfindungen sind in solchen Fällen weder durch die Art der Geräusche noch durch ihre Tonhöhe in besonderer Weise gekennzeichnet. Sie werden als Summen, Sausen, Rauschen, Brummen, Zischen, Klingen usw. wahrgenommen, von manchen Kranken nach ihrem Toncharakter genau differenziert, ohne daß man aus dieser Unterscheidung Anhaltspunkte für den Ort der Entstehung der Geräusche oder ihre Ursache gewinnen könnte.

Von Kranken, bei denen sich eine Blutdruckerhöhung

nachweisen läßt, wird häufig der pulsierende Charakter des Sausens betont, das dann nicht selten als Klopfen oder Hämmern bezeichnet wird. Hier begegnen wir auch manchmal der Klage über „Sausen im Kopfe".

Die Intensität der subjektiven Geräusche unterliegt großen Schwankungen, die vor allem von dem Allgemeinbefinden des Kranken bestimmt werden. Geistige Erregungen, körperliche Anstrengungen, Alkoholgenuß, Störungen der Verdauung (Obstipation) sind Faktoren, die ausnahmslos eine Verstärkung der Ohrgeräusche bewirken. Von besonderem Einflusse sind Menstruation, Pubertät, Gravidität, Puerperium und Klimakterium, was hauptsächlich auf die mit diesen Zeitperioden parallelgehende Blutdruckerhöhung zurückgeführt werden kann.

Nasenerkrankungen werden zumeist durch Fortpflanzung katarrhalischer oder entzündlicher Affektionen auf die Ohrtrompete und das Mittelohr zur Entstehung subjektiver Ohrgeräusche führen, können aber auch reflektorisch durch eine vom Trigeminusgebiete ausgelöste Blutdrucksteigerung Ohrensausen veranlassen.

Wir sehen, daß blutdruckerhöhende Faktoren zur Entstehung und Verstärkung von Ohrgeräuschen in sehr enge ätiologische Beziehungen gebracht werden können. Aber nicht nur die Blutdruckerhöhung, auch eine Erniedrigung des Blutdruckes (bei Erschöpfungszuständen, in der Rekonvaleszenz nach schweren Krankheiten, bei denen es zu einer aus Vasomotorenwirkungen resultierenden Gefäßerweiterung im mittleren und inneren Ohre und hierdurch veranlaßten Autoauskultation von Gefäßgeräuschen kommen kann) und ein auffallend labiles Verhalten des Blutdruckes (hier sind es die Veränderungen der Blutverteilung im Gehörorgane, die zu Reizzuständen im Hörnervenapparate führen) können zur Entstehung von Ohrgeräuschen in enge Beziehungen gebracht werden. Keinesfalls darf jedoch das pathologische Verhalten des Blutdruckes als solches als das wesentliche Moment für die Entstehung des Ohrensausens angesehen werden. Sowohl pathologischer Blutdruck wie auch subjektive Gehörsempfindungen sind nur Krankheitssymptome, deren Nebeneinandervorkommen uns zu weiteren und eingehenderen Untersuchungen veranlassen muß.

Von ganz besonderer Intensität sind Ohrgeräusche im

vorgeschrittenen Stadium der Otosklerose, was sich daraus erklärt, daß sich die in den stark vaskularisierten pathologischen Knochenherden entstehenden Gefäßgeräusche und die durch den konsekutiven degenerativen Akustikusprozeß hervorgerufenen Gehörsempfindungen summieren.

V. Hörstörungen anderer Art.

a) Hyperästhesie des Hörnerven, b) Diplacusis, c) Paracusis Willisii, d) Autophonie.

Von einer Hyperästhesie des Hörnerven sprechen wir dort, wo Töne oder andere Schalleindrücke schmerzhafte, dem Ohre unangenehme Empfindungen hervorrufen. Diese bei Neurasthenie, Hysterie, Anämie, bei zerebralen Erkrankungen vorkommende, manchmal mit subjektiven Ohrgeräuschen einhergehende Krankheitserscheinung ist bei vollkommen normalem Gehör anzutreffen, kann aber auffälligerweise auch bei hochgradiger (durch Erkrankungen des inneren Ohres oder Otosklerose veranlaßter) Schwerhörigkeit bestehen.

Paracusis ist eine Krankheitserscheinung, die sich darin äußert, daß ein Ton oder mehrere Töne falsch (zu hoch oder zu tief) gehört werden. Wenn ein Ton auf dem gesunden Ohre richtig, auf dem kranken aber falsch gehört wird, so hat der Kranke den Eindruck des Doppelthörens (Diplacusis binauralis oder duplicata). Wenn ein Ton oder ein Geräusch auf dem kranken Ohre verspätet wie bei einem Echo gehört wird (was durch eine Verzögerung der Gehörsempfindung auf der kranken Seite zustande kommt), so sprechen wir von Diplacusis echotica. Diese Symptome kommen bei Mittelohraffektionen, besonders im Anschlusse an akute Mittelohrentzündungen und bei serösen Mittelohrkatarrhen vor, können sich aber auch bei Akustikuserkrankungen einstellen.

Die bei manchen Schwerhörigen, besonders bei Otosklerose zu beobachtende Erscheinung des auffallenden Besserhörens im Straßenlärm, beim Fahren im Wagen, bei Musik nennen wir nach Willis, der sie zuerst beschrieben hat, Paracusis Willisii. Sie findet nach Politzer ihre Erklärung darin, daß die durch die Erschütterung aus ihrer Gleichgewichtslage gebrachte Gehörknöchelchenkette den Schall besser leitet, während Urbantschitsch und Löwenberg sie auf eine durch die Erschütterung bedingte erhöhte Erregbarkeit des Akustikus zurückführen.

Unter Autophonie oder Tympanophonie versteht man die pathologische Resonanz, das auffallend laute Hören der eigenen Stimme im kranken Ohre. Sie kann die Begleiterscheinung aller Krankheiten sein, die die normale Ventilation der Trommelhöhle aufgehoben haben, wird aber ebenso wie durch den Verschluß auch durch Offenbleiben der Tube hervorgerufen. Am häufigsten liegt die Ursache dieser Erscheinung in einem Offenstehen des pharyngealen Tubenendes, wie es bei mit Katarrhen der Nase und des Rachens einhergehenden akuten und subakuten Mittelohrprozessen vorkommt, aber auch durch Schwund des Fettpolsters an der lateralen häutigen Tubenwand oder durch Narben, welche das pharyngeale Tubenende zum Klaffen bringen, verursacht werden kann.

VI. Schwindel und Gleichgewichtsstörungen.

Das Gehörorgan dient bekanntlich nicht allein der Schallwahrnehmung, sondern auch der Erhaltung und Regulierung des Körpergleichgewichtes. Die erste Aufgabe erfüllt das in der Schnecke gelegene Cortische Organ, die zweite wird durch die im Vorhofe und in den Bogengängen befindlichen vestibulären Nervenendstellen vermittelt. Vorhof und Bogengänge (das statische Labyrinth) stehen durch den Nervus vestibularis mit der Medulla oblongata, dem Kleinhirn, den Augenmuskelkernen und dem Rückenmarke in Verbindung[1]).

Wenn das statische Labyrinth durch eine Erkrankung in seiner Eigenschaft als gleichgewichtserhaltendes, resp. -regulierendes Organ eine Einbuße erleidet, so treten als charakteristische Krankheitserscheinungen Nystagmus, Schwindel und Gleichgewichtsstörungen zutage. Diese Symptome, die aber auch von anderen Erkran-

[1]) Peripheriewärts befinden sich im häutigen Labyrinth die fünf Nervenendstellen des Nervus vestibularis, die Maculae utriculi et sacculi im Utriculus und Sacculus und die Cristae ampullares in den Ampullen der Bogengänge, im Zentrum steht der Nervus vestibularis durch seine Endkerne (den Nucleus triangularis, Nucleus Deiters, Nucleus Bechterew und den Kern der absteigenden Akustikuswurzel) mit der Medulla oblongata, dem Kleinhirn, den Augenmuskelkernen und dem Rückenmark in Verbindung.

kungen ausgelöst werden können, sind bei Labyrintherkrankungen durch gewisse Eigentümlichkeiten charakterisiert, auf die in Kürze hingewiesen werden muß.

Der labyrinthäre Nystagmus kennzeichnet sich durch rhythmische gleichsinnige Bewegungen beider Augen, an denen eine rasche Komponente nach der einen und eine langsame nach der anderen Seite beobachtet werden kann. Wir benennen den Nystagmus nach seiner raschen Komponente und sprechen demnach von Nystagmus nach rechts, wenn die schnelle Bewegung nach der rechten Seite, von Nystagmus nach links, wenn die schnelle Bewegung nach links erfolgt.

Bewegen sich die Augen in horizontaler Richtung, so nennen wir den Nystagmus einen horizontalen, findet die Bewegung von oben nach unten oder in umgekehrter Richtung statt, einen vertikalen und macht das Auge Radbewegungen um die sagittale Achse, einen rotatorischen[1]).

Wir unterscheiden drei Intensitätsgrade des Nystagmus: Vom Nystagmus I. Grades sprechen wir, wenn der Nystagmus nur bei extremem Seitenblick, resp. bei extremem Blick nach oben oder unten auftritt, vom Nystagmus II. Grades, wenn er auch beim Blick geradeaus nachzuweisen ist, und vom Nystagmus III. Grades, wenn er in jeder Augenstellung wahrzunehmen ist, z. B. vom Nystagmus III. Grades nach rechts, wenn Nystagmus mit rascher Komponente nach rechts auch beim Blick nach links festzustellen ist.

Bei Erkrankungen des peripheren Bogengangapparates kommt nur horizontaler und rotatorischer spontaner Nystagmus vor; vertikaler Nystagmus ist intrakraniell bedingt.

Zu unterscheiden ist der labyrinthäre Nystagmus zunächst vom kongenitalen Nystagmus (hier sehen wir oszillierende oder undulierende, bei allen Blickrichtungen gleichstarke Bewegungen von gewöhnlich hohem Intensitätsgrad) und ferner vom optischen Nystagmus. Ein solcher ist zu beobachten, wenn rasch bewegte Gegenstände (z. B. während einer raschen Fahrt) fixiert werden; er tritt ferner bei Erkrankungen des Auges, besonders bei Augenmuskel-Lähmungen, bei angeborener Seh-

[1]) Jeder Bogengang bewirkt eine seiner Lage entsprechende Richtung des Nystagmus: der horizontale Bogengang erzeugt horizontalen, der frontale rotatorischen und der sagittale vertikalen Nystagmus.

schwäche und beim Albinoauge in die Erscheinung. Auch der optische Nystagmus hat keine bestimmte Richtung. Wir sehen oszillierende grobe, unregelmäßige, pendelnde Augenbewegungen, die nach beiden Seiten hin gleich rasch erfolgen. Sie werden durch seitliche Blickrichtung nicht gesteigert und sind auch beim Blicke geradeaus lebhaft.

Bei neurasthenischen Individuen, manchmal aber auch bei Gesunden, können wir bei seitlicher Blickrichtung nystaktische Zuckungen (Einstellungsnystagmus) beobachten. Der Nystagmus der Neurastheniker hört bei längerem Verweilen in der Endstellung auf, worauf unter freiwilligem langsamem Verlassen der Endstellung von neuem zwei bis drei Zuckungen erfolgen (Erben). Dieser Nystagmus wird manchmal erst nach mehrmals wiederholter extremer Blickrichtung sichtbar.

Der labyrinthäre Schwindel wird durch den immer mit ihm einhergehenden Nystagmus erzeugt, indem der Nystagmus durch das Auftreten von scheinbaren Drehbewegungen (Drehbewegungen der Umgebung oder des eigenen Körpers) eine Täuschung über die räumlichen Verhältnisse der Umgebung bewirkt. Bei Scheindrehungen der Umgebung stimmt die Drehrichtung meist mit der Richtung des Nystagmus überein, beim Gefühl der Drehung des eigenen Körpers ist sie der Richtung des Nystagmus entgegengesetzt. Der Körper weicht, um der vorgetäuschten Bewegung entgegenzutreten, in entgegengesetzter Richtung aus, es kommt bei den Bestrebungen, das Gleichgewicht herzustellen, zu unwillkürlichen Reaktionsbewegungen (Schwanken, Fallen usw.), welche in ihrer Gesamtheit das Bild des objektiven Schwindels darstellen.

Bei den höchsten Graden der Schwindelanfälle kommt es zu Muskelkrämpfen und Erbrechen.

Im Stadium des Labyrinthschwindels zeigen die Labyrinthkranken immer ausgesprochene Gangstörungen, bei heftigen Anfällen ist das Stehen und Gehen, ja mitunter selbst das alleinige Aufrichten im Bette unmöglich.

Der labyrinthäre Schwindel geht in der Mehrzahl der Fälle mit Hörstörungen einher, als deren Substrat sich durch die Stimmgabelprüfung (positiver Rinne, verkürzter Kopfknochenleitung usw.) eine Innenohrerkrankung nachweisen läßt. Isolierte Vestibularerkrankungen sind relativ selten. Heftige Anfälle von Drehschwindel, verbunden mit Übelkeit und Erbrechen, mit vollständiger Taubheit und Ohrensausen geben das Bild des Menièreschen Symptomkomplexes.

Der labyrinthäre Schwindel muß unterschieden werden

1. vom neurasthenischen Schwindel,
2. vom Schwindel bei Herzkrankheiten und Arteriosklerose und
3. vom optischen Schwindel.

1. Der neurasthenische Schwindel ist zerebraler Natur, meist durch vasomotorische Störungen hervorgerufen und am häufigsten durch Gehirnanämie infolge angiospastischer Zustände veranlaßt. Er äußert sich in einem (oft mit Kopfschmerzen einhergehendem) Gefühl der Unsicherheit, der Trunkenheit, das gewöhnlich mit Angstgefühl, nicht selten mit Blässe, Zittern und starker Erhöhung der Pulsfrequenz einhergeht. Der neurasthenische Schwindel tritt meist nach geistiger oder körperlicher Ermüdung auf und wird besonders häufig von psychischen Momenten ausgelöst. Er stellt sich aber auch bei abnormen Kopfhaltungen und Kopfbewegungen, bei Schütteln des Kopfes, bei Drehungen des Körpers, beim Bücken oder plötzlichen Aufrichten aus gebückter Stellung, beim Rückwärtsfahren, bei Augenfersenschluß, nach Anstrengungen der Augenmuskeln durch extreme Blickrichtung usw. ein. In heftiger und quälender Form können Schwindelanfälle solcher Art nach Kopftraumen auftreten, ohne daß das Labyrinth selbst in irgendeiner Weise geschädigt worden wäre. Vasomotorische Störungen können aber auch durch Hyperämie der zerebralen Gefäße Schwindel hervorrufen. Dahin gehört auch der Schwindel, der die bei Frauen im Klimakterium auftretenden zerebralen Kongestionen begleitet. Wird durch Vasokonstriktion ein zum statischen Apparat gehörendes Organ betroffen, so wird der Schwindel die für den labyrinthären Schwindel charakteristischen Eigenschaften (Drehschwindel, Nystagmus) zeigen.

2. Bei dem Schwindel bei Herzkrankheiten und Arteriosklerose handelt es sich eigentlich um Ohnmachtsanwandlungen, kurzdauernde Bewußtseinsunterbrechungen infolge plötzlicher Änderung im Blutgehalte der Hirnrinde, vor allem infolge von Hirnanämie. Der

Schwindel kann aber auch durch Kongestivzustände verursacht werden, wie sie durch geistige Erregung, durch Bücken, Pressen, Husten usw. herbeigeführt werden. Die Patienten geben an, ein Flimmern oder Schwarzwerden vor den Augen wahrzunehmen, die Empfindung zu haben, es schwanke der Boden unter ihren Füßen. Zumeist stellt sich eine Beschleunigung der Herzaktion und Herzklopfen ein. Solche Schwindelanfälle dürfen in ihrer Bedeutung niemals unterschätzt werden, da sie nicht selten zu den Prodomalerscheinungen einer Gehirnembolie oder Apoplexie gehören.

Die angiospastischen Zustände bei Arteriosklerose dauern in ihrer Wirkung meist länger an wie die rein vasomotorischen, da sich die Gefäßkontraktion infolge der Elastizitätseinbuße der Gefäßwandungen nicht so leicht auszugleichen vermag. Befällt die Gefäßkontraktion einen das Vestibulargebiet in irgendeinem Abschnitte betreffenden Gefäßbezirk, so werden die Krankheitserscheinungen die Charaktere des Labyrinthschwindels zeigen.

Bekannt ist, daß auch gewisse Allgemeinerkrankungen infolge von Zirkulationsstörungen mit Schwindelgefühl oder Schwindel einhergehen wie ganz besonders die akuten und chronischen Anämien, gleichviel welcher Ätiologie sie sind, sowie pathologische Zustände des Magendarmtraktes und chronische Vergiftungen (Alkohol, Nikotin, Kaffee, Blei, Kohlenoxyd usw.), wenn sie durch reflektorische Wirkung auf die zirkulatorischen Zentren eine abnorme Blutverteilung auslösen. In solchen Fällen äußert sich der Schwindel, so wie bei den übrigen Zuständen, die zur Gehirnanämie führen, in der Empfindung der Unsicherheit, des Taumeligseins, des Schwarzwerdens vor den Augen und geht gewöhnlich mit Schweißausbruch, Übelkeit und kardiovaskulären Symptomen einher.

3. Der optische Schwindel (infolge von Paresen und Paralysen der Augenmuskeln), wird durch Augenschluß sofort beseitigt.

Der zerebellare Schwindel ist eine der häufigsten jener Krankheitserscheinungen, welche bei Kleinhirnerkrankungen auftreten. Er kennzeichnet sich durch Kombination mit anderen Symptomen dieser Erkrankungen, vor allem durch die Verbindung mit zerebellarer Ataxie und halbseitigen Koordinationsstörungen. Bezüglich dieser wie der übrigen Krankheitssymptome bei Kleinhirnerkrankungen sei auf Seite 136, 137 verwiesen.

Bevor ich die einzelnen Ohrerkrankungen aufzähle, in deren Begleitung Schwindel und Gleichgewichtsstörungen auftreten, möchte ich eine kurzgefaßte Darstellung jener Methoden geben, mittels deren wir uns über die Funktion des statischen Labyrinthes unterrichten. Selbstverständlich sollen betreffs der Methodik hier nur jene Details zur Erörterung gebracht werden, die für den praktischen Arzt zur allgemeinen Orientierung dienen und für ihn zu diagnostischen Zwecken verwertbar erscheinen.

Die Untersuchung des Vestibularapparates umfaßt:

1. Die Beobachtung der spontanen labyrinthären Erscheinungen, das sind diejenigen, welche ohne künstliche Reizung des Labyrinthes wahrzunehmen sind, und

2. die eigentliche Funktionsprüfung, d. i. die Feststellung der reflektorischen Erregbarkeit des Bogengangapparates.

Zur ersten Gruppe der Untersuchungen gehören — ich wiederhole nochmals, daß hier nur diejenigen Prüfungsmethoden zur Sprache gebracht werden, die für den praktischen Arzt in Frage kommen —

a) die Prüfung des spontanen Nystagmus,
b) die Feststellung und Beobachtung des Schwindels, bzw. seiner Begleiterscheinungen und
c) die Prüfung des Gleichgewichtes.

Zur zweiten Gruppe gehören

a) die kalorische Prüfung des Bogengangapparates,
b) die Prüfung des Bogengangapparates mittels Drehung,
c) die Prüfung des Nystagmus durch Kompression und Aspiration (Fistelsymptom) und
d) die Prüfung der Zeigereaktion.

a) Die Prüfung des labyrinthären Spontannystagmus.

Die Prüfung auf den spontanen Nystagmus wird in der Weise vorgenommen, daß der Untersuchende den Kranken zunächst auf eine entfernte Fläche, z. B. eine Wand und dann auf den in einer Entfernung von ca. 1 m von rechts nach links und zurück, sodann von oben nach unten und umgekehrt bewegten Finger blicken läßt. Der Finger darf nicht zu nahe gehalten werden, da der horizontale Nystagmus dadurch unterdrückt wird. Auch beim Normalen kann man bei extremer Blickrichtung mitunter einige kleine nystaktische Schläge beobachten, die jedoch keinen pathologischen Charakter haben und nicht zu verwerten sind. Als pathologisch können wir nur stärkere Grade der nystaktischen Bewegungen ansehen und unter allen Umständen den bei Normalen nie vorkommenden labyrinthären Nystagmus.

Der labyrinthäre Nystagmus kann kleinschlägig oder grobschlägig sein, zeigt aber immer deutlich eine rasche und eine langsame Komponente und verstärkt sich beim Blick in die Richtung der raschen Komponente. Nystagmus nach der kranken Seite, d. h. mit einer raschen Komponente nach der kranken Seite finden wir bei entzündlichen Reizzuständen des Labyrinthes (bei partiellen Erkrankungen desselben, Labyrinthfisteln, Neuritiden des N. vestibularis). In solchen Fällen können wir auch einen nach beiden Seiten gerichteten, d. h. beim Blick nach rechts nach rechts, beim Blick nach links nach links gerichteten Nystagmus beobachten. Nystagmus nach der gesunden Seite finden wir bei Ausfall der Funktion der erkrankten Seite (wie er durch vollständige Zerstörung des Bogengangapparates oder durch Lähmung des Vestibularnerven herbeigeführt wird).

Wir untersuchen bei Kranken, die über Schwindel klagen, ob sich bei raschen Bewegungen des Kopfes Nystagmus einstellt. Gewöhnlich beobachtet man bei Neigung des Kopfes nach der kranken Seite oder bei Rückwärtsbewegung des Kopfes einen zur kranken Seite gerichteten, gewöhnlich nur einige (10—20) Sekunden andauernden Nystagmus.

Wichtig ist die Beobachtung des Nystagmus während heftiger Schwindelanfälle, die mit Übelkeit und Erbrechen einhergehen. Die Konstatierung des Nystagmus, der während labyrinthärer Schwindelanfälle niemals fehlt, klärt den Arzt über die vestibuläre Natur des Schwindels mit Bestimmtheit auf und schützt ihn vor irrtümlicher und folgenschwerer Annahme eines gastrischen Krankheitsprozesses. Der praktische Arzt verabsäume daher bei Klagen über Schwindel niemals, *die Augen des Kranken auf spontanen Nystagmus zu untersuchen.*

Spontaner Nystagmus kommt aber nicht nur bei Erkrankungen des peripheren Vestibularapparates, sondern auch als *Symptom intrakranieller Erkrankungen* zur Beobachtung.

Um den spontanen Nystagmus seiner Entstehung nach unterscheiden zu können, berücksichtige der praktische Arzt folgende Momente: Der spontane Nystagmus bei Erkrankungen des peripheren Vestibularapparates ist immer ein horizontaler und rotatorischer. *Spontaner vertikaler Nystagmus ist immer zentral bedingt.*

Der spontane Nystagmus kann jedoch auch bei *zentralen* Erkrankungen den gleichen Charakter haben wie ihn die periphere Erkrankung zeigt. In solchen Fällen muß das *Ergebnis der Funktionsprüfung des Kochlear- und Vestibularapparates* für die Unterscheidung herangezogen werden.

Wie vorhin erwähnt wurde, beobachten wir bei schwerer *peripherer Erkrankung des Bogengangapparates* einer Seite neben vollständigem Funktionsausfall auf derselben (Taubheit, Unerregbarkeit bei kalorischer Prüfung und Drehung) *spontanen Nystagmus nach der gesunden Seite.*

Ist aber der *zentrale Vestibularapparat* affiziert, so finden wir bei gleichzeitiger funktioneller Ausschaltung (Taubheit, Unerregbarkeit) *spontanen Nystagmus zur kranken Seite* (*Neumann, Bárány*).

In Fällen der ersten Kategorie werden wir bei Bestehen eines eiterigen Mittelohrprozesses an eine Labyrinthentzündung, bei normalem Trommelfellbefund an Ausschaltung des Labyrinthes durch Trauma, Blutung, Embolie oder durch Erkrankung des Nervus octavus (vor allem eine infektiöse oder toxische Neuritis) zu denken haben, in Fällen der zweiten Kategorie kann es sich bei Eiterung aus dem Mittelohre um einen Kleinhirnabszeß, evtl. Meningitis, bei normalem otoskopischem Befunde um Folgeerscheinungen einer Arteriosklerose der Hirngefäße (Blutung, Thrombose, Embolie), um Hirntumoren (besonders Tumoren der hinteren Schädelgrube), um Hydrocephalus internus, multiple Sklerose, Syringomyelie usw. handeln. Der betreffende Krankheitsprozeß kann die nervösen Elemente des N. octavus entweder direkt zerstört oder indirekt (durch intrakranielle Drucksteigerung) geschädigt haben.

Für eine zentrale Ursache eines Nystagmus von vestibulärem Charakter spricht ferner das Fehlen von Schwindel, ein Vorkommnis, wie wir es z. B. bei der muliplen Sklerose beobachten können. Von Wichtigkeit ist überdies, daß Erkrankungen des peripheren Bogengangapparates immer nur vorübergehend starken Nystagmus verursachen. Dauert ein Nystagmus von größerer Intensität mehrere Tage oder gar Wochen an, so ist er unter allen Umständen intrakraniell bedingt.

b) Störungen und Prüfungen des Körpergleichgewichtes.

Die Stabilität des Körpers hängt von dem Zusammenwirken dreier Faktoren ab. Es sind dies

1. das Auge,
2. die Organe des kinaesthetischen Sinnes (Muskeln, Haut, Gelenke), die die oberflächliche und tiefe Sensibilität vermitteln, und
3. die Organe des statischen Sinnes (der Nervus vestibularis mit seinen peripheren Apparaten im häutigen Labyrinth und seinen zentralen Stationen im Kleinhirn).

Wenn diese Organe oder die zu ihnen gehörenden zentralen Apparate erkrankt sind und ihr Zusammenwirken unterbrochen ist, so ergibt sich eine Störung der räumlichen Vorstellung, eine Störung des Gleichgewichtes. Diese Störung tritt bei den Prozeduren, die wir zur Prüfung des Gleichgewichtes vornehmen lassen, zutage, wenn zwei der genannten Faktoren ausgefallen sind.

Wir prüfen das Körpergleichgewicht, indem wir den Kranken mit vollkommen aneinander geschlossenen Beinen und geschlossenen Augen stehen lassen (Rombergscher Versuch). Nach dem Augenschluß bleibt bei einem Kranken, dessen Vestibularapparat geschädigt ist, nur noch die tiefe und oberflächliche Sensibilität, bei einem Kranken mit gestörter Sensibilität (z. B. einem ataktischen Tabiker) nur noch der Vestibularapparat übrig, und nun tritt augenblicklich der (bis dahin durch das Sehen gemilderte) Gleichgewichtsdefekt in Erscheinung. Der Kranke beginnt zu schwanken und droht zu fallen.

Erben unterscheidet eine *spinale* und eine *vestibuläre* Form des *Romberg*.

Bei Tabes, bei der Polyneuritis, bei denen die Gleichgewichtsstörung durch die Empfindungsstörung der Fußsohlen bedingt ist, beginnt das Schwanken unter unruhigen, zuckenden Bewegungen in den Gelenken des Beines, was von den Balancebemühungen des Kranken teilweise ausgeglichen wird. Eine *Schwindelempfindung fehlt hierbei*. Bei der Vestibularerkrankung kommt es bald nach dem Augenfersenschluß zu einer teilweisen Bewegung des Rumpfes – rotatorisch um die Körperachse oder nach beiden Seiten —, welche meist ohne Balancebemühung eine bedrohliche Körperneigung veranlaßt. *Den vestibulären Romberg begleitet das Gefühl von Drehschwindel*.

Ein wichtiges Kriterium zur Unterscheidung labyrinthärer Gleichgewichtsstörungen von zentral bedingten bietet uns die *Feststellung der Fallrichtung*.

Besteht spontaner Nystagmus stärkeren Grades oder haben wir Nystagmus durch Drehung oder kalorischen Reiz hervorgerufen, so zeigt der an einer peripheren Erkrankung des Vestibularapparates leidende Kranke beim *Romberg*schen Versuch eine *Fallneigung*, *die der Ebene des Nystagmus entspricht, jedoch der Richtung des Nystagmus entgegengesetzt*. Besteht z. B. Nystagmus nach rechts, so fällt der Kranke bei Augenfersenschluß nach links. Dreht er den Kopf um 90° nach links, so zeigt sich Nystagmus nach unten und dementsprechend Fallneigung nach hinten.

Im Gegensatze zu diesem Verhalten, das die periphere Erkrankung des Vestibularapparates charakterisiert, bewirkt die Kopfstellung *bei zentralem Sitz der Erkrankung keine Änderung in der Richtung des Schwankens*. Fällt also der Kranke immer nach derselben Richtung, so kann man die Störung des Gleichgewichtes in einer *intrakraniellen, besonders zerebellaren Erkrankung* begründet, erblicken.

Wir prüfen die Stabilität des Körpers ferner dadurch, daß wir den Kranken bei offenen und geschlossenen Augen auf den Zehen stehen, dann mit offenen und geschlossenen

Augen vorwärts und rückwärts gehen, auf einem Bein stehen, eventuell hüpfen, Wendungen des Körpers machen lassen. Man muß selbstverständlich immer die individuelle Geschicklichkeit des zu Untersuchenden berücksichtigen. Wir werden einem sehr gelenkigen, im Turnen geübten Patienten ganz andere Leistungen zuzumuten haben als einem schwerbeweglichen, von Haus aus ungeschickten Individuum.

Während eines Schwindelanfalles zeigen sich bei Labyrinthkranken bedeutende Gangstörungen, indem die Patienten, besonders beim Gehen mit geschlossenen Augen, von der geraden Richtung stark abweichen. Dieses Abweichen erfolgt in der Richtung des Nystagmus. Während schwerer Anfälle ist weder das Stehen noch das Gehen möglich. Der Kranke vermag sich nicht einmal im Bette allein aufzurichten.

Bei Zerstörung beider Labyrinthe wird der Gang — infolge der bleibenden Verminderung der Stabilität — breitspurig.

Die zerebellare Gangstörung zeigt als besonderes Charakteristikum eine auffallende Störung des Flankenganges (Alexander), und zwar nach der Seite der Erkrankung (z. B. bei rechtsseitiger Erkrankung des Kleinhirns Störung des Ganges nach der rechten Seite).

c) Die Prüfungsmethoden des Bogengangapparates.

Die eigentliche Funktionsprüfung des Bogengangapparates besteht darin, daß wir die in seinen ampullaren Erweiterungen befindlichen Sinneszellen[1]) durch Drehung des Körpers um seine Achse, durch kaltes oder warmes Wasser, durch den galvanischen Strom, durch Kompression der Luft im Gehörgange reizen und die Reaktion auf diese Reize beobachten. Drehung, Wasser unter oder über Körpertemperatur, Kompression und galvanischer Strom bringen die innerhalb der Labyrinthräume befindliche Flüssigkeit (Endolymphe) und damit die in die Endolymphe hineinragenden

[1]) Die Nervenendstellen in den ampullaren Erweiterungen der Bogengänge bestehen aus einem Zellhügel, der Crista ampullaris, welcher die Haarzellen, das eigentliche Sinnesepithel, trägt. Die Haarzellen sind von tonnenförmiger Gestalt, tragen feinste Haarfortsätze, die einen Pinsel formulieren und von einer ihnen aufsitzenden homogenen, knorpelähnlichen Masse (Cupula terminalis) zusammengefaßt werden.

Sinneshaare der Sinneszellen in Bewegung und rufen von hier aus auf dem Wege des N. vestibularis zum Kleinhirn und den Augenmuskelkernen Nystagmus hervor.

Voraussetzung für einen normalen Ausfall der Reaktion bildet:

I. ein normales Verhalten des lymphokinetischen Apparates, d. h.
   a) normale Beschaffenheit (Konsistenz, Dichte, Beweglichkeit) der Endolymphe,
   b) Glätte der Wandungen des Weichteillabyrinthes,
   c) normale Elastizität der Sinneshaare,
   d) normale Beschaffenheit der Sinnesendzellen und

II. ein normales Verhalten des Vestibularnerven in seinen endolabyrinthären Endigungen, in seinem retrolabyrinthären Verlaufe und seinen zentralen Stationen.

Ein pathologisches Verhalten der Reaktion wird bewirkt:

1. Durch pathologische Vorgänge im Labyrinth selbst, durch welche die normale Beschaffenheit der Endolymphe, die Druckverhältnisse im Labyrinth, der Zustand der Wandungen des häutigen Labyrinthes, die Elastizität der Zellhaare oder die Beschaffenheit der Sinnesendzellen tangiert werden. Das kann durch entzündliche,. infektiöse, toxische Prozesse oder durch Traumen geschehen.

2. Durch Erkrankungen, welche Störungen der Nervenbahnen oder -kerne herbeiführen und dadurch den normalen Ablauf der Reaktion beeinträchtigen (entzündliche, degenerative Vorgänge, Tumoren, abnorme Zirkulationsverhältnisse).

Die Prüfung der reflektorischen Erregbarkeit des Bogengangapparates.

I. Die kalorische Prüfung (Bárány).

Wenn man das Ohr einer Versuchsperson mit normalem Labyrinth mit Wasser von niedrigerer Temperatur als die des Körpers ausspült, so zeigt sich bei aufrechter Kopfhaltung ein deutlicher horizontaler rotatorischer Nystagmus zur anderen Seite (also bei Ausspülung des rechten Ohres nach links, bei Ausspülung des linken Ohres nach rechts), bei Verwendung heißen Wassers ein zur ausgespülten Seite gerichteter Nystagmus. Dieser Nystagmus entsteht nach Bárány dadurch, daß durch die Abkühlung der lateralen Labyrinthwand eine Strömung der Endolymphe in den

Bogengängen (durch die Erwärmung eine Strömung in entgegengesetzter Richtung) angeregt wird, die eine Schiefstellung der Sinneshaare in den Ampullen bewirkt und damit den Reiz zur Augenbewegung abgibt.

Die Spülung kann entweder mit einem Politzer-Ballon, der durch einen Schlauch mit einem dünnen Röhrchen verbunden ist, vorgenommen werden oder mit einem gewöhnlichen Irrigator, dessen Gummischlauch einen konischen Ohransatz trägt. Eine gewöhnliche Ohrspritze faßt nicht genug Flüssigkeit zur Auslösung der kalorischen Reaktion.

Das Spülwasser soll für die kalorische Prüfung mit kaltem Wasser eine Temperatur von 20 bis 30° C. haben, kann aber, wenn sich bei dieser Temperatur keine Reaktion ergibt, kühler genommen werden. Die Spülung wird bei aufrechtem Kopfe des sitzenden Patienten gemacht, kann aber auch am bettlägerigen Kranken durchgeführt werden. Normalerweise kann man den Nystagmus nach 30 Sekunden bis $1\frac{1}{2}$ Minuten (bei Defekt des Trommelfells schon rascher) beobachten. Er dauert gewöhnlich 1 bis 2 Minuten an. Der Nystagmus wird umso heftiger sein, je kälter das zur Spülung verwendete Wasser ist und je länger es einwirkt. Die Reaktionserscheinungen (Schwindel, evt. Übelkeit und Erbrechen) sind um so intensiver, je stärker der Nystagmus ist. Bei zerstörtem Vestibularapparat oder bei vollständiger Lähmung des Vestibularnerven fehlt die Reaktion. Bei intaktem Vestibularapparat kann sie nur dann ausbleiben, wenn das Spülwasser infolge von eingedickten Sekretmassen, Cholesteatom, Polypen, Granulationen usw. nicht bis an das Trommelfell, resp. an die laterale Labyrinthwand gelangt.

Besteht eine trockene Trommelfellperforation, die das Ausspülen verbietet, so kann die Abkühlung des Labyrinthes durch Einblasen kalter Luft (mittels eines Äthergebläses) in das Ohr erreicht werden.

Die Ausspülung mit heißem Wasser, die eine Temperatur von 48 bis 50° C. erfordert, wird nur in Ausnahmsfällen vorgenommen.

II. Die Prüfung des Nystagmus mittels Drehung.

Drehung des Körpers um seine Achse nach rechts bewirkt bei aufrechtem Kopf eine Bewegung der Endolymphe in beiden horizontalen Bogengängen, in erhöhtem Maße jedoch in dem rechten, das infolgedessen stärker gereizt wird und somit einen von dieser Seite ausgelösten rechtsseitigen horizontalen Nystagmus. Lassen wir den Kopf nach vorn neigen, so erhalten wir, da nunmehr auch die frontalen Bogengänge gereizt werden, rotatorischen Nystagmus[1]).

Wollten wir diesen Nystagmus verfolgen, so müßten wir uns mit dem Untersuchten drehen und ihn während der Drehung beobachten.

Es ist aber wesentlich einfacher, jenen Nystagmus zu kontrollieren, der nach Unterbrechung der Drehung zu beobachten ist — den sogenannten Nachnystagmus, der dem während der Drehung auftretenden Nystagmus entgegengesetzt ist. Er entsteht dadurch, daß die Endolymphe der Bogengänge nach der Hemmung der Drehbewegung ihre Bewegung noch fortsetzt und die Sinneshaare der Ampulle in entgegengesetzter Richtung biegt. Auf diese Weise wird nach der Rechtsdrehung das linke Labyrinth in stärkerem Maße gereizt als das rechte und ein linksseitiger Nachnystagmus hervorgerufen.

Wir beurteilen also aus dem Nachnystagmus, den wir nach Rechtsdrehung wahrnehmen, die Drehreaktion des linken Labyrinthes, aus dem Nachnystagmus nach Linksdrehung die Drehreaktion des rechten Labyrinthes.

Die Prüfung wird in der Weise vorgenommen, daß man den zu Untersuchenden auf einem Drehstuhle dreht, man kann ihn aber, falls ein Drehstuhl nicht zur Stelle ist, sich um seine Längsachse drehen lassen. Man dreht den Patienten zunächst in gleichmäßigem, nicht zu raschem Tempo (ca. eine Drehung pro Sekunde) zehnmal nach rechts. Nach zehn Umdrehungen wird die Zeitdauer des (nach links gerichteten) Nachnystagmus beim Blick geradeaus bestimmt. Dann dreht man den Patienten zehnmal nach links und stellt fest, wieviele Sekunden lang der nun zu beobachtende Nystagmus nach rechts andauert. (Wurde die Drehung bei aufrechtem Kopf vorgenomen, so ist, wie erwähnt wurde, der Nystagmus ein horizontaler, wurde der Kopf nach vorne geneigt gehalten, ein rotatorischer.) Die Reaktionserscheinungen

[1]) Wollen wir auch die sagittalen Bogengänge reizen, so lassen wir den Kopf seitwärts auf die rechte oder linke Schulter neigen; der Nystagmus wird nun, da die sagittalen Bogengänge Nystagmus in sagittaler Richtung (auf- und abwärts) hervorrufen, ein vertikaler sein.

(Schwindel, Übelkeit, Erbrechen) werden am geringsten sein, wenn nur die horizontalen Bogengänge gereizt werden, d. h. also bei aufrechter Kopfhaltung. Nur bei Neurasthenikern verursacht der horizontale Nystagmus manchmal Übelkeit und Erbrechen. Rotatorischer und vertikaler Nystagmus sind bei Neurasthenikern sehr oft, manchmal aber auch bei Nerven-Gesunden von Übelkeit, Erbrechen, Herzklopfen, Angstgefühlen, Zittern, Schweißausbruch begleitet.

Bei gesteigerter Erregbarkeit des Vestibularapparates, wie wir sie bei neurasthenischen Individuen finden, können wir schon nach 1 bis 2 Umdrehungen nystaktische Zuckungen beobachten, während Gesunde erst nach 4 bis 5 Umdrehungen einen deutlichen Nystagmus zeigen.

Die Dauer des Nystagmus ist auch unter normalen Verhältnissen außerordentlich variabel. Sie schwankt zwischen 15 und 40 Sekunden. Auch eine kürzere oder längere Dauer des Nachnystagmus ist nicht als pathologisch anzusehen, sofern sich keine größere Differenz zwischen beiden Seiten zeigt.

Dauert aber der Nachnystagmus einer Seite nur halb so lange an (oder noch kürzere Zeit) wie jener der anderen oder finden wir im Charakter der Zuckungen (die Raschheit der Zuckungen oder die Größe der Ausschläge betreffend) eine auffallende Differenz, so müssen wir eine einseitige Labyrintherkrankung als Ursache der verminderten Erregbarkeit diagnostizieren.

Zeigt eine Seite nur einige wenige schwache Zuckungen, so darf man eine vollständige Ausschaltung dieses Labyrinthes (durch Labyrinthzerstörung oder durch Vestibularislähmung) annehmen. Die wenigen Zuckungen werden in diesen Fällen von dem bei der Drehung erregten gesunden Labyrinth ausgelöst. Bei vollständiger Zerstörung beider Vestibularapparate erhält man bei der Drehung keinen Nystagmus.

Ausnahmsweise kann, bei sonst normal erregbaren Vestibularapparaten, der Nystagmus auf Drehung gering sein oder ganz fehlen.

Eine besonders hohe Intensität zeigt der Nystagmus bei Erkrankungen des Kleinhirns.

Der galvanischen Prüfungsmethode kommt für den Praktiker kein wesentlicher Wert zu, ich glaube deshalb von ihrer Darstellung Abstand nehmen zu können.

III. Die Prüfung des Nystagmus durch Kompression und Aspiration (Fistelsymptom).

Durch Kompression und Aspiration der Luft im äußeren Gehörgange wird unter normalen Verhältnissen niemals Nystagmus hervorrufen.

Ist jedoch die knöcherne Labyrinthkapsel durch einen eiterigen Prozeß arrodiert und fistulös durchbrochen worden (Labyrinthfistel), so wird jede Druckerhöhung, resp. -verminderung Nystagmus und Schwindel auslösen. Bei hereditärer Lues kann mitunter, auch ohne daß eine eiterige Ohraffektion vorangegangen wäre, als Ausdruck einer abnormen Reflexerregbarkeit des Labyrinthes Kompressions- und Aspirationsnystagmus (Fistelsymptom ohne Fistel — Alexander, Hennebert) beobachtet werden. Es dürfte sich hier um Veränderungen der Reizschwelle der Nervenendstellen im statischen Labyrinth handeln.

Zur Prüfung des Fistelsymptoms verwendet man einen Ballon oder ein kleines Doppelgebläse, das einen mit einer Olive versehenen Schlauch trägt; mit der befeuchteten Olive wird die Mündung des äußeren Gehörganges luftdicht verschlossen und nun mittels des Ballons die Kompression, resp. Aspiration vorgenommen. Man läßt am besten die Olive von einer Hilfsperson in den Gehörgang einführen und nimmt mit der rechten Hand die Kompression des Ballons vor, während man gleichzeitig mit der linken Hand das obere Augenlid des zu Untersuchenden leicht hebt, um das Auge beobachten zu können. In besonders eklatanten Fällen kann das Fistelsymptom schon durch festes Andrücken des Tragus an die Gehörgangsmündung ausgelöst werden.

Bei normaler Erregbarkeit des Vestibularapparates zeigen sich große langsame Augenbewegungen und lebhafter Nystagmus. Die durch Kompression ausgelösten Augenbewegungen sind den bei der Aspiration zu beobachtenden immer entgegengesetzt. In den meisten Fällen bewirkt die Kompression einen zur kranken Seite gerichteten Nystagmus oder eine zur gesunden Seite gerichtete Augenbewegung, die Aspiration einen zur gesunden Seite gerichteten Nystagmus oder eine zur kranken Seite gerichtete langsame Augenbewegung.

Anhang: Die Prüfung der Zeigereaktion (Bárány).

Eine Prüfungsmethode, die für die Feststellung von Erkrankungen des Zentralnervensystems, speziell des Kleinhirns, von Wichtigkeit erscheint, ist die Prüfung der Zeigereaktion (Bárány)[1].

Die Prüfung der Zeigereaktion[2] geschieht in der Weise, daß man den zu Untersuchenden auffordert, den Zeigefinger seines auf dem Knie ruhenden Armes in der Sagittalebene zu dem ihm vorgehaltenen Zeigefinger des Untersuchers (bis in die Horizontale) zu erheben und ihn — wenn er dies richtig durchgeführt hat — das gleiche bei geschlossenen Augen wiederholen läßt. Normalerweise wird dieser Aufforderung einwandfrei entsprochen. Unter pathologischen Verhältnissen greift der Untersuchte nach rechts oder links daneben.

Ebenso trifft der Untersuchte normalerweise bei Bewegungen des Armes in der Horizontalebene (von der Seite zur Mitte) ganz prompt den Finger des Untersuchers, während er unter pathologischen Verhältnissen nach oben oder nach unten vorbeizeigt.

Ruft man nun bei dem Untersuchten durch kalorischen Reiz oder durch Drehung Nystagmus hervor, so wird normalerweise der Richtung des Nystagmus entgegengesetzt vorbeigezeigt. Wurde z. B. das rechte Ohr mit kaltem Wasser ausgespült[3], so tritt Nystagmus nach links und Vorbeizeigen nach rechts auf. Das gilt in gleicher Weise für beide Arme, nur ist das Vorbeizeigen des linken Armes (bei dieser Versuchsanordnung) schwächer als mit dem rechten, was damit zusammenhängt, daß die Zeigereaktion nach einwärts gewöhnlich schwächer ist als nach auswärts.

---

[1]) Es ist das der Gräfesche Tastversuch, der von Bárány modifiziert und zur Prüfung des Vestibularreizes für die Bewegung der Arme diagnostisch verwertet wurde.

[2]) Zur allgemeinen Orientierung genügt es, die Prüfung im Schultergelenke vorzunehmen.

[3]) Bei der kalorischen Prüfung ist die Zeigereaktion wegen des längeren Andauerns des Nystagmus leichter zu beobachten.

Nach Bárány sind die Zentren für die Zeigebewegungen der Extremitäten in der Rinde der Kleinhirnhemisphäre gelegen, so daß aus dem spontanen Vorbeizeigen und aus dem Fehlen der Reaktion in der dem Nystagmus entgegengesetzten Richtung ein Rückschluß auf eine Erkrankung des Kleinhirns gezogen werden kann.

An dem Zustandekommen der richtigen Zeigebewegungen ist aber nicht nur das Kleinhirn, sondern auch das Großhirn beteiligt (Bárány, Neumann). Jede Störung in dem Zusammenarbeiten von Großhirn und Kleinhirn und jede Störung der im Großhirn lokalisierten Richtungsempfindungen vermag die Zeigereaktion abnorm zu gestalten.

Normalerweise bewirkt die experimentell (durch Drehung oder Ausspülung) bewirkte Irritation des Vestibularapparates mit dem Nystagmus auch Schwindel und damit eine Störung der zerebralen Richtungsempfindungen. Geht infolge der Scheindrehung der Gegenstände dem Untersuchten die Orientierung verloren, so erfolgt ganz automatisch eine Korrektur durch Bewegung in entgegengesetzter Richtung. Rufen Drehung oder Ausspülung keinen Schwindel hervor, so kann es — selbst bei vorhandenem Nachnystagmus — auch bei intaktem Kleinhirn zum Fehlen der Zeigereaktion kommen (Brunner).

Schwindel und Gleichgewichtsstörungen können vom Ohre unter den verschiedensten pathologischen Zuständen ausgelöst werden.

Wir haben zu besprechen Schwindel und Gleichgewichtsstörungen:

1. bei Zeruminalpfröpfen und Fremdkörpern im Gehörgange, bei katarrhalischen und entzündlichen Erkrankungen des Mittelohres,
2. bei zirkumskripten und diffusen Labyrinthentzündungen,
3. bei Schädeltraumen,
4. bei Lues,
5. bei Zirkulationsstörungen,
6. bei akuten Infektionskrankheiten und
7. bei toxischen Neuritiden des N. vestibularis.

Anschließend daran sollen Nystagmus, Schwindel und Gleichgewichtsstörungen intrakraniellen Ursprunges zur Erörterung gelangen.

Zu seltenen Vorkommnissen gehören die durch Zeruminalpfröpfe oder Fremdkörper im Gehörgange vermittelten Schwindelempfindungen. Häufiger sind Schwindelanfälle, welche durch Luftdruckschwankungen in der Paukenhöhle zustande kommen, besonders durch erhöhten intratympanalen Druck, resp. Fortleitung des Druckes auf die Labyrinthflüssigkeit, durch plötzliche Einwärtsbewegung der Steigbügelplatte infolge rascher Kontraktion des M. tensor tympani (Begleiterscheinungen des chronischen Mittelohrkatarrhs). Sehr häufig beobachten wir (besonders bei Trommelfelldefekten) heftigen Schwindel beim Ausspritzen des Ohres, wenn die Temperatur des Spülwassers zu kühl ist (siehe die Besprechung des kalorischen Nystagmus).

Von besonderer Wichtigkeit ist das Symptom des Schwindels bei eiterigen Prozessen des Mittelohres, bei welchen es als Ausdruck einer Mitbeteiligung des Labyrinthes hohe Bedeutung gewinnt.

Bei heftigen akuten Mittelohrentzündungen kann sich infolge kongestionärer Hyperämie und Exsudation im Labyrinth unter anderen Labyrinthsymptomen auch Schwindel einstellen, der gewöhnlich bei Eintritt der Sekretion mit den übrigen Erscheinungen rasch verschwindet.

Sehr bedeutsam sind Schwindelanfälle, die bei chronischen Mittelohreiterungen auftreten, da sie einen Hinweis darauf bieten, daß der Eiterungsprozeß bis in die Nähe des Labyrinthes vorgedrungen ist, resp. schon auf dasselbe übergegriffen hat.

Eine eiterige Entzündung des Labyrinthes kann wohl auch durch Ausbreitung eines eiterigen Prozesses des Gehirns oder der Gehirnhäute auf dem Wege des inneren Gehörganges oder des Aquaeductus cochleae zustande kommen, meist aber sind es die akuten und chronischen Mittelohreiterungen, die durch direkte Ausbreitung der Eiterung auf das Labyrinth (nach Arrosion und Durchbruch der knöchernen Labyrinthkapsel oder nach Durchbruch der Labyrinthfenster) zur Labyrintheiterung führen.

Der Eiterungsprozeß im Labyrinth kann ein zirkumskripter (am häufigsten an den Bogengängen lokalisierter) oder ein diffuser, auf das ganze Labyrinth ausgedehnter sein.

Die partiellen Erkrankungen des Labyrinthes charakterisieren sich klinisch durch wiederholt auftretende Schwindelanfälle. Solche Anfälle lassen sich durch rasche Kopfbewegungen, manchmal schon durch eine leichte Neigung des Kopfes nach rückwärts oder zur kranken Seite auslösen. Als Frühsymptom beobachtet man geringgradigen Spontannystagmus (nach beiden Seiten bei seitlicher Blickrichtung).

Während der leichten Schwindelanfälle kann der Nystagmus zur kranken oder zur gesunden Seite gerichtet sein. Bei heftigen Anfällen von Schwindel zeigt sich starker Nystagmus nach der kranken Seite, der sich auch beim Blick geradeaus (Nystagmus II. Grades) deutlich feststellen läßt. Die Funktionsprüfung ergibt eine Herabsetzung der kalorischen Reaktion des kranken Ohres im Vergleiche zum gesunden, auf dem Drehstuhle meist keine auffällige Differenz. Durch Kompression und Aspiration der Luft im Gehörgange erhält man Nystagmus und Schwindel.

Bei den diffusen Labyrintheiterungen stellen sich die schweren Labyrinthsymptome entweder nach prodromalen Erscheinungen (wie Kopfschmerzen, subjektive Ohrgeräusche, Schwindelgefühl, spontaner, nach beiden Seiten gerichteter Nystagmus geringen Grades) oder ganz unvermittelt ein.

Die eiterige Entzündung der Schnecke manifestiert sich in mehr oder weniger rasch einsetzender Ertaubung, die Entzündung des statischen Labyrinthes (Bogengänge, Vorhof) durch Auftreten von heftigem Nystagmus, Drehschwindel (die Scheindrehung der Gegenstände entspricht der Richtung des Nystagmus), Gleichgewichtsstörungen (Unvermögen zu gehen und stehen, Fallneigung nach der kranken Seite, bei schweren Anfällen Unmöglichkeit, sich allein im Bette aufzurichten), Übelkeit und Erbrechen.

Der Nystagmus ist bei jeder Blickrichtung zur gesunden Seite gerichtet (Nystagmus III. Grades), er ist horizontal und rotatorisch. Jede Bewegung des Kopfes verursacht Nystagmus und Schwindel. Der Kranke sucht instinktgemäß, jene Körperlage im Bette einzunehmen, in welcher der Nystagmus am geringsten ist, liegt also meist auf der kranken Seite.

Die schweren Erscheinungen lassen allmählich nach. Die Drehempfindung schwindet mit dem Nachlassen der Intensität des Nystagmus und macht einem bloßen Schwindelgefühle Platz, das Erbrechen hört auf, die Gleichgewichtsstörungen verringern sich wesentlich.

Die Funktionsprüfung, die man jetzt genauer vornehmen kann, ergibt vollständige Taubheit auf dem kranken Ohre und vollkommene Unerregbarkeit auf kalorischen Reiz. Bei Drehung zur kranken Seite erhält man normalen Nachnystagmus zur gesunden Seite, bei Drehung zur gesunden Seite viel schwächeren Nachnystagmus zur kranken Seite.

Die unkomplizierte Labyrintheiterung geht ohne Symptome von seiten des Gehirns einher (Alexander). Die Temperatur kann leicht erhöht sein.

Höhere Temperaturen, starke Kopfschmerzen, Behinderung der aktiven Kopfbewegungen, Nackensteifigkeit, starke Venenfüllung des Augenhintergrundes, Neuritis optica, Koordinationsstörungen, Störungen der oberflächlichen und tiefen Sensibilität usw. deuten auf eine endokranielle Komplikation hin.

Der praktische Arzt beachte folgendes:

Wenn sich in einem Falle von Mittelohreiterung oder von eiteriger Gehirnhautentzündung ein heftiger Anfall von Drehschwindel und Erbrechen einstellt, so muß man vor allem an Labyrintheiterung denken! Untersuchung auf spontanen Nystagmus! Ergibt die Funktionsprüfung noch eine partielle Funktion des Labyrinthes (ist z. B. bei erloschener Erregbarkeit des statischen Apparates noch Hörvermögen nachweisbar), so darf man eine zirkumskripte Labyrintheiterung, bei Erloschensein der akustischen und statischen Funktion eine diffuse Labyrintheiterung annehmen.

In seltenen Fällen kann unter gleichen Erscheinungen auch eine (wahrscheinlich auf ein kollaterales entzündliches Ödem des Labyrinthes zurückzuführende) seröse Labyrinthentzündung auftreten, die in wenigen Tagen mit Wiederherstellung der akustischen Funktion und Wiederkehr der Reflexerregbarkeit des statischen Labyrinthes ausheilt. Unter allen Umständen aber ist ein solcher Symptomkomplex sehr ernst zu beurteilen und erfordert genaueste — nur unter Kontrolle des Ohrenarztes durchzuführende — Beobachtung!

Besonders zu fürchten sind wegen ihrer Neigung zur Ausbreitung auf die Meningen die im Verlaufe akuter Mittelohreiterungen auftretenden Labyrintheiterungen, doch können auch die bei chronischen Mittelohreiterungen entstehenden Labyrintheiterungen mitunter so rapid auf das Schädelinnere übergreifen, daß selbst ein Zeitversäumnis von wenigen Stunden von schwersten Folgen begleitet sein kann.

Erkrankungen des Vestibularapparates können außer durch eiterige Mittelohrentzündungen auch durch Traumen, durch Lues, durch akute und chronische Infektionskrankheiten, durch Zirkulationsstörungen und durch toxische Schädlichkeiten hervorgerufen werden.

Leichte Schädeltraumen können monate- und selbst jahrelang Schwindel im Gefolge haben, dessen otogene Natur durch den Nachweis von spontanem Nystagmus und Hörstörungen (manchmal nur subjektive Geräusche bei normalem Hörvermögen) klarzustellen ist. Die Erregbarkeit des Vestibularapparates ist in solchen Fällen eine normale. Schwerere Läsionen (Blutungen in das Labyrinth) werden sich in mehr oder weniger hochgradigen Hörstörungen und in abnormer Reflexerregbarkeit des statischen Labyrinthes kundgeben. Die durch das Labyrinth gehenden Frakturen des Schläfebeines führen gewöhnlich unter heftigen Krankheitserscheinungen (labyrinthärem Schwindel, Erbrechen, Gleichgewichtsstörungen) zu vollständiger Ertaubung. In solchen Fällen werden manchmal auch Symptome von seiten anderer Hirnnerven (Fazialis, Abduzens, Trochlearis) beobachtet.

Die hereditäre Lues kann das statische Labyrinth schädigen durch exsudative Prozesse, die mit Gerinnselbildung oder Blutungen einhergehen, durch degenerative Neuritis des Vestibularnerven mit konsekutiver Degeneration des Neuroepithels und durch meningitische Veränderungen, die den Anlaß zu interstitiellen Entzündungen des Vestibularnerven geben.

Diese Prozesse, die meist gleichzeitig auch den kochlearen Abschnitt des inneren Ohres betreffen, können entweder schon intrauterin zur vollen Entwicklung gelangt sein (was sich in kongenitaler Taubheit, verbunden mit

Unerregbarkeit des statischen Labyrinthes äußert) oder es besteht nur eine von vestibulären Störungen begleitete kongenitale Schwerhörigkeit geringeren oder höheren Grades, die dann oft während der Pubertät zunimmt. In anderen Fällen treten die labyrinthären Erscheinungen im extrauterinen Leben ganz unvermittelt, apoplektiform, mit hochgradiger Schwerhörigkeit oder Taubheit und mehr oder weniger intensiven vestibulären Störungen (Schwindel, Gleichgewichtsstörungen) zutage.

Die Diagnose wird vor allem durch den Nachweis anderer Symptome hereditärer Lues (Kronen- und Zackenbildung an den oberen, inneren Schneidezähnen, Keratitis parenchymatosa) erbracht werden können, in anderen Fällen informiert uns außer dem Blutbefunde (Wassermann) das Resultat der Funktionsprüfung des Ohres (auffallende Verkürzung der Kopfknochenleitung, positives Fistelsymptom ohne Fistel, siehe Seite 125).

Auch die akquirierte Lues zieht (in den verschiedenen Perioden der Erkrankung) das statische Labyrinth oft in Mitleidenschaft.

Im Sekundärstadium der Syphilis, auch schon zur Zeit des Exanthems, treten nicht selten leichtgradige Reizerscheinungen von seiten des statischen Labyrinthes (labyrinthärer Spontannystagmus) ohne Schwindel oder mit geringem unbestimmtem Schwindelgefühl auf. Heftige Vestibularisaffektionen (mit Anfällen von schwerem Drehschwindel, Erbrechen, pathologischer Veränderung der Reflexerregbarkeit des Vestibularapparates) sind sehr selten[1]).

Im Tertiärstadium der Lues können Schwindel und Gleichgewichtsstörungen durch exsudative Prozesse in den Bogengängen, durch Neuritiden des Vestibularis oder durch Veränderungen des Vestibularis, die auf eine luetische Endarteriitis der Hirngefäße zurückzuführen sind, hervorgerufen werden.

Die Erkrankung des statischen Labyrinthes kann ein- oder beiderseitig sein und in verschiedenstem Grade zutage treten. Gewöhnlich begegnen wir auch Krankheitserscheinungen von seiten des Kochleaapparates. Mitunter entwickelt sich das Krankheitsbild ganz unvermittelt mit voller Intensität (heftiger Labyrinthschwindel mit Gleich-

[1]) Siehe auch über das luetische Neurorezidiv des Nervus acusticus S. 81.

gewichtsstörungen und Erbrechen). Durch Feststellung des spontanen labyrinthären Nystagmus und Nachweis der pathologisch veränderten Reflexerregbarkeit des statischen Apparates werden wir den vestibulären Schwindel gegenüber anderen Formen des Schwindels (arteriosklerotischer oder neurotischer Natur) differenzieren können.

Zirkulationsstörungen können infolge ungenügender Durchblutung des Labyrinthes, wie sie sich aus Kontraktionszuständen der das Labyrinth versorgenden Arterien ergibt, zu Reizzuständen seitens des inneren Ohres Veranlassung geben. Die Beeinträchtigung des akustischen Labyrinthes äußert sich — wie schon im Kapitel III, S. 84 erwähnt wurde — in subjektiven Ohrgeräuschen und in Hörstörungen, die (wesentlich seltener zu beobachtende) Beeinträchtigung des statischen Labyrinthes in Schwindelanfällen, die das Charakteristische der labyrinthären (vestibulären) Störungen (spontaner Nystagmus, Schwindelanfälle bei raschen Kopfbewegungen, mitunter heftigere Anfälle von Drehschwindel) zeigen.

Handelt es sich um vasomotorische (vasokonstriktorische) Zustände, so verschwinden die labyrinthären Reizzustände mit dem Nachlassen der Gefäßkontraktion. Sind aber die vasospastischen Zustände die Folge einer organischen Erkrankung der Arterienwand (Arteriosklerose) und dauert ihre Wirkung dementsprechend länger an, so kann das Labyrinth, in seiner Ernährung beeinträchtigt, mit substantiellen Veränderungen und dauernden Funktionsstörungen reagieren.

Bei Arteriosklerotikern beobachten wir aber auch Schwindelanfälle, die aus der mangelhaften Durchblutung der arteriosklerotisch erkrankten Hirngefäße resultieren. Sie bilden die Teilerscheinung einer Hirnanämie und sind eigentlich der Ausdruck von Ohnmachtsanwandlungen oder kurz dauernden Ohnmachten. Die Kranken definieren solche Schwindelanfälle auch in der Weise, daß sie angeben, es werde ihnen dunkel vor den Augen, sie würden von einem Gefühl der Schwäche befallen und hätten die Empfindung, der Boden wanke unter ihren Füßen. Der Vestibularapparat reagiert in diesen Fällen durchaus normal.

Mitunter kann man als Ausdruck des zentralen Charakters des Schwindels bei Arteriosklerotikern vertikalen Nystagmus feststellen.

Die Arteriosklerose kann endlich durch Zerreißung von Blutgefäßen zu Labyrinthblutungen, selbst zu vollständiger Zerstörung des Labyrinthes durch Blutergüsse führen oder durch Embolie eines zum Labyrinth führenden Gefäßes eine Funktionsausschaltung desselben bewirken. In den höchsten Graden dieser Zustände kommt es zu apoplektiform einsetzenden schwersten labyrinthären Störungen (Taubheit, heftigem Drehschwindel mit Spontannystagmus zur gesunden Seite, Übelkeit und Erbrechen: Menièreschem Symptomenkomplex).

Labyrinthblutungen — als Ursache plötzlich einsetzender vestibulärer Erscheinungen — kommen auch bei Erkrankungen des Blutes und der blutbildenden Organe vor, ganz besonders bei Leukämie und jenen Erkrankungen, bei denen infolge einer Veränderung des Blutes und der Blutgefäße eine Neigung zu Blutungen besteht (die „hämorrhagischen Diathesen").

Akute Infektionskrankheiten bedrohen das innere Ohr einerseits durch Eiterungsprozesse im Mittelohre, die durch rasches Fortschreiten in die Tiefe und Übergreifen auf den Knochen zur Vereiterung des Labyrinthes (Panotitis) führen. Es kommt zu plötzlich einsetzender Taubheit und heftigem Labyrinthschwindel mit spontanem Nystagmus, Gleichgewichtsstörung und Erbrechen.

In einzelnen Fällen beobachten wir akute Labyrinthprozesse vom Charakter der serösen Entzündung, die sich entweder rückbilden oder schwere degenerative Veränderungen im Labyrinthe mit vollständigem Funktionsverlust des erkrankten Labyrinthanteiles nach sich ziehen.

In anderen Fällen entwickeln sich (ohne Erkrankung des Mittelohres) infektiöse Neuritiden des Akustikus mit konsekutiver degenerativer Atrophie des Neuroepithels und des Nervenganglienapparates. Solche (mitunter auch von Neuritiden in anderen Nervengebieten begleitete) Prozesse führen zu subjektiven Ohrgeräuschen und labyrinthärer Schwerhörigkeit, bei Beteiligung des Nervus vestibularis zu Labyrinthschwindel und Gleichgewichtsstörungen. Meist beobachten wir ein allgemeines, unbestimmtes Schwindelgefühl mit Gefühl der Unsicherheit, in seltenen Fällen Anfälle von Drehschwindel mit spontanem Nystagmus.

Bei der Meningitis cerebrospinalis erfolgt die

Erkrankung des Labyrinthes dadurch, daß das eiterige Exsudat in den inneren Gehörgang eindringt und von hier aus auf das Labyrinthinnere übergreift. Es kommt zu rascher Destruktion des gesamten labyrinthären Neuroepithels. Da die meningitische Labyrinthentzündung meist auf der Höhe der Erkrankung einsetzt, so wird der Eintritt der schweren Labyrinthsymptome bei der schweren Bewußtlosigkeit und den übrigen schweren Allgemeinerscheinungen gewöhnlich übersehen, resp. von ihnen verdeckt. Auch Anfälle von Labyrinthschwindel, Gleichgewichtsstörungen und Erbrechen können auf diese Weise übersehen oder verkannt werden.

Gifte wie besonders Nikotin, Quecksilber, Blei usw. veranlassen Schwindelanfälle (gewöhnlich verbunden mit akustischen Störungen) als Folge toxischer Neuritiden des Vestibularnerven. Solche Wirkungen können gelegentlich auch als Folge von Autointoxikation nach abnormer Zersetzung der im Magendarmtrakt zurückgehaltenen Ingesta bei akutem Magen- und Darmkatarrh, bei gastrischen Idiosynkrasien, bei Gastrektasie, bei habitueller Obstipation usw. auftreten. Gewöhnlich besteht nur bestimmtes Schwindelgefühl, manchmal treten Schwindelanfälle nur bei raschen Kopfbewegungen, in einzelnen Fällen Anfälle von heftigem Drehschwindel auf.

Schwindel und Gleichgewichtsstörungen intrakraniellen Ursprunges.

So wie Erkrankungen, die das periphere Endorgan des Nervus vestibularis betreffen, können auch intrakranielle Erkrankungsprozesse, die den Vestibularnerven in seinem zentralen Verlaufe und in seinen zentralen Stationen schädigen, Nystagmus, Schwindel und Gleichgewichtsstörungen hervorrufen.

Wenn die Erkrankung den Nervus vestibularis auf seinem Wege vom Labyrinth bis zum Eintritt in die Medulla oblongata betrifft, so dürfen wir eine Mitbeteiligung des kochlearen Anteiles und damit Hörstörungen erwarten. Liegt die Erkrankung innerhalb der Medulla oblongata und im Bereiche des hinteren Längsbündels bis zu den Kernen des Augenmuskelnerven, so werden wir das Hörvermögen — sofern es nicht durch andere Erkrankungen geschädigt wurde — in der Mehrzahl der Fälle intakt finden.

Bezüglich der differentialdiagnostischen Momente, die eine Unterscheidung zwischen dem Nystagmus vestibulären und jenem intrakraniellen Ursprunges ermöglichen, siehe S. 116, 117.

Intrakranieller Nystagmus kann durch Hirntumoren, Hirnblutungen, enzephalomalazische, enzephalitische Herde, durch Hydrozephalus, progressive Paralyse, multiple Sklerose, Syringomyelie, Tabes usw. ausgelöst werden. Diese Erkrankungen können das zentrale Gleichgewichtssystem durch zirkulatorische Störungen oder durch vermehrten Hirndruck beeinträchtigen, vor allem aber durch direkte Läsion des Nervus vestibularis an irgendeiner Stelle seines Verlaufes schwer schädigen. Bei Tabikern können Nystagmus und Schwindel auch als Folge einer degenerativen Atrophie des Nervus octavus auftreten; sie werden in solchen Fällen stets die labyrinthären Eigenheiten zeigen.

Der Schwindel bei Kleinhirnerkrankungen ist durch eine Reihe von charakteristischen Begleiterscheinungen gekennzeichnet. Das konstanteste und daher bedeutsamste Symptom ist die zerebellare Ataxie, die vor allem als außerordentliche Unsicherheit beim Gehen und Stehen — insbesondere beim Augenfersenschluß — in die Erscheinung tritt. Beim Rombergschen Versuch zeigt der Kleinhirnkranke eine Gleichgewichtsstörung, die jener des Tabikers ähnelt (siehe S. 118). Während die vestibuläre Ataxie in Beziehung steht zur Richtung des Nystagmus und zur Neigung des Kopfes gegenüber dem Körper (vgl. S. 118, 119), die Fallneigung eine geradezu gesetzmäßige ist, fällt der Kleinhirnkranke fast immer wieder in derselben Richtung, meist nach hinten. Manchmal zeigt sich eine Neigung zum Fall in der Richtung der Läsion. Der Gang der Kleinhirnkranken bewegt sich im Zickzack; wir sehen ein Hin- und Herschwanken, ein Torkeln wie bei einem Betrunkenen, ein auffallendes Abweichen in einer bestimmten Richtung. Bemerkenswert ist die Störung des Flankenganges, besonders nach der Seite der Erkrankung (Alexander). Sehr häufig stellen wir die Erscheinung der Retropulsion fest, und oft beobachten wir Asynergien beim Gehen und Niedersetzen (Erben), d. h. eine unzweckmäßige Verwendung der einzelnen, für diese Aktionen notwendigen Gelenke in der Weise, daß der Oberkörper beim Niedersetzen stark nach hinten geneigt, das Einsinken der Knie unterlassen wird, so daß der Kranke nicht auf den Sitz gelangt, sondern mit dem Rücken gegen die Lehne des Sessels fällt.

Bei Läsionen der Seitenlappen des Kleinhirns finden wir homolaterale Koordinationsstörungen der oberen Extremitäten, abnormen Ausfall der Zeigereaktion, Kraftlosigkeit, Verlangsamung der Bewegungen und beobachten ein Unvermögen, Bewegungen in rascher Aufeinanderfolge präzise durchzuführen (Adiadochokinesis).

Der Schwindel bei Kleinhirnerkrankungen kann manchmal von großer Hartnäckigkeit und Heftigkeit sein und selbst dann andauern, wenn der Kranke im Bette liegt. Mitunter erfährt er bei einer bestimmten Lage (besonders beim Liegen auf der kranken Seite) eine bedeutende Steigerung. Der Schwindel kann bei Erkrankungen des Kleinhirns auch fehlen; bei raumbeschränkenden Herden im Kleinhirn aber (Tumoren, Abszessen) werden wir ihn kaum jemals vermissen. In vielen Fällen stellt er sich als Drehschwindel dar. Besteht Spontannystagmus bei zerebellaren Erkrankungen, so ist er grobschlägig und gewöhnlich sehr lebhaft.

Von anderen Kleinhirnsymptomen, die entweder durch Ausfall von Partien des Kleinhirns oder durch Fern- oder Druckwirkung auf das Mittelhirn, die Medulla oblongata und die Brücke veranlaßt werden können, erwähne ich noch: Hinterhauptskopfschmerz, Zwangshaltung des Kopfes, resp. des Rumpfes (besonders bei Erkrankungen des Wurmes), Amblyopie und Amaurose (durch Kompression des Chiasmas bei Ansammlung von hydrozephalischer Flüssigkeit im dritten Ventrikel), Stauungspapille, Augenmuskellähmungen mit Beteiligung der Recti externi, Fazialisparese, Hörstörungen (als Folge von Fernwirkung auf das Mittelhirn und die Brücke), Erbrechen, Schlingbeschwerden (als Fernwirkung auf die Medulla oblongata).

VII. Schwellung der Weichteile in der Ohrgegend.

Die Schwellung der Weichteile hinter dem Ohre gilt als eklatantestes pathognostisches Symptom der akuten Mastoiditis. Der praktische Arzt richtet dementsprechend bei der Beobachtung einer akuten Otitis sein Hauptaugenmerk auf die Regio mastoidea.

Schwellungen in diesem Bezirke kommen aber auch im Gefolge von furunkulösen Gehörgangsentzündungen und bei Infiltration, resp. Vereiterung retroaurikulärer Lymphdrüsen vor, und es erscheint daher von Wichtigkeit, den praktischen

Arzt über die differentialdiagnostischen Momente zu informieren, die ihn über die Herkunft der verschiedenartigen Schwellungen in der Regio mastoidea zu unterrichten vermögen.

Die typische akute eiterige Mastoiditis kommt dadurch zustande, daß ein eiteriger Mittelohrprozeß auf dem Wege des Antrums zur Infektion des Warzenfortsatzinneren führt. Bei heftigen akuten Otitiden ist es die Regel, daß sich die pathologischen Veränderungen der Mittelohrschleimhaut per continuitatem auf die Schleimhaut der Warzenzellen fortsetzen, und wir beobachten dementsprechend nicht selten in den ersten Tagen des Krankheitsprozesses im Einklange mit den übrigen Krankheitserscheinungen, d. h. bei (trotz Sekretion aus dem Mittelohre) andauernden Ohrenschmerzen und Temperaturerhöhung spontane Schmerzhaftigkeit und Druckempfindlichkeit der Regio mastoidea. In Ausnahmsfällen kann auch schon in diesem Frühstadium die eiterige Einschmelzung des Knochens vor sich gehen. In der größten Mehrzahl der Fälle klingen jedoch die Warzenfortsatzsymptome ab, ohne daß das Integument des Warzenfortsatzes wesentliche Veränderungen aufgewiesen hätte. Sie brauchen daher den behandelnden Arzt, so sehr sie auch seine schärfste Beobachtung des Falles (betreffs der Sekretion, der Temperatur, des Allgemeinbefindens) herausfordern sollen, nicht zu beunruhigen. Weitaus wichtiger sind Krankheitserscheinungen am Warzenfortsatze, die sich von der dritten Krankheitswoche angefangen entwickeln.

Treten im Verlaufe der akuten Otitis in der dritten Krankheitswoche oder später Schmerzen (bei sezernierendem Mittelohre) auf oder erfolgt eine Zunahme der Sekretion (s. S. 40, 41), so müssen wir unter allen Umständen mit einer eiterigen Infektion des Warzenfortsatzes rechnen. Zumeist entwickeln sich die Warzenfortsatzsymptome allmählich, so daß ihre volle Ausbildung dem genauen Beobachter nicht unerwartet kommen wird. Mitunter aber können sie plötzlich eine so unerwartete Zunahme erfahren, daß ihre deutliche Manifestation in Fällen, in denen die ersten Symptome übersehen worden sind, ganz unvermittelt erscheinen kann. Das erste objektive Symptom pflegt die Infiltration der Weichteildecke des Warzenfortsatzes zu bieten, und zwar wird man zunächst bei genauem Abtasten der Regio mastoidea die Verdickung des Periosts daselbst feststellen können.

Die Untersuchung wird am besten in der Weise vorgenommen, daß man, hinter dem Patienten stehend, unter Vergleich mit der gesunden Seite mit dem zweiten und dritten Finger tastend über das Relief des Warzenfortsatzes fährt.

Zu dieser Zeit stellt sich auch schon eine Empfindlichkeit des Knochens bei stärkerem Druck und Beklopfen des Warzenfortsatzes und zwar vor allem an der Warzenfortsatzspitze ein. Bei Fortschreiten des Prozesses wird mit Zunahme der entzündlichen Infiltration der Weichteile die Oberfläche des Knochens immer undeutlicher zu tasten sein, die Haut zeigt geringere Verschieblichkeit, ihre Falten verstreichen. Bei weiterem Anschwellen des Integumentes des Warzenfortsatzes erscheint die Regio mastoidea schon deutlich aufgetrieben, die Ohrmuschel wird mit zunehmendem entzündlichem (kollateralem) Ödem der Haut über dem Warzenfortsatz allmählich von ihrer Insertionsstelle abgedrängt. Kommt es nach vorausgegangener Arrosion des Knochens zum Durchbruch des Eiters durch die entstandene Fistelöffnung, so hebt sich die Ohrmuschel vom Kopfe ab, sie erscheint nach vorn und unten gedreht und steht deutlich tiefer als die der gesunden Seite. Jetzt wird auch schon die Fluktuation nachweisbar. Mit Zunahme der subperiostal angesammelten Eitermenge finden wir eine wachsende Spannung der Haut, die sich rötet, verdünnt und schließlich, wenn nicht operativ vorgegangen wird, fistulös durchbrochen wird. Die Ausbreitung des Eiterungsprozesses in die Wurzel des Processus zygomaticus (Zygomatizitis) bewirkt eine Auftreibung und Schwellung der Gegend des Jochfortsatzes. Das Ödem kann sich hier bis zum unteren Augenlid erstrecken. In vernachlässigten Fällen kann sich der Abszeß weit nach oben über die Scheitelgegend oder nach hinten über das Hinterhauptsbein ausbreiten.

Die Möglichkeit zu einer so außerordentlich großen Ausbreitung des Abszesses ist besonders dann gegeben, wenn der eiterige Prozeß im Mittelohre bei geschlossenem Trommelfelle weiter fortschreitet. Bemerkenswert ist, daß eine solche Ausbreitung selbst dann, wenn die Eiterung schon auf das Endokranium übergegriffen hat, von so geringfügigen Krankheitserscheinungen begleitet sein kann, daß dem wenig Erfahrenen angesichts des geschlossenen und wenig veränderten Trommelfelles durch Annahme eines subperiostalen Abszesses (wie er manchmal in beträchtlicher

Ausdehnung im Anschluß an eine Gehörgangsentzündung auftreten kann) eine Fehldiagnose von großer Tragweite unterlaufen könnte.

Der hier eingefügte Krankheitsfall möge zur Illustration des Gesagten dienen:

Der 56 jährige Oberlehrer M. M. suchte am 8. März 1916 die Abteilung für Nasenkrankheiten an der allgemeinen Poliklinik in Wien auf, um sich wegen beständigen Schnupfens mit Verlegtsein der Nase untersuchen zu lassen.

Die dem Patienten bei der Nasenuntersuchung den Kopf haltende Wärterin bemerkte, daß hinter dem rechten Ohre eine Schwellung bestehe und machte den untersuchenden Arzt darauf aufmerksam.

Der nun der Ohrenabteilung zugewiesene Patient machte bezüglich des Ohres folgende Angaben:

Anfang Februar traten im Anschluß an stärkere akut katarrhalische Erscheinungen der rechten Nase Schmerzen in der rechten Gesichtshälfte auf, die sich zeitweise steigerten und bis in die rechte Schläfe ausstrahlten. Einige Tage später empfand der Kranke auch öfter ein Stechen hinter dem rechten Ohre. Diese Sensationen dauerten mit wechselnder Stärke zirka 14 Tage an, dann stellte sich plötzlich ein Ausfluß aus dem rechten Ohre ein, der zuerst rötlich, dann senffarbig gewesen sein soll. Da die Schmerzen hinter dem Ohre nicht ganz aufhörten, suchte Patient einen Arzt auf. Das Ohr wurde 9 bis 10 Tage lang mit schäumenden Tropfen behandelt und hörte dann auf zu fließen. Zeitweise auftretendes Stechen in und hinter dem Ohre und das Verlegtsein der Nase veranlaßten den Kranken (der aus Ungarn stammte), nach Wien zu reisen, und da ihn die Nasenbeschwerden weit mehr störten als die nur geringen Schmerzen von seiten des Ohres, so suchte er die rhinolaryngologische Abteilung der Poliklinik auf. Kopfschmerzen verspürte der Patient während der ganzen Dauer der Erkrankung niemals. Die Temperaturen waren nie gemessen worden, doch behauptete der Kranke, niemals das Gefühl des Fiebers gehabt zu haben.

Status praesens vom 9. März: Ziemlich großer, kräftiger Mann mit müdem Gesichtsausdruck und subikterischem Kolorit der Haut.

Die interne Untersuchung ergab: Aortitis, wahrscheinlich luetica, diffuse Dilatation der Aorta und Herzdilatation mit relativer Mitralinsuffizienz. Im Harn Spuren von Albumen und Urobilinogen.

Ohrbefund: Links annähernd normal. Rechts Gehörgang normal weit, das Trommelfell gerötet und leicht vorgewölbt, der Warzenfortsatz in toto druckempfindlich, Ohrmuschel deutlich abstehend, die Weichteile des Warzenfortsatzes infiltriert, ödematös.

Hörschärfe für akzentuierte Flüstersprache rechts 10 cm, links 2 m, für laute Sprache rechts 2 m, links $5^1/_2$ bis 6 m.

Weber nach rechts, Schwabach beiderseits verkürzt. Rinne rechts positiv, links negativ. C, a^1 und c^4 rechts verkürzt.

Kein spontaner Nystagmus, keine Gleichgewichtsstörungen. Nachnystagmus nach Drehung beiderseits von gleicher Intensität und annähernd gleicher Dauer.

Operation am 9. März.

Die Kortikalis des Warzenfortsatzes zeigt unmittelbar hinter der Mündung des knöchernen Gehörganges einen fistulösen Durchbruch vom Umfange eines großen Stecknadelkopfes; aus der Durchbruchsstelle quillt Eiter hervor. Die Kortikalis der Umgebung der Fistelöffnung bricht beim Meißeln leicht ein, und schon durch die ersten Meißelschläge wird ein großes Kavum im Warzenfortsatze freigelegt, das von eiterumspülten Granulationen ausgefüllt ist. Nach Abtragen der Ränder der angelegten Öffnung wird die Exkochleation des Hohlraumes vorgenommen. Es zeigt sich, daß sich durch die Einschmelzung des Warzenfortsatzinneren eine walnußgroße Höhle gebildet hat, in deren Tiefe der in Bohnengröße freiliegende Sinus zutage tritt. Die Sinuswand ist schwärzlich verfärbt und leicht höckerig. Es wird nun die auch höher oben stark brüchige Kortikalis mit der Luerschen Zange abgetragen, der von Granulationen durchsetzte Warzenfortsatz ausgeräumt, das Antrum weit eröffnet. Bei weiterer Freilegung des Warzenfortsatzinneren nach hinten stößt man unmittelbar über dem Knie des Sinus auf eine zweite Durchbruchsstelle, die den Umfang eines Gänsekieldurchschnittes aufweist.

Vergrößerung des Hautschnittes in der Länge und Anlegung zweier nach hinten verlaufender Parallelschnitte an den Enden des ersten Schnittes. Beim Abtragen der Kortikalis von der Fistelöffnung aus quillt unter hohem Druck stehender Eiter pulsierend hervor. Die nun freigelegte Dura der mittleren Schädelgrube zeigt sich in hohem Grade pathologisch verändert. Sie erscheint tiefdunkelrot, von groben, zottigen Granulationen besetzt und stellenweise auch schmutzig-graurötlich verfärbt. Es muß nun, um die Dura bis zu ihren normalen Stellen zugänglich zu machen, die Kortikalis in weitem Umfange abgetragen werden. Auf diese Weise wird, zum Teil von der Schläfebeinschuppe, zum Teile von der Kortikalis des Os parietale soviel mit der Luerschen Zange entfernt, daß die Dura der mittleren Schädelgrube in einer Höhe von 6 cm und in einer Breite von 8 cm freiliegt. Zum Schluß wird noch der von zahlreichen kleinen Abszessen durchsetzte Knochen gegen die Wurzel des Os zygomaticum zu abgemeißelt. Versorgung der Wunde durch Jodoformdochte. Verband.

Dekursus: An den folgenden Tagen vollkommenes Wohlbefinden bei normalen Temperaturen. Vom 4. bis zum 7. Tage post operationem werden die Jodoformdochte allmählich entfernt. Patient ist andauernd fieberfrei. Täglicher Verbandwechsel. Mäßige Sekretion der gut granulierenden Wundfläche. Am 31. März Sekundärnaht. 3 Wochen später vollständige Heilung der Wunde.

Epikrise: In diesem Falle war die Möglichkeit der außerordentlich großen Ausbreitung des pachymeningitischen Prozesses an der Dura der mittleren Schädelgrube dadurch gegeben, daß der otitische Krankheitsprozeß sich bei vollständig geschlossenem Trommelfell — und zwar, ohne irgendwelche Reaktionserscheinungen hervorzurufen — entwickelt hatte. Mehr als 14 Tage empfand der Kranke ein Stechen in und hinter dem Ohre, bis schließlich eine spontane Perforation des Trommelfelles eintrat. Nach mehrtägiger Otorrhöe erfolgte ein Verschluß der Perforationsöffnung in der Membrana tympani.

Die Schmerzen von seiten des Ohres waren so geringfügig, daß nicht sie, sondern die Beschwerden von seiten der Nase den Patienten schließlich zur Untersuchung veranlaßten. Das besonders Auffällige und Erwähnenswerte war angesichts des außerordentlich großen Umfanges und der Stärke der pachymeningitischen Veränderungen das vollkommene Fehlen von Kopfschmerzen. Die Körpertemperaturen waren nie gemessen worden, doch darf man, da Patient angab, nie das Gefühl von Fieber gehabt zu haben, annehmen, daß höhere Temperaturen während der Krankheitsdauer kaum bestanden hatten.

Das Instruktive des Falles liegt in der Tatsache, daß selbst ein Krankheitsprozeß von der Intensität und Extensität des vorliegenden fast symptomlos verlaufen und so lange Zeit ungestört seine deletären Wirkungen entfalten kann.

Es gibt aber auch Fälle, in denen jede Krankheitserscheinung an der äußeren Fläche des Processus mastoideus fehlt. Es handelt sich um Kranke, bei denen der Warzenfortsatz eine sehr dicke äußere Kortikalis besitzt, ein Verhalten, wie es gewöhnlich im höheren Alter, manchmal aber auch — als Abart im Knochengefüge des Processus mastoideus — bei jüngeren Individuen angetroffen wird.

In Fällen dieser Art sind es meist die übrigen Krankheitserscheinungen (zunehmende Sekretion, rahmiges Aussehen, Pulsation des Eiters, Auftreten von Granulationen oder Zitzenbildung an der Perforationsstelle des Trommelfelles, Abnahme des Hörvermögens, Temperaturerhöhung, Schmerzen), die uns die Richtlinie für die Beurteilung des Krankheitsprozesses bieten. Sehr häufig ist uns in solchen Fällen in einer Senkung der hinteren, oberen Wand des knöchernen Gehörganges ein Symptom von hohem pathognomonischem Werte gegeben. Es handelt sich hier um nichts anderes als um eine ödematöse Schwellung des Periostes an der dem Gehörgang zugewendeten Fläche des Warzenfortsatzes, resp. des Antrums. Diese Schwellung kann so beträchtlich werden, daß sie den hinteren oberen Quadranten, schließlich sogar auch den hinteren unteren und vorderen oberen Quadranten des Trommelfelles der Besichtigung entzieht. Der Gehörgang erscheint, da er in seinem knorpelig-häutigen Anteile (im Gegensatz zur Otitis externa) von normaler Beschaffenheit ist, nach innen zu trichterförmig verengt. In Fällen, in welchen vorzeitig ein Verschluß des Trommelfelles stattgefunden hat, kann die Senkung der hinteren, oberen Wand des knöchernen Gehörganges das einzige Krankheitssymptom darstellen. Der praktische Arzt wird daher nach Ablauf eines eiterigen Mittelohrprozesses, beziehungsweise nach Aufhören der Otorrhöe die hintere obere Partie des knöchernen Gehörganges einer genauen Inspektion unterziehen müssen.

In dieser Richtung wird der nachstehend mitgeteilte Fall von Interesse erscheinen.

Der 47jährige Privatbeamte H. St. erkrankte Mitte Februar 1912 an einer heftigen Influenza, in deren Verlaufe sich heftige akut entzündliche Erscheinungen von seiten der Nase einstellten. Nach 2tägiger Dauer dieser Erscheinungen traten starke Schmerzen in der rechten Gesichtshälfte auf; am folgenden Tage zeigte sich ein eiteriger Ausfluß aus der rechten Nase. Gleichzeitig verspürte der Patient ein Summen und Brummen im rechten Ohre und ein dumpfes Gefühl in demselben.

Nach Behandlung der Nase (Kokaineinlagen) durch einen Rhinologen erfolgte unter starkem Eiterabfluß Besserung der Schmerzen in der rechten Gesichtsseite und Nachlassen der Ohrerscheinungen. Da die eiterige Sekretion (als deren Sitz sich die rechte Kieferhöhle erwiesen hatte) nach einer Woche keine Verringerung zeigte und andauernd subfebrile Temperaturen bestanden, wurde die Punktion der Kieferhöhle vorgenommen und durch die angeschlossene Ausspülung eine sehr reichliche Menge eiterigen Sekrets entleert.

Nach 3maliger Wiederholung der Kieferhöhlenspülung war die Eiterung vollständig abgelaufen und der Patient befand sich soweit wohl, daß er seinem Berufe nachgehen konnte.

Da der Umgebung des Kranken sein schlechtes Aussehen und seine Müdigkeit auffielen, wurden neuerdings Temperaturmessungen vorgenommen und abendliche Steigerungen auf 37,5 bis 37,7 festgestellt.

Der zugezogene Hausarzt fand intern einen absolut normalen Befund, der nochmals konsultierte Rhinologe konstatierte ein vollständig normales Verhalten der Nasenschleimhaut und bei der Durchleuchtung der Kieferhöhle durchaus normale Verhältnisse.

Auf eindringliches Befragen nach irgendwelchen Beschwerden gab der Kranke an, sich bis auf Sausen im rechten Ohr ganz wohl zu fühlen, und auch das geniere ihn nicht besonders, da er schon früher öfter daran gelitten habe. „Es wird schon wieder vorübergehen."

Auf Veranlassung des Hausarztes suchte mich der Patient am 18. März in meiner Sprechstunde auf.

Die Untersuchung des schlecht aussehenden, sehr blassen Patienten ergab von seiten des linken Ohres normale Verhältnisse.

Rechts: Gehörgang in der Tiefe durch starke Senkung der hinteren oberen Gehörgangswand spaltförmig in solchem Maße verengt, daß nur der vordere untere Quadrant des Trommelfells sichtbar ist. Eine genauere Besichtigung dieser Partie ist überdies dadurch erschwert, daß sie von mazeriertem Epithel bedeckt ist. Nach Entfernung der Epithelmassen sieht man die Membrana tympani an der freiliegenden Partie gerötet, trüb.

Der Warzenfortsatz ist vollständig unempfindlich. Stimmgabelbefund: Weber nach links, Rinne links positiv, rechts wird die c-Stimmgabel nur bei stärkstem Anschlage durch die Luft gehört, Schwabach rechts stark, links leicht verkürzt.

Hörschärfe: Für akzentuierte Flüstersprache rechts 0, links normal. Laute Sprache rechts 2 m.

Trotz der normalen Verhältnisse an der Außenfläche des Warzenfortsatzes mußten die bestehenden subfebrilen Temperaturen anläßlich des otoskopischen Befundes auf eine Mastoiditis zurückgeführt werden.

Es war schwer, dem Patienten die Notwendigkeit der Operation klarzulegen, und erst drei Tage später gab er seine Einwilligung zur Vornahme derselben.

Bei der am 22. März vorgenommenen Operation fand ich die äußere Kortikalis stark sklerotisch, im Innern des Warzenfortsatzes einen weitreichenden Zerfallsprozeß, der knapp vor dem oberen Sinusknie zu einem fast walnußgroßen Abszeß geführt hatte. Die laterale Sinuswand lag in der Ausdehnung von zirka 2 cm am Grunde des Abszesses frei. Sie war von schwärzlichroten Granulationen besetzt und verdickt. Freilegung des Sinus bis ins Gesunde und gleichzeitig eines schmalen Streifens der angrenzenden Dura der hinteren Schädelgrube, die gleichfalls eine leichte Wandveränderung im Sinne einer pachymeningitischen Auflagerung zeigte. Breite Freilegung des Antrums, teilweise Resektion der Spitze, Wundversorgung, Verband.

Vollkommen glatte Wundverheilung, rasche Erholung des Patienten.

Epikrise. Der Fall zeigt in eklatanter Weise die Schwierigkeiten, die mitunter der Eruierung eines selbst schweren Ohrenprozesses im Wege stehen können und dokumentiert in sehr eindringlicher Weise, wie ein solcher trotz weit vorgeschrittener großer Ausbreitung im Knochen in solchem Maße verschleiert werden kann, daß er nur zufallsweise zur Feststellung gelangt.

Die genaue Kontrolle des Patienten durch seine Umgebung und die vom Hausarzt infolge des andauernden Bestandes der subjektiven Hörempfindungen verlangte Ohruntersuchung ermöglichten die Aufdeckung des sich tief im Inneren des Warzenfortsatzes abspielenden Eiterungsprozesses (perisinöser Abszeß) und seine rechtzeitige Ausräumung.

Nach Rückgang der Gehörgangssenkung war es möglich, das Trommelfell ganz zur Ansicht zu bekommen. Die Anwesenheit von mazerierten Epithelmassen vor der Membrana tympani und eine Rötung und Verdickung des Trommelfelles, an welchem die charakteristischen Details erst allmählich zutage traten, ließen mit Bestimmtheit annehmen, daß eine Perforation des Trommelfelles erfolgt war, daß sich die Perforationsöffnung jedoch nach kurzdauernder Eiterung wieder geschlossen hatte. Die leichten subjektiven Beschwerden (subjektive Ohrgeräusche, dumpfes Gefühl im Ohr) entsprachen offenbar dem sich entwickelnden otitischen Prozeß, dessen Krankheitsbild aber durch die weit überwiegenden Erscheinungen der Kieferhöhleneiterung vollständig in den Hintergrund gedrängt worden war.

Für die Diagnose und die richtige Beurteilung des Krankheitsprozesses war die starke Senkung der Gehörgangswand ausschlaggebend.

Bei der Thrombose des Sinus transversus beobachtet man mitunter, wie auch bei Extraduralabszessen der hinteren Schädelgrube ein zirkumskriptes, schmerzhaftes Ödem am hinteren Rande des Warzenfortsatzes. Die Thrombose des Sinus cavernosus gibt sich durch retrobulbäres Ödem mit Exophthalmus, Ödem im Gebiete der Vena frontalis, Ödem der Augenlider und Chemosis kund. Hier kann es durch Mitbeteiligung der den Sinus cavernosus passierenden Nerven zu Neuralgie des ersten Trigeminusastes, zu Lähmungen des Abduzens, Trochlearis und Okulomotorius kommen. Bei Eiterungen in der hinteren Schädelgrube kann der Eiter auch auf dem Wege des Emissarium mastoideum an die Außenfläche des Knochens gelangen und sich den Weg in die tiefe Nackenmuskulatur bahnen.

In manchen Fällen weist das Knochengefüge des

Warzenfortsatzes ein abnormes Verhalten auf, das darin besteht, daß die Kortikalis an der Spitze oder an der medialen Wand dünner ist als an der lateralen Fläche. Der Abszeß bricht dann gewöhnlich an diesen Stellen durch (wir nennen dieses Krankheitsbild nach Bezold, der diese Form der Warzenfortsatzentzündung als erster anatomisch und klinisch studiert hat, Bezoldsche Mastoiditis) und kann dann zu Senkungsabszessen führen, die sich je nach der Stelle des Durchbruches entweder innerhalb des Kopfnickers oder zwischen der Hals- und Nackenmuskulatur oder entlang des Musculus digastricus nach vorn gegen den Pharynx und den Mundhöhlenboden ausbreiten.

Das Charakteristische solcher Fälle liegt darin, daß wir bei der Palpation der Regio mastoidea die Spitze des Warzenfortsatzes nicht tasten können. Die Halsgegend unterhalb der Warzenfortsatzspitze erscheint geschwollen, die Beweglichkeit des Kopfes ist eingeschränkt, der Kopf wird manchmal nach der kranken Seite gebeugt und nach der gesunden gedreht. Eine Spannung und Rötung der Haut über dem Abszesse sowie auch Fluktuation werden wir nur bei größerer Ausdehnung des Eiterherdes nachzuweisen imstande sein. Abszesse in der Schulter- und Nackengegend gehen mit spontanen und Druckschmerzen in diesen Partien einher. Bei Abszessen, die sich in den Pharynx erstrecken, wird es möglich sein, eine Vorwölbung der lateralen Pharynxwand festzustellen.

Bei tief sitzenden Furunkeln des äußeren Gehörganges ist die Schwellung des Gehörganges von einer ödematösen Schwellung der Umgebung der Ohrmuschel begleitet, die sich je nach dem Sitze des Furunkels an der vorderen, hinteren, oberen und unteren Gehörgangswand vorn, hinten, oben oder unten ausbreitet. Bei Furunkeln an der vorderen Gehörgangswand kommt es zur Schwellung des Tragus und seiner Umgebung, bei Furunkeln an der unteren Wand kann die Gegend der Parotis und selbst der oberen Halspartie geschwollen sein, bei Entzündungen der oberen Gehörgangswand kann sich das Ödem entlang des Processus zygomaticus bis zum unteren Augenlide fortsetzen, bei Furunkeln an der hinteren Gehörgangswand können wir eine Schwellung der Weichteildecke des Processus mastoideus antreffen. Die Situation der Schwellung kann in solchen Fällen leicht den Verdacht der Mastoiditis wachrufen.

Bei Furunkeln der vorderen Gehörgangswand wird eine entzündliche Infiltration der Haut vor dem Ohre durch die außerordentliche Druckempfindlichkeit des Tragus leicht gedeutet werden können. Hier wie auch bei Schwellungen oberhalb und unterhalb des Ohres wird die Verwertung der übrigen Begleiterscheinungen (siehe Seite 11) zur richtigen Diagnose führen. Größere differentialdiagnostische Schwierigkeiten kann eine Schwellung in der Regio mastoidea bereiten. Kommt ein an der hinteren Gehörgangswand sitzender Furunkel nicht zum Durchbruch in den Gehörgang, so kann es zur Abszeßbildung hinter dem Ohre kommen, doch breitet sich der Eiter am Warzenfortsatz nicht wie bei der Mastoiditis subperiostal, sondern extraperiostal aus.

Die Unterscheidung zwischen einer durch akute Mastoiditis und der durch eine Otitis externa verursachten Schwellung am Warzenfortsatz wird in vielen Fällen schon durch die anamnestischen Erhebungen angebahnt werden können. Die Mitteilung, es habe schon längere Zeit Ohrenfluß bestanden, weist auf eine Mastoiditis hin, die Angabe des Kranken, er habe sich bei der Reinigung des Ohres verletzt, das rasche Auftreten und die rasche Steigerung der Schmerzen sind im Sinne eines Gehörgangsfurunkels zu verwerten. Starke Schmerzen bei Zug an der Ohrmuschel, beim Kauen, beim Gähnen kennzeichnen den Furunkel auch für den otoskopisch ungeschulten Arzt, der seine Annahme meist auch schon ohne Anwendung eines Ohrtrichters durch bloße Besichtigung der verschwollenen und verengten Gehörgangsmündung bestätigt finden wird.

In manchen Fällen wird das Resultat der Temperaturmessung für die Diagnosestellung verwertet werden können, da die Mastoiditis in der größten Zahl der Fälle mit Temperaturerhöhung einhergeht, während die Otitis externa selbst bei ausgebreiteter entzündlicher Schwellung fieberlos oder nur mit geringen Temperaturerhöhungen verläuft. Von großer Wichtigkeit und oft ausschlaggebend für die Diagnose ist das Ergebnis der Hörprüfung, da wir ein normales Hörvermögen unter allen Umständen für die Annahme einer Gehörgangsentzündung zu verwerten haben werden. Die Schwellung selbst ist dadurch charakterisiert, daß sich bei der Gehörgangsentzündung die infiltrierte Hautpartie teigigweich anfühlt, der Fingerdruck an der ödematösen Haut gewöhnlich sichtbar wird, während die geschwollenen Weichteile bei der Mastoiditis (solange es nicht zum Eiterdurchbruch gekommen ist) derber anzufühlen sind. Da die Gehörgangsfurunkel ihren Sitz meist vorn am Gehörgangseingange haben, so wird die Ohrmuschel schon an ihrem Ansatze gehoben, wodurch die Furche zwischen Ohrmuschel und Processus mastoideus verstreicht. Bei der Mastoiditis bleibt diese Furche bestehen. Die Ohrmuschel steht im Gegensatze zu ihrer Situation bei der Mastoiditis in gleicher Höhe oder höher wie die Ohrmuschel der gesunden Seite.

Die Druckempfindlichkeit am Warzenfortsatz ist bei der Mastoiditis stärker ausgesprochen, die Druckempfindlichkeit der Ohrmuschel an ihrem Ansatz charakterisiert den Gehörgangsfurunkel.

Der otoskopisch geschulte Arzt gewinnt selbstverständlich in dem otoskopischen Befunde das wertvollste diagnostische Kriterium. Er wird feststellen können, ob die Verengerung des Gehörganges den membranösen Teil des Gehörganges betrifft (Gehörgangsfurunkel) oder ob es sich um die für die Mastoiditis charakteristische — den Gehörgang nach innen zu trichterförmig verengernde — Schwellung (Senkung) der hinteren oberen knöchernen Gehörgangswand handelt. Die otoskopische Untersuchung wird uns vor allem auch über das Aussehen des Trommelfelles belehren.

Schwieriger wird die Diagnose in Fällen sein, in welchen eine Otitis externa im Verlaufe einer Mittelohreiterung zur Entwicklung gelangt oder dort, wo wir im Gefolge eines chronischen nässenden Ekzems des Gehörganges. Sekret, mazeriertes Epithel oder Krusten in dem verengten Gehörgange angehäuft finden und das Trommelfell nicht besichtigen können. In solchen Fällen kann uns wohl manchmal erst die mehrtägige Beobachtung des Kranken Aufschluß über die Natur der Schwellung geben, meist aber werden wir an der Hand der oben (Kapitel I, Seite 12, 13) angeführten Kriterien die Natur der Schwellung erkennen können.

Differentialdiagnostisch sind außerdem Drüsenschwellungen und Drüsenabszesse in der Regio mastoidea zu berücksichtigen, die vor allem bei gleichzeitig bestehenden Eiterungen diagnostische Schwierigkeiten bereiten können. Bei Infiltration von Drüsen können wir die Schwellung gegen den Knochen fast immer deutlich abgrenzen und finden die Druckschmerzhaftigkeit auf die geschwollene Partie selbst beschränkt, während der Knochen unempfindlich ist. Kommt es zur Abszedierung der Drüsen, so wird die Stellung der Ohrmuschel hierdurch kaum tangiert. Bei Säuglingen wird mitunter durch eine Schwellung der unterhalb des Processus mastoideus gelegenen Halsdrüsen ein der Bezoldschen Mastoiditis sehr ähnliches Krankheitsbild hervorgerufen. Zur richtigen Beurteilung solcher Prozesse sei der Praktiker daran erinnert, daß bei Säuglingen eine Bezoldsche Mastoiditis nicht vorkommen kann, da der Warzenfortsatz hier noch kaum entwickelt ist und nur einen größeren Hohlraum, nämlich das Antrum, enthält.

Vollkommen verläßlichen Aufschluß über die Herkunft eines in der Regio mastoidea befindlichen Eiterherdes erhält man selbstverständlich dadurch, daß man nach der Inzision des Abszesses den Knochen mit einer Sonde abtastet. Der Nachweis einer Rauhigkeit oder einer Fistel am Knochen beweist unzweifelhaft den mastoidalen Sitz des Eiters.

VIII. Fieber.

Entzündliche Mittelohrerkrankungen, die bakteriellen Ursprunges sind, werden in der größten Zahl der Fälle von Temperaturerhöhung begleitet. Insbesondere die Ausscheidung eines eiterigen Exsudates im Mittelohre kennzeichnet sich durch einen Anstieg der Temperatur, die erst dann wieder zur Norm zurückkehrt, wenn der Abfluß des Sekretes sich in genügender Weise vollzieht. Jede Exazerbation des entzündlichen Prozesses, jede Stauung von Eiter im Mittelohre, die Ausbreitung der Entzündung auf die Warzenzellen, vor allem die eiterige Einschmelzung des Knochens und die extra- und intrakraniellen Komplikationen der Mittelohreiterung signalisieren sich in der Regel durch mehr oder weniger hohes Fieber. Die Messung der Temperatur während des Verlaufes einer entzündlichen Ohrenerkrankung orientiert uns demnach nicht nur über die Natur des vorliegenden entzündlichen Prozesses, ihre Kontrolle informiert uns auch an der Hand der Temperaturkurve betreffs des Verlaufes der Erkrankung und erteilt uns somit auch in therapeutischer Richtung bedeutungsvolle Direktiven.

Die akute Mittelohr**entzündung**, die im Gegensatz zu dem durch Störung der Trommelfellventilation entstandenen akuten Mittelohr**katarrh** durch Mikroorganismen verursacht, also infektiöser Natur ist, ist dem Katarrh gegenüber durch das Auftreten mehr oder weniger heftiger Reaktionserscheinungen charakterisiert.

Der Beginn der Erkrankung, die sich durch Schmerzen und durch mehr oder weniger starke Herabsetzung des Gehörs kennzeichnet, gibt sich in der Regel durch Fieber kund.

Die Temperatur kann bei Kindern einen Anstieg bis zu 40° C. erfahren; bei Erwachsenen erreicht die Temperaturkurve nur selten eine solche Höhe, sie weist oft nur subfebrile, manchmal sogar normale Grade auf.

Charakteristisch für die einfache (nicht exsudative Mittelohrentzündung) ist der rasche — mit dem Schwinden der übrigen Krankheitserscheinungen Schritt haltende — Rückgang der Temperatur zur Norm. In manchen Fällen sinkt die Temperatur im Laufe mehrerer Tage lytisch ab.

Bleibt sie hoch oder fällt sie in wenigen Tagen nicht gänzlich zur Norm ab, so muß man selbst bei völligem Verschwinden der Ohrenschmerzen einen exsudativen Prozeß (eiterigen Charakters) annehmen. Ein solcher wird um so bestimmter vorauszusetzen sein, je mehr das Hörvermögen beeinträchtigt erscheint. Nur ein vollständig normales Ergebnis der Hörprüfung darf uns annehmen lassen, daß das Mittelohr intakt und die Temperaturerhöhung anderen Ursprunges sei.

Mit dem Abfluß von eiterigem Sekret nach der spontan eingetretenen oder durch eine Paracentese herbeigeführten Trommelfellperforation fällt die Temperatur zumeist im Verlaufe weniger Stunden, manchmal im Verlaufe weniger Tage zur Norm ab. Bei heftiger Infektion, die nicht nur die Schleimhaut des Cavum tympani ergriffen, sondern auch den Schleimhautüberzug der Zellen des Warzenfortsatzes betroffen hat, können — insbesondere bei Kindern — noch einige Tage hindurch fieberhafte Temperaturen — sogar von auffallend intermittierendem Typus — fortbestehen. Sie werden uns immer einen höheren Grad und die stärkere Ausbreitung der Erkrankung zur Kenntnis bringen und die besondere Aufmerksamkeit des behandelnden Arztes auf ihren Verlauf auf sich lenken müssen. Ein mehrere Tage lang bestehendes, trotz genügenden Eiterabflusses anhaltendes Fieber muß uns an die Möglichkeit einer Miterkrankung des Warzenfortsatzes denken lassen und uns zur genauesten Untersuchung desselben veranlassen. Aber auch das Fehlen von Krankheitserscheinungen an der Außenfläche des Processus mastoideus soll uns nicht genügen. Ist der praktische Arzt nicht in der Lage, sich durch die Otoskopie vollkommene Gewißheit zu verschaffen, so verabsäume er ja nicht, fachärztlichen Rat einzuholen. Der otoskopisch Geschulte orientiere sich zunächst an der Hand des Trommelfellbildes (starke Vorwölbung, Zitzen- oder Granulationsbildung), ob keine Sekretstauung vorliegt und achte dann darauf, ob die hintere, obere Wand des knöchernen Gehörganges keine Schwellung (Senkung) zeigt. Auch ein unvermitteltes Ansteigen der Temperatur im Verlaufe einer akuten Mittelohreiterung muß zur größten Vorsicht mahnen. Das gilt für Fälle, die bis dahin fieberfrei waren, mehr noch aber für solche, bei denen schon vorher zeitweise Temperaturerhöhungen zu verzeichnen waren. Der Temperaturstieg kann durch eine Eiterretention, durch eine Exazerbation des Eiterungsprozesses hervorgerufen werden, er kann aber auch das erste Signal einer Knochenkomplikation bilden.

Unter allen Umständen erlege der Arzt, der die Behandlung einer akuten Otitis übernimmt, der Umgebung des Kranken die Pflicht auf, *während der ganzen Dauer des Eiterungsprozesses die Temperaturmessung fortzusetzen und sorgfältig zu registrieren.*

Ein *rapides Absinken der Temperatur* oder *subnormale Temperaturen* bei andauernden Krankheitserscheinungen von seiten des Ohres müssen immer als ernstes Symptom gewertet werden, da sie entweder durch *große Schwäche* eines durch die Infektion schwer geschädigten Organismus verursacht sein oder den Ausdruck einer *frühzeitigen intrakraniellen Komplikation* (vor allem einer Infektion der Blutleiter) bilden können.

Ein *intermittierender Fiebertypus* im späteren Stadium einer akuten Mittelohreiterung muß den Verdacht erwecken, daß die Eiterung sich bis an den Sinus ausgebreitet hat oder gar schon den Sinus selbst ergriffen hat.

Wir werden selbstverständlich auch nach anderen Ursachen einer solchen Fieberbewegung zu suchen, vor allem an eine mit septischen Temperaturen einhergehende Angina zu denken haben. Wir werden aber die septischen Temperaturen auf das Ohr beziehen müssen, wenn wir eine, und sei es noch so geringe Druckempfindlichkeit des Processus mastoideus nachweisen können, wenn sehr reichliche Sekretion besteht, oder wenn ein hoher Anstieg der Temperatur mit einem plötzlichen Versiegen der Sekretion zusammenfällt.

Die hohe Wahrscheinlichkeit einer Sinusaffektion (Thrombophlebitis) ergibt sich, wenn septische Temperaturen von Schüttelfrösten begleitet werden.

Bezüglich des Auftretens von Schüttelfrösten muß darauf hingewiesen werden, daß bei Kindern die akute eitrige Mittelohrentzündung mit Schüttelfrost beginnen und einige Tage mit intermittierendem Fieber verlaufen kann. In solchen Fällen wiederholt sich der Schüttelfrost nicht, auch geht die Temperatur bei genügender Sekretion in einigen Tagen zur Norm zurück.

Von anderen Affektionen, die mit Schüttelfrösten einhergehen und daher bei der Untersuchung des Kranken berücksichtigt werden müssen, sind die septische Angina, die Pneumonie, die Malaria und das Erysipel in Betracht zu ziehen.

Der günstige Ablauf einer Thrombophlebitis nach der Operation spricht sich in lytischem Abfall der Temperatur und im Aufhören der Schüttelfröste aus. Ein jäher Abfall der Temperatur ist als ungünstiges Symptom aufzufassen (Kollaps!). Neuerlicher hoher Temperaturanstieg und neuerlicher Schüttelfrost sprechen für eine Metastasenbildung oder für das Auftreten einer endokraniellen Komplikation (Extraduralabszeß, Meningitis).

Von anderen otitischen extra- und intrakraniellen Komplikationen der Mittelohreiterung, die sich mitunter durch das plötzliche Auftreten hohen Fiebers oder eines Schüttelfrostes mit nachfolgendem hohem Temperaturanstieg manifestieren können, seien erwähnt: der nach Durchbruch des Warzenfortsatzes auftretende otitische Senkungsabszeß, die Meningitis und die Perforation eines Hirnabszesses.

In einzelnen Fällen können sich Mastoiditiden und ihre Komplikationen fieberlos und unter geringfügigen äußeren Erscheinungen in schleichender Weise entwickeln. Speziell der Streptococcus mucosus kann ausgebreitete Zerstörungen im Inneren des Warzenfortsatzes herbeiführen, die solange symptomlos verlaufen können, bis ein lebenswichtiges Gebilde von dem pathologischen Prozesse erreicht ist. Auch die tuberkulösen Mittelohrprozesse und die bei Diabetikern auftretenden Mittelohreiterungen sind durch das auffallende Mißverhältnis zwischen der Schwere des pathologischen

Prozesses und der Geringgradigkeit der subjektiven Krankheitserscheinungen, vor allem durch die fehlenden oder nur geringfügigen Temperaturerhebungen über die Norm charakterisiert. Des weiteren dürfen wir nicht vergessen, daß Otitiden und ihre Folgeerscheinungen bei geschwächten, heruntergekommenen Individuen und bei alten Leuten ohne nennenswerte Erscheinungen und mit geringen Temperaturerhöhungen verlaufen.

Mußte wegen akuter Mastoiditis die Eröffnung des Warzenfortsatzes vorgenommen werden, so beobachten wir in fieberhaften Fällen bei günstigem Verlaufe eine gewöhnlich in 2 bis 3 Tagen sich vollziehende, allmähliche Entfieberung. Bei vor der Operation fieberfreien Patienten können manchmal am ersten und zweiten Tage nach der Operation leichte Temperaturerhöhungen beobachtet werden, zur Regel gehört jedoch die andauernde Fieberlosigkeit. Ein hoher Temperaturanstieg nach der Operation kann durch Retention von Eiter in der Wundhöhle oder in der Trommelhöhle herbeigeführt werden und erfordert selbstverständlich sofortigen Verbandwechsel. Ein Andauern oder Wiederauftreten hoher Temperatur nach der Operation kann auf eine durch die Operation selbst herbeigeführte oder im Verlaufe der Nachbehandlung eingetretene Wundinfektion zurückzuführen sein (in solchen Fällen orientiert uns das Aussehen der Wunde: Rötung und Schwellung der Wundränder, starke Sekretion und Belag der Wundfläche, Bildung schwammiger, welker Granulationen), wird aber in der Mehrzahl der Fälle durch ungenügendes operatives Vorgehen und durch Fortbestehen, resp. weitere Ausbreitung eines Eiterherdes veranlaßt werden. Selbst subfebrile Temperaturen nach der Operation müssen den Gedanken an einen fortdauernden Eiterungsprozeß wachrufen und wachhalten und zu genauester Revision der Operationswunde, resp. neuerlichem operativem Eingreifen mahnen.

Der glatte Wundverlauf charakterisiert sich — selbst nach den schwersten otochirurgischen Eingriffen — in ununterbrochenem, zumeist raschem Abklingen der Krankheitssymptome, in rascher Hebung des Allgemeinbefindens, in vollkommener Beschwerdelosigkeit des Kranken.

Diese Erfahrung soll den praktischen Arzt leiten, der bei entsprechender chirurgischer Schulung die nach einfachen chirurgischen Grundsätzen durchzuführende Nachbehandlung einer Trepanation des Warzenfortsatzes übernehmen kann.

Die unkomplizierte chronische Mittelohreiterung verläuft fieberlos. Nur akute Exazerbationen des Prozesses oder Eiterretentionen vermögen Temperaturerhöhungen herbeizuführen. Dasselbe gilt auch von der unkomplizierten chronischen eiterigen Ostitis des Schläfebeines (es handelt sich hier um eine nach Zerstörung der Schleimhaut entstandene eiterige Entzündung und Einschmelzung, Karies des Knochens, die sich mit besonderer Vorliebe im Cavum epitympanicum, Attik und Antrum abspielt), die gleichfalls unter dem Bilde der chronischen Mittelohreiterung verläuft. Die Gelegenheit zur Sekretstauung ist in Fällen dieser Art infolge des nicht seltenen Vorkommens einer Stenose des Gehörganges und infolge des häufigen Auftretens von Polypen und Granulationen eine besonders günstige.

Im Verlaufe solcher chronischer Mittelohreiterungen entwickelt sich mitunter schleichend eine eiterige Entzündung des Warzenfortsatzes oder es kommt zur Bildung eines aus den Mittelohrräumen in den Warzenfortsatz hineinwuchernden Cholesteatoms. Akute Exazerbationen der Mittelohreiterung, die zur raschen Entwicklung und Ausbreitung eines Eiterherdes im Inneren des Warzenfortsatzes oder zu akuter Verjauchung eines Cholesteatoms führen, rufen das Bild der akuten Mastoiditis mit fieberhafter Erhöhung der Temperatur hervor. Diese Temperatursteigerungen pflegen zumeist nur eine mäßige Höhe zu erreichen. Hoher Anstieg der Temperatur bei im Verlaufe chronischer Mittelohreiterungen auftretenden Mastoiditiden ist fast ausnahmslos durch schwere, extra- oder intrakranielle Komplikationen (Senkungsabszeß, extraduraler Abszeß, Thrombophlebitis, diffuse eiterige Pachyleptomeningitis) bedingt.

Beim otogenen Hirnabszeß ist die Temperatur gewöhnlich mäßig erhöht oder selbst normal. Nur die Perforation des Abszesses bewirkt plötzlichen — manchmal mit Schüttelfrost verbundenen — hohen Anstieg der Temperatur.

Die Erkrankungen des äußeren Ohres verlaufen bis auf die akute phlegmonöse Perichondritis der Ohrmuschel und das Erysipel bei Erwachsenen ohne oder mit nur geringer Temperaturerhöhung. Auch heftige Gehörgangsentzündungen und Gehörgangsfurunkel haben kaum jemals hohes Fieber im Gefolge. Anders bei Kindern, die auch bei solchen Affektionen zu hohem Anstieg der Temperatur neigen.

Der akute Tuben- und Mittelohrkatarrh ist in seinem Beginne häufig von Temperaturerhöhung begleitet, doch ist dieselbe nicht durch die Erkrankung des Mittelohres, sondern durch die ursächliche akute, meist fieberhafte Affektion des Nasenrachentraktes bedingt.

IX. Kopfschmerzen.

Der Klage über Kopfschmerzen begegnen wir bei Ohrenkranken sehr häufig.

Sie bilden zuweilen eine Begleiterscheinung großer, den äußeren Gehörgang abschließender Zeruminalpfröpfe, sie sind oft bei akuten und subakuten (besonders sekretorischen) Mittelohrkatarrhen anzutreffen und treten manchmal auch bei den chronischen Adhäsivprozessen des Mittelohres in Begleitung subjektiver Ohrgeräusche, vergesellschaftet mit dem Gefühle der Völle im Ohre, in den Vordergrund der Erscheinungen. Die Kranken schildern sie in solchen Fällen meist als Gefühl des Eingenommenseins des Kopfes oder als Empfindung der Schwere und des Druckes im Kopfe.

Der Zusammenhang der Kopfschmerzen mit dem Ohrenleiden wird durch den augenfälligen Effekt der lokalen Therapie (Entfernung des Zeruminalpfropfes, Wegsammachung der Ohrtrompete, Herstellung normaler Schalleitungsverhältnisse, Druckentlastung der Labyrinthflüssigkeit) klargestellt. Dauert der Kopfschmerz an, so muß nach anderen Ursachen desselben gesucht, vor allem auch die Nase (Nebenhöhleneiterungen!) einer eingehenden Inspektion unterworfen werden.

Bei der akuten Mittelohrentzündung treten Kopfschmerzen — teils durch die fieberhafte Temperatur, teils durch den lokalen Zustand bedingt — häufig auf, doch bilden sie hier weniger Gegenstand der Klage, da das Krankheitsbild vor allem von den Ohrenschmerzen beherrscht wird. Mit dem Eintritt der Otorrhöe hören die Kopfschmerzen rasch auf und fehlen von da ab bei normalem Verlaufe der Erkrankung gänzlich. Ihr neuerliches Auftreten knüpft sich stets an das Einsetzen anderer Krankheitssymptome (Schmerzen, Fieber) und ist entweder eine Folge von Sekretretention (in welchem Falle sie mit der Behebung derselben rasch schwinden) oder durch ein Übergreifen der Entzündung auf den Warzenfortsatz veranlaßt. Kopfschmerzen bei akuter Mittelohreiterung sind daher — sofern nicht bestimmt erwiesen ist, daß sie anderen Ursprunges sind — ein Symptom, das die größte Beachtung erfordert. Es wäre ein schweres Versäumnis, sich in solchen Fällen mit der Darreichung eines Analgetikums oder Antipyretikums zu behelfen. Einen pathognostischen Charakter gewinnt der Kopfschmerz bei einer Mittelohreiterung vor allem bei Vorhandensein gewisser, schon an und für sich verständlicher Ohrsymptome (spontane Schmerzhaftigkeit, Druckempfindlichkeit und Schwellung des Warzenfortsatzes), aber auch dort, wo keine andere Krankheitserscheinung von seiten des Ohres festzustellen ist als eiterige Sekretion, werden wir dem Kopfschmerz volle Aufmerksamkeit zuwenden müssen. Das gilt ganz besonders für Fälle, in denen der Kopfschmerz in die dem erkrankten Ohre entsprechende Seite, vor allem, wo er in die Umgebung des Ohres verlegt wird. Er kann aber auch diffus im ganzen Kopfe oder nur in der Stirngegend empfunden werden. Einen wichtigen Fingerzeig bietet uns die Angabe des Patienten, daß die Kopfschmerzen sich bei Verringerung der Sekretion steigern. Noch bedeutungsvoller sind aber Kopfschmerzen bei profuser Sekretion!

Von besonderer Heftigkeit sind die Kopfschmerzen in Fällen, in denen sich ein im Schläfebein befindlicher Eiterherd bis an die Dura ausgebreitet und zu einer Pachymeningitis externa, resp. zu einem die Dura vom Knochen abhebenden extraduralen Abszeß geführt hat, ferner beim perisinösen Abszeß, resp. der Thrombophlebitis, bei der umschriebenen eiterigen Pachyleptomeningitis, resp. dem intrameningealen Abszeß und bei der diffusen eiterigen Pachyleptomeningitis. Ob es sich um eine einfache Mastoiditis handelt oder um eine der genannten endokraniellen Komplikationen, ist für den praktischen Arzt, der das Auftreten von Kopfschmerzen während einer akuten Mittelohreiterung festzustellen Gelegenheit hat, zunächst belanglos. Die Hauptsache ist, daß er das Symptom des

Kopfschmerzes in seiner Bedeutung erfaßt und seinem ganzen Ernste entsprechend wertet.

Durch die Erwägung der übrigen Begleitumstände wird es in vielen Fällen gelingen, das Krankheitsbild diagnostisch klarzustellen. Die Analyse der lokalen und allgemeinen Symptome wird es zumeist ermöglichen, eine etwa vorliegende Komplikation diagnostisch zu isolieren. Oft wird dies aber auch dem Facharzte von Haus aus unmöglich sein, und gar nicht selten gelingt es erst im Verlaufe der Operation in Verfolgung der krankhaften Veränderungen im Knochen, den Weg der Infektion festzustellen und die Lokalisation der Eiterung klarzulegen. Das Schicksal der Patienten hängt an dem Zeitpunkte, in welchem die Operation vorgenommen wird. Diesen Zeitpunkt richtig zu wählen, kann in manchem Falle auch das Verdienst des praktischen Arztes sein.

Die chronische Schleimhauteiterung des Mittelohres verläuft gewöhnlich ohne Kopfschmerzen. Nur ein (durch Verengerung des Gehörganges, Verlegung der Trommelfellperforationsöffnung, Polypenbildung) verursachter ungenügender Eiterabfluß kann mit anderen Krankheitserscheinungen (Schmerzen, subjektiven Hörempfindungen, Schwindel, Temperatursteigerung) auch Kopfschmerzen verursachen.

Bei der chronischen Mittelohreiterung, die zur eiterigen Entzündung und Einschmelzung des Knochens, zu Knochenkaries, Knochennekrose, Sequesterbildung geführt hat (chronische eiterige Ostitis des Mittelohres), begegnen wir der Klage über Kopfschmerzen überaus häufig. Die Kopfschmerzen sind meist konstant, jedoch in ihrer Intensität gewöhnlich sehr wechselnd. Sie erfahren bei Verringerung oder Versiegen der Sekretion eine Steigerung, bessern sich aber bei stärkerem Abfluß von Sekret, nach Entfernung eingedickter Sekretmassen, nach Beseitigung von Polypen und Granulationen.

Wir treffen Kopfschmerzen vor allem bei chronischen Eiterungen im Cavum epitympanicum (Attik und Antrum) und in Fällen, bei denen es bei randständiger Trommelfellperforation durch Eindringen von proliferierenden Epidermismassen in die Mittelohrräume zur Bildung eines Cholesteatoms gekommen ist. In diesen durch einen überaus fötiden, von weißen und weißgelben Krümeln und Epidermisschollen durchsetzten Eiter gekennzeichneten Fällen verursacht die durch akute Exazerbation der Eiterung hervorgerufene Verjauchung und Aufquellung der Cholesteatommassen heftige Beschwerden. Die plötzliche Umfangszunahme des Cholesteatoms wird sich insbesondere dort durch intensive Kopfschmerzen äußern können, wo das Cholesteatom schon vorher durch Druckusur von im Warzenfortsatz angehäuften Massen bis an die Dura vorgedrungen war.

Die Art und der Sitz der Kopfschmerzen sind sehr verschieden. Oft sind es nur Empfindungen von Eingenommensein oder Schwere des ganzen Kopfes, die den Kranken belästigen, in anderen Fällen wird der Schmerz in die Umgebung des Ohres oder in die diesem entsprechende Kopfseite lokalisiert. Nicht selten werden die Kopfschmerzen von Schwindelgefühl begleitet.

Sehr intensive, andauernde — vor allem der kranken Seite entsprechende — Kopfschmerzen lassen den Verdacht einer endokraniellen Komplikation begründet erscheinen, ein Verdacht, der sich bei profuser Otorrhöe, bei Anwesenheit von Krankheitserscheinungen am Warzenfortsatze (Schwellung, Druckempfindlichkeit) und Temperatursteigerungen zur Gewißheit verdichten wird.

Wie bei der akuten Mittelohreiterung gilt auch hier das Prinzip raschesten Handelns, der sofortigen Operation, die auch in Fällen, welche von vornherein klinisch nicht genau differenziert werden können, dringendst indiziert erscheint.

Das Sistieren einer chronischen Mittelohreiterung darf den Kollegen, der den otoskopischen Befund nicht zu erheben oder nicht richtig zu deuten vermag, nur dann zur Annahme einer Heilung des Prozesses veranlassen, wenn der Kranke dauernd beschwerdefrei bleibt. Auch nur zeitweise Wiederkehr von Kopfschmerzen sollen ihm Veranlassung bieten, sich mit dem Facharzte zu beraten.

In einzelnen Fällen wurde das Fortbestehen von Kopfschmerzen wochen- und monatelang nach der Eröffnung des Warzenfortsatzes beobachtet. Als Ursache fanden sich Verwachsungen der bei der Operation freigelegten Dura mit dem Bindegewebe der Wundhöhle. Nach Lösung dieser Verwachsungen schwanden die Kopfschmerzen.

Bei der außerordentlichen Häufigkeit von Kopfschmerzen erscheint es wünschenswert, einige differentialdiagnostische Momente anzuführen, die eine Abgrenzung des otogenen Kopfschmerzes von Kopfschmerzen anderer Ätiologie ermöglichen.

Der neurasthenische Kopfschmerz tritt meist nach psychischer Erregung oder geistiger Überanstrengung auf und ist gewöhnlich mit krankhafter Reizbarkeit, Stimmungsanomalien, geistiger Ermüdbarkeit, erschwertem Denken, Schlaflosigkeit usw. verbunden. Der Kranke vermag selten ihn genauer zu lokalisieren, er schildert ihn zumeist als Gefühl des Druckes oder der Schwere des ganzen Kopfes, nicht selten als Gefühl eines Reifens um den Kopf, mitunter als Druckgefühl in den Schläfen oder im Hinterhaupt. In vielen Fällen wird der neurasthenische Kopfschmerz durch vasomotorische Zustände ausgelöst. Er kann dann entweder — als Folge einer Lähmung der Vasokonstriktoren — auf eine Gefäßerweiterung zurückzuführen sein und geht dann mit allen Nebenerscheinungen der aktiven Hyperämie (Röte des Gesichtes, klopfenden Empfindungen im Kopfe, erregtem Puls) einher oder er wird durch vasokonstriktorische Vorgänge veranlaßt, in welchen Fällen er von den Erscheinungen der Anämie (Blässe des Gesichtes, Ohrensausen, Schwindelgefühl) begleitet ist.

Vasomotorischen Ursprunges ist auch die Migräne, die durch ihr periodisches Auftreten, ihren typischen Verlauf, die Empfindlichkeit gegen Sinnesreize während des Anfalles und durch Nausea, resp. Erbrechen gekennzeichnet ist. Die Angabe des Patienten, daß Anfälle von Kopfschmerzen schon in seiner frühesten Jugend aufgetreten seien, kann manchmal wohl für die Annahme einer Migräne verwertet werden, verliert jedoch bei langjährigem Bestande einer Mittelohreiterung wesentlich an Beweiskraft.

Der rheumatische Kopfschmerz hat seinen Sitz in der Kopfschwarte oder in der Stirn-, Schläfe- oder Hinterhauptsmuskulatur. Er charakterisiert sich dadurch, daß er durch Berührung des Kopfes, resp. der betreffenden Muskeln und bei Bewegungen gesteigert wird. Die Torticollis rheumatica kann überaus heftige Schmerzen auslösen, die bis in die Regio mastoidea ausstrahlen und die Befürchtung einer Mastoiditis wachzurufen vermögen. Das wird in erhöhtem Maße bei Kranken der Fall sein, bei denen der Schmerz bis in das Ohr ausstrahlt, ganz besonders aber dann, wenn gleichzeitig ein Ohrenfluß besteht. Die Druckempfindlichkeit an der Stelle, von welcher der Schmerz seinen Ausgang nimmt, d. h. bei der Tortikollis an der Nackenmuskulatur, bei der Mastoiditis der Processus mastoideus, das absolut normale Relief des Warzenfortsatzes beim rheumatischen Schmerz und das Ergebnis der Hörprüfung sowie das Verhalten der Temperatur werden in solchen Fällen zur richtigen Diagnose führen. In die Gruppe des rheumatischen Schmerzes gehört auch der sogenannte Knötchenkopfschmerz, der sich durch Auftreten knötchenförmiger Verdickungen (von großer Druckschmerzhaftigkeit) in der Nackenmuskulatur charakterisiert.

Von besonderer Intensität sind Kopfschmerzen, die auf toxischer Grundlage entstanden sind, wie z. B. die Zephalalgien, die durch Narkotika, durch Alkohol, durch Blei, Quecksilber, Kohlendunst verursacht werden, besonders aber die Kopfschmerzen bei chronischer Nephritis und die urämischen Kopfschmerzen. Auch an die Möglichkeit von Kopfschmerzen im Gefolge von chronischem Morphinismus, von Nikotinismus, Diabetes und von Kopfschmerzen durch Autointoxikation infolge von Magen- und Darmstörungen sei erinnert.

Als fast regelmäßigem Krankheitssymptom begegnen wir Kopfschmerzen bei allgemeiner Anämie, welcher Ursache sie auch sein möge, besonders bei der akuten posthämorrhagischen Anämie und bei den verschiedenen Formen der chronischen Anämie wie bei der Chlorose, der perniziösen Anämie usw. Der anämische Kopfschmerz geht gewöhnlich mit Schwindel und Ohrensausen einher, wird zumeist als Klopfen und Hämmern im Kopfe empfunden und erfährt durch Tieflagerung des Kopfes eine wesentliche Milderung.

Zu erwähnen ist ferner der syphilitische Kopfschmerz. Bei der Meningitis basilaris syphilitica (Hirndrucksteigerung) tritt er gewöhnlich in heftigen Attacken auf und verbindet sich hier oft mit Schwindel, Ohnmachts- und Krampfanfällen und Erbrechen. In anderen Fällen ist der syphilitische Kopfschmerz auf eine syphilitische Periostitis zurückzuführen. Während der durch eine Knochenerkrankung bedingte Kopfschmerz ein umschriebener, oft auch auf eine ganz zirkumskripte Stelle beschränkter

Schmerz ist, der durch Beklopfen der betreffenden Schädelpartie gesteigert wird, wird der durch die Basilarmeningitis veranlaßte Kopfschmerz vom Kranken in das Innere des Kopfes verlegt und mehr diffus in der Scheitel-, Schläfe-, Stirn- oder Hinterhauptsgegend empfunden. Die syphilitischen Kopfschmerzen charakterisieren sich ganz besonders durch ihre Exazerbation zur Nachtzeit.

Sehr heftig und andauernd können Kopfschmerzen sein, die durch endarteriitische Veränderungen der zerebralen Gefäße veranlaßt werden. Sie sind meist diffus, verstärken sich bei körperlichen Bewegungen, besonders auch bei der Bauchpresse und nach geistigen Erregungen. Charakteristisch ist ihr Auftreten in den frühen Morgenstunden. Die Patienten werden manchmal durch den Schmerz aus dem Schlafe geweckt. Begleiterscheinungen des arteriosklerotischen Kopfschmerzes sind Schwindel, Gedächtnisschwäche, Schlafstörungen und Intoleranz gegen Alkohol.

Von großer Intensität ist der Kopfschmerz bei Gehirntumoren. Hier wird das Ergebnis der Augenspiegeluntersuchung (Stauungspapille) für die Diagnose mit Erfolg herangezogen werden können. Gehirnabszeß und Meningitis führen seltener zu einer Stauungspapille als zu einer Neuritis optica.

Bezüglich des rhinogenen Kopfschmerzes sei darauf hingewiesen, daß er am häufigsten und intensivsten bei akuten Nebenhöhlenentzündungen auftritt. Es handelt sich entweder um Schmerzen von neuralgiformem Charakter, die sich gewöhnlich in den Vormittagsstunden einstellen, in der Mittagszeit den Höhepunkt erreichen und dann allmählich abklingen, oder um konstante, mehr oder weniger innerhalb der Grenzen der erkrankten Höhlen sich lokalisierende Schmerzen (Höhlenwandschmerzen: Hajek). In den Fällen der zweiten Kategorie besteht meist auch eine ausgesprochene Druck- und Klopfempfindlichkeit der erkrankten Höhle. Die bei chronischen Nebenhöhleneiterungen auftretenden Kopfschmerzen äußern sich entweder in Form eines dumpfen Druckgefühles oder als beständiges Eingenommensein des Kopfes oder sie werden in bestimmten Kopfgegenden empfunden. Bei Erkrankungen der Stirnhöhle und der Siebbeinzellen wird der Schmerz meist in der Stirngegend verspürt, doch wird er auch bei Keilbeinhöhleneiterungen oft dahin verlegt. In anderen Fällen werden die Schmerzen bei Keilbeinhöhlenerkrankungen in die Hinterhaupts- oder Scheitelgegend lokalisiert. An chronischer Kieferhöhleneiterung leidende Kranke empfinden den Schmerz in der Kiefer-, häufiger aber in der Stirngegend.

In Fällen von chronischer Mittelohreiterung wird wohl die otogene Natur des Kopfschmerzes in allererster Reihe im Auge behalten und therapeutisch in Rechnung gezogen werden müssen. Der praktische Arzt lasse sich in solchen Fällen niemals durch gleichzeitiges Bestehen allgemeiner nervöser oder anämischer Krankheitserscheinungen verleiten, die Kopfschmerzen als neurasthenische oder anämische zu deuten. Die Wahrscheinlichkeit, daß bei solchen Kranken die Symptome allgemeiner Nervosität oder Anämie aus der chronischen Mittelohreiterung resultieren, ist weitaus größer als die Möglichkeit eines durch die Neurasthenie oder Anämie verursachten Kopfschmerzes.

Trotzdem darf auch das seltenere Vorkommnis nie außer acht gelassen werden. Man vergesse niemals daran, daß bei ängstlichen, sensitiven Kranken auch schon die bloße Andeutung, es könne eventuell ein operativer Eingriff notwendig erscheinen, die nervöse oder anämische Komponente des Kopfschmerzes derart zu steigern vermag, daß die Differenzierung des Krankheitsbildes auf das äußerste erschwert werden kann.

Daß ganz besonders dann, wenn die Frage der Operation zur Erörterung gelangt, jede Möglichkeit von Kopfschmerzen auf das exakteste erwogen werden muß, braucht selbstverständlich nicht erst speziell betont zu werden.

X. Zerebrale Krankheitserscheinungen.

Zerebrale Krankheitserscheinungen finden wir im Rahmen der Symptomenbilder der schwersten Ohrerkrankungen, vor allem der intrakraniellen, durch Mittelohreiterungen veranlaßten Komplikationen.

Die Literatur verzeichnet allerdings vereinzelte Fälle, in denen zerebrale Erscheinungen (Gehörshalluzinationen, psychische Depression, Erregungszustände, Bewußtlosigkeit, eklamptische Anfälle, Erbrechen usw.) durch Z e r u m i n a l p f r ö p f e oder durch F r e m d k ö r p e r hervorgerufen wurden, doch halte man sich nicht an solche außergewöhnliche Vorkommnisse, sondern denke daran, daß hinter einem solchen Hindernisse als Ursache der zerebralen Störungen eine Mittelohreiterung gelegen sein könne, die wohl auch in der Regel nachzuweisen sein wird.

Bei Kindern in den ersten Lebensjahren kann sich das Krankheitsbild der akuten Otitis vor dem Durchbruche des Trommelfelles zu außerordentlicher Höhe steigern. Es können unter hohem Fieber zerebrale Erscheinungen (Bewußtlosigkeit, Aufschreien, Konvulsionen, Erbrechen) auftreten, die mit dem Eintritte des Trommelfelldurchbruches sehr rasch verschwinden. Diese zerebralen Symptome werden durch die zahlreichen Gefäßanastomosen zwischen Trommelhöhle und Schädelhöhle des Kindes auf dem Wege der hier noch nicht vereinigten Suturen des Schädels vermittelt.

Treten zerebrale Erscheinungen jedoch bei schon bestehender Otorrhöe auf, dann müssen sie als Anzeichen einer schweren Komplikation angesehen und dementsprechend sehr ernst beurteilt werden.

Wohl kann auch die nicht komplizierte akute Mastoiditis — bei gleichzeitiger Eiterretention im Mittelohre oder bei allseitig abgeschlossenem Mastoidabszesse (wenn z. B. der eiterige Prozeß in der Trommelhöhle abgelaufen ist und die Perforationsöffnung im Trommelfell sich geschlossen hat) — Kopfschmerzen, Schwindel, Erbrechen, Konvulsionen usw. hervorrufen, im allgemeinen aber dürfen wir uns mit dieser Diagnose bei so schwerem Krankheitsbilde nicht zufrieden geben, sondern müssen mit einer endokraniellen otitischen Komplikation rechnen.

Die endokraniellen Komplikationen, die hier in Betracht kommen, sind:

1. Durch Ausbreitung im Schläfebein befindlicher Eiterherde bis an die Dura entstehende große, die Dura (der mittleren oder hinteren Schädelgrube) abhebende und das Gehirn komprimierende extradurale Abszesse.

2. Die otitische Thrombophlebitis, wenn der thrombosierte Sinusinhalt vereitert und der endosinöse Abszeß zwischen Dura und Knochen durchbricht oder wenn es wie bei länger dauernden Prozessen zur eiterigen Meningitis kommt.

3. Die durch entzündliche Vermehrung der Zerebrospinalflüssigkeit und hierdurch bewirkte Erhöhung des

intrakraniellen Druckes gekennzeichnete seröse Meningitis.

4. Der otogene Hirnabszeß.

5. Die umschriebene eiterige Pachyleptomeningitis (vor allem bei bedeutender intrameningealer Eiteransammlung) und

6. Die diffuse eiterige Pachyleptomeningitis (Meningoenzephalitis).

Alle diese Erkrankungsformen können sich entweder schon einige Zeit vorher durch initiale Allgemeinsymptome wie schlechtes Aussehen, auffallende geistige und körperliche Ermüdbarkeit, Appetitlosigkeit, Kopfschmerzen, unruhigen Schlaf kundgeben oder auch ganz plötzlich manifest werden.

Im manifesten Stadium der Erkrankung treten Krankheitssymptome auf, die einem vermehrten Hirndruck, resp. einem Hirnödem oder einer Enzephalitis entsprechen, und solche, die nach Zerstörung von Hirnsubstanz durch Unterbrechung der Nervenbahnen herbeigeführt werden (Herdsymptome).

Zu den ersteren gehören Kopfschmerzen, Übelkeit, Erbrechen, Pulsverlangsamung, Ruhelosigkeit, motorische Unruhe während der Nacht mit Unvermögen, sich daran zu erinnern, Bewußtseinsstörungen, Delirien, starke Füllung der Venen des Augenhintergrundes, epileptiforme Krämpfe usw., zu den Herdsymptomen Krämpfe und Lähmungserscheinungen der Extremitäten, des Fazialis, Sprachstörungen, Blicklähmungen, Sehstörungen, Geruchstörungen, bei Kleinhirnerkrankungen zerebellare Ataxie usw.

Das Endstadium zeigt die Symptome der Meningitis: Nackensteifigkeit, Hauthyperästhesie, Kernigsches Symptom, Erbrechen, Konvulsionen, Unregelmäßigkeit der Atmung, Bewußtseinsverlust, Incontinentia urinae et alvi usw.

Auf die Differentialdiagnose der einzelnen endokraniellen Komplikationen soll hier nicht eingegangen werden. Sie kann in vielen Fällen große Schwierigkeiten bieten. „Es kommt aber“, wie Alexander in dem Abschnitte: Die endokraniellen otogenen Krankheiten seines Buches „Die Ohrenkrankheiten im Kindesalter“ [1]) sich äußert, „nicht so sehr darauf an, daß wir die intrakranielle Erkrankung nach

[1]) Leipzig, Verlag von F. C. W. Vogel, 1912.

ihrem anatomischen Charakter und ihrer Tiefenausdehnung gegen das Gehirn klinisch diagnostizieren, als vielmehr darauf, *daß wir die intrakranielle Erkrankung als solche diagnostisch vor der Operation feststellen.* Wir können vollkommen damit zufrieden sein, wenn wir in zweifelhaften Fällen die Diagnose auf Miterkrankung im Gebiete der mittleren, bzw. hinteren Schädelgrube stellen. Diese Diagnose ist ausreichend für die Indikation zur sofortigen Operation und wir werden in diesen Fällen in der Lage sein, unsere unvollkommene klinische Diagnose durch den Operationsbefund zu ergänzen."

Der praktische Arzt, der eine Mittelohreiterung behandelt, wende nicht nur dem lokalen Prozesse, sondern auch dem Allgemeinzustande des Patienten konstante Aufmerksamkeit zu und erblicke auch in scheinbar so vagen Symptomen, wie Schlafstörungen, rasche körperliche und geistige Ermüdbarkeit, Appetitlosigkeit, schlechtes Aussehen (dabei hektische Röte der Wangen) Krankheitserscheinungen, die nicht ernst genug gewertet werden können.

Ebenso vergesse er aber auch niemals sich bei Kranken, die ihn wegen solcher Krankheitserscheinungen konsultieren, darüber zu informieren, ob seitens des Ohres irgendeine Beschwerde vorliegt, vor allem ob ein Ohrenfluß besteht oder jemals bestanden habe. Das Fehlen irgendwelcher Krankheitszeichen am Warzenfortsatze, auch das Fehlen von Sekret im äußeren Gehörgange darf niemals zur Annahme eines normalen Gehörorganes verführen. Kann man sich durch den otoskopischen Befund nicht mit voller Bestimmtheit über das Aussehen des Trommelfelles, bzw. über den Zustand des Mittelohres orientieren (wobei man niemals außer acht lassen darf, daß sich hinter einer kleinen Schuppe oder Kruste die Mündung eines Eiterherdes verbergen kann), so ziehe man das Ergebnis der Hörprüfung zu Rate. Nur der Nachweis einer vollkommen einwandfreien Funktion des Hörapparates darf uns an normale Verhältnisse im Mittelohre glauben lassen. Der geringste Zweifel daran genüge dem praktischen Arzt, sich von fachärztlicher Seite darüber aufklären zu lassen, ob die zerebralen Erscheinungen als otogene anzusehen sind oder nicht.

So wie aber der praktische Arzt auf das Urteil des Ohrenarztes angewiesen ist, so wird in vielen Fällen auch der Ohrenarzt des internen Befundes nicht entraten können.

Oft gibt erst das Resultat der internen Untersuchung Aufschluß darüber, ob wir die nachzuweisende Ohreiterung als Ursache gleichzeitig bestehender zerebraler Störungen bezeichnen dürfen oder ob diese nicht anderer Herkunft (Urämie, Tumor cerebri, enzephalitische Prozesse, Arteriosklerose der zerebralen Gefäße usw.) sind.

XI. Die otogene Fazialislähmung.

Die Fazialislähmung — eine im Gefolge verschiedener Ohrerkrankungen auftretende Krankheitserscheinung — kann traumatischer und entzündlicher Natur sein.

Die traumatische Läsion des Nerven kann hervorgerufen werden durch Frakturen der Schädelbasis, die durch das Felsenbein ziehen, durch Schuß- und Stichverletzungen des Ohres und durch Verletzungen des Fazialis bei operativen Eingriffen (bei Freilegung der Mittelohrräume). Die Lähmung tritt sofort ein, wenn der Nerv direkt lädiert wurde, oder nach einiger Zeit, wenn er erst nachträglich durch Entzündung oder Bluterguß in den Fallopschen Kanal geschädigt wurde.

Entzündlicher Natur sind die Fazialislähmungen, die im Verlaufe akuter Mittelohrentzündungen, resp. -eiterungen und im Gefolge chronischer Mittelohreiterungen auftreten. Die Lähmung kommt dadurch zustande, daß sich der entzündliche Prozeß auf den Canalis Fallopiae und auf das Neurilemm des Nervus facialis fortpflanzt, was entweder durch kongenitale Dehiszenzen des Canalis Fallopiae oder durch kariöse Zerstörung der knöchernen Wandungen dieses Kanales vermittelt werden kann oder dadurch, daß der durch den kariösen Prozeß freigelegte Nerv durch Granulationen, Polypen, Sekretmassen oder Cholesteatom eine Kompression erleidet. Auch Hyperostosen des Fazialiskanals oder Sequester des Labyrinthes können den Nervus facialis durch Druck schädigen.

Eine Fazialislähmung kann ferner auftreten infolge von Labyrintheiterung, in Fällen von eiteriger Entzündung im inneren Gehörgang (bei eiteriger Meningitis), bei großen Extraduralabszessen der mittleren Schädelgrube, bei otitischen Schläfelappenabszessen und in gewissen Fällen von Kleinhirnabszessen (bei Ausbreitung des Abszesses im Wurm oder bei Druck auf die Fossa rhomboidalis).

An den otogenen Charakter einer Fazialislähmung wird man bei einer akuten oder chronischen Mittelohreiterung immer denken müssen, vor allem aber dann, wenn sich die Lähmung (nach vorausgegangenen Reizerscheinungen) im Laufe einiger Tage bis zu einigen Wochen entwickelt. Ein unvermitteltes, plötzliches Auftreten wie bei der rheumatischen Fazialislähmung wird bei der otogenen nur selten beobachtet.

Die zentrale Lähmung betrifft im Gegensatze zur peripheren Lähmung nie den ganzen Nerv, sondern nur den oberen oder unteren Fazialis, die elektrische Erregbarkeit ist bei der peripheren Lähmung pathologisch verändert, bei der zentralen normal.

Krämpfe und Lähmungserscheinungen des gleichseitigen Fazialis und der Extremitäten der anderen Seite gehören zu den Herdsymptomen des in der Capsula interna lokalisierten Hirnabszesses.

XII. Die otogene Abduzenslähmung.

Weitaus seltener als die Fazialislähmung ist die Abduzenslähmung otitischen Ursprunges. Sie wird im Verlaufe sehr heftiger, meist mit mastoiditischen Erscheinungen komplizierter akuter Otitiden beobachtet und als Ausdruck einer Neuritis angesehen, die durch endzündliche Vorgänge an der Felsenbeinspitze (durch eine zirkumskripte Meningitis) zustande kommt.

Der Abduzens verläuft nämlich in einer knöchernen Halbrinne von der äußeren Seite des Sinus petrosus inferior zum Sinus cavernosus und liegt dabei 1 cm lang der äußeren Felsenbeinspitze an.

Die Neuritis des Abduzens erfolgt von den peritubalen pneumatischen Räumen aus, die sich (V. Urbantschitsch) bis zur Pyramidenspitze und zur Schädelhöhle erstrecken und zuweilen mit der vorderen Hälfte der Paukenhöhle in offener Verbindung stehen. Sie kann aber auch von dem die Karotis umspinnenden, zarten venösen und lymphatischen Netze des Canalis caroticus ausgehen.

Die Mittelohreiterungen, welche mit Abduzenslähmungen einhergehen, sind häufig mit heftigem Schmerz in der Schläfegegend, in einzelnen Fällen mit Neuritis optica vergesellschaftet (Gradenigo).

Bei großen Extraduralabszessen der hinteren Schädelgrube und bei Kleinhirnabszessen kann es, durch Hirnödem, bzw. durch Druck des Abszesses auf den Abduzens veranlaßt, zur Abduzenslähmung kommen.

Die Abduzenslähmung otitischen Ursprunges ist unter allen Umständen als ein Symptom von sehr ernster Bedeutung anzusehen.

Anhangsweise sei erwähnt, daß otogene Schläfeabszesse durch Druck des Hirnabszesses auf den Hirnstamm auch zu Lähmungen des Trochlearis und des Okulomotorius auf der Seite der Erkrankung führen können.

XIII. Störungen der Sprache.

Bedenkt man den innigen Kontakt, der zwischen Gehör und Sprache herrscht, so erscheint es verständlich, daß Erkrankungen des Gehörorganes nicht selten auch Störungen der Sprache im Gefolge haben.

Die Erlernung der Sprache beruht auf dem erhaltenen Gehör und so kommt es, daß die angeborene oder in den ersten Lebensjahren erworbene Taubheit von Stummheit gefolgt ist.

Allerdings können durch fachmännischen Unterricht, vor allem durch Anwendung der Artikulationsmethode auch solche Taube dahin gebracht werden, sich der Lautsprache zu bedienen, doch entbehrt die Sprache in solchen Fällen der normalen Weichheit, Modulationsfähigkeit und Deutlichkeit. Sie ist rauh, laut, schwerfällig. Man wird solche Taube an der Art der Artikulation, an der Zuhilfenahme entsprechender mimischer Bewegungen, vor allem an eigentümlichen Mitbewegungen der Zunge und der Lippen sofort zu erkennen in der Lage sein.

Besser ist die Aussprache, wenn die Ertaubung keine totale war und noch Hörreste bestanden, die mittels zweckentsprechender Hörübungen dem Sprachunterrichte dienstbar gemacht werden konnten. In solchen Fällen kann die Aussprache mitunter von überraschender Deutlichkeit und Modulationsfähigkeit sein.

Ist die Ertaubung erst nach Erlernung der Sprache eingetreten, so kann durch möglichst rasch beginnenden, zielbewußten Unterricht der frühere Charakter und die normale Klangfarbe der Sprache gerettet werden, während durch Außerachtlassung entsprechenden Unterrichtes oder verspäteten Beginn desselben die Sprache eine mehr oder weniger bedeutende qualitative Einbuße erleiden wird.

Sehr häufig gehören Sprachstörungen zum Symptomenbilde des Kretinismus. Abgesehen von dem Sprachmangel der tauben Kretinen, findet man Sprachlosigkeit auch bei manchen hörenden Kretinen. Nach Alexander kann man diese Sprachlosigkeit als Aphasie, als psychische Taubheit oder Hörstummheit bezeichnen. Es handelt sich hierbei nicht um Formen von reinem Kretinismus, sondern um Kombinationsformen von Kretinismus und Idiotie, und die Sprachlosigkeit wird in solchen Fällen nicht nur durch die psychische Stumpfheit dieser Kretinen, sondern auch durch Veränderungen des Gehirns verursacht. Selbst bei gutem Hörvermögen kann die Sprachentwicklung bei Kretinen infolge psychischer Mängel vollkommen ausbleiben oder auf einem sehr tiefen Niveau stehen bleiben.

In manchen Fällen von Kretinismus sind es nach Alexander die Nasenrachenveränderungen, die nebst anderen Symptomen (Herabsetzung der Hörschärfe, Abnormitäten der Atmung) auch abnorme Artikulation und mangelnde Sprachbildung im Gefolge haben.

Bei Kranken, die das Hörvermögen nicht plötzlich, sondern durch ein chronisches Ohrenleiden im Laufe von Jahren eingebüßt haben, ist es weniger die Sprache als die Sprachweise, die gewisse Änderungen zeigt. Das Sprechen der Patienten kann hierbei so charakteristisch sein, daß es nicht unwesentliche Direktiven in diagnostischer Hinsicht bietet.

Kranke, die an labyrinthärer Schwerhörigkeit leiden, pflegen, um sich selbst besser zu hören, laut zu sprechen, in späteren Stadien der Erkrankung sogar fast zu schreien. Im Gegensatze hierzu sprechen mit Otosklerose behaftete Patienten, die infolge der verstärkten Kopfknochenleitung ihre eigene Stimme überlaut hören und unangenehm empfinden, auffallend leicht. Hat ein Ohrenleiden schon im jugendlichen Alter seinen Anfang genommen, so werden wir fast ausnahmslos Veränderungen der Sprache hinsichtlich ihrer Modulationsfähigkeit, ihrer Klangfarbe und Artikulation festzustellen in der Lage sein.

Sprachstörungen gehören auch zu den Begleiterscheinungen (Herd-, resp. Ausfallssymptomen) linksseitiger (bei Linkshändern rechtsseitiger) otitischer Hirnabszesse, sei es, daß es sich um direkte Läsion der betreffenden Zentren durch in ihrem Bereiche liegende Krankheitsherde handelt, sei es, daß diese Zentren durch anderweitig lokalisierte Abszesse infolge von Druck, infolge von Fortleitung des Druckes vom Entzündungsherde auf die Umgebung oder infolge von Ödem in ihrer Funktionstüchtigkeit beeinträchtigt werden. Die hier in Betracht kommenden Sprachstörungen sind die amnestische oder sensorische Aphasie, die motorische oder ataktische Aphasie, in selteneren Fällen die optisch amnestische Aphasie und die Worttaubheit.

Auch zu den Symptomen von Kleinhirnabszessen können Sprachstörungen — hier in Verbindung mit Schlingbeschwerden: Dysarthrie und Dysphagie — gehören. Sie kommen in solchen Fällen durch Druckwirkung des Abszesses auf Pons und Medulla oblongata zustande.

II.

Die Therapie der Ohrenkrankheiten.

In Übereinstimmung mit der im ersten Abschnitte dieses Buches durchgeführten Gruppierung des Stoffes nach einzelnen Krankheitssymptomen soll auch im zweiten Teile die Therapie der Ohrenkrankheiten an der Hand der einzelnen Krankheitserscheinungen erörtert werden. Wenn ich die uns in der Ohrenheilkunde zu Gebote stehenden Behandlungsmethoden den einzelnen Krankheitssymptomen gemäß angeordnet habe, so bezweckte ich damit absolut nicht, dem praktischen Arzte eine symptomatische Behandlung der Ohrenkrankheiten anzuraten. Es wäre unter keinen Umständen zu rechtfertigen, wenn man den praktischen Arzt dahin führen wollte, das Krankheitssymptom und nicht die Krankheit zu berücksichtigen. Was für jede Disziplin in der Medizin gilt, muß mit der gleichen Selbstverständlichkeit auch in der Ohrenheilkunde zu Recht bestehen: Eine rationelle Behandlung ist nur bei Kenntnis der vorliegenden Krankheit denkbar. Es gibt keine Behandlung des Ohrenschmerzes, des Ohrenflusses oder des Ohrenschwindels, solange man sich nicht darüber klar geworden ist, was den Schmerz, den Ohrenfluß oder den Schwindel verursacht hat.

Es erschien mir im Interesse einer leichteren Übersicht über die therapeutischen Maßnahmen, die der Bekämpfung der Krankheiten des Ohres dienen, zweckmäßig, eine gewisse Gruppierung der Behandlungsmethoden vorzunehmen, und ich glaubte für diesen Zweck die Einteilung des Stoffes nach Symptomen vor allem deshalb vornehmen zu dürfen, weil sie mir gestattete, den im diagnostischen Teile des Buches gewählten Aufbau des Materiales beizubehalten.

Ich glaube damit aber auch im Interesse instruktiver Orientierung einen zweiten Vorteil für den praktischen Arzt verbunden zu haben, indem ich ihm in den der Therapie gewidmeten Kapiteln die verschiedenen Ohrerkrankungen, an welche er bei Berücksichtigung eines Krankheitssymptomes denken muß, noch ein zweitesmal vorhalte. Die Therapie der einzelnen Symptome ist nicht wahllos aufgezählt, sondern den einzelnen Erkrankungen entsprechend klargelegt und näher begründet.

War es zum Verständnisse des Gegenstandes bei der Besprechung der Symptomatologie notwendig, manches ausführlicher und breiter zu gestalten, als vielleicht der Übersicht über den Stoff dienlich sein konnte, so soll die Therapie unter ausschließlicher Berücksichtigung derjenigen therapeutischen Methoden, die dem praktischen Arzte ruhig überantwortet werden können, möglichst knapp und kurz zusammengefaßt werden.

Ich sehe meine Aufgabe darin gegeben, den Kollegen 1. zu instruieren, welche Ziele er sich bei unverläßlicher Beurteilung otoskopischer Bilder in der Therapie der Ohrenkrankheiten stecken, inwieweit er bei seinen Bestrebungen, Ohrenbeschwerden zu beseitigen oder zu mildern, unbesorgt gehen darf, welche Mittel ihm zur symptomatischen Behandlung zur Verfügung stehen, und 2. ihn darauf hinzuweisen, wie er bei rechtzeitiger Erfassung und richtiger Einschätzung von Krankheitssymptomen seitens des Ohres durch sofortige Heranziehung des Spezialarztes Komplikationen abwenden oder dort, wo solche eingetreten sind, eine gefahrdrohende Wendung der Krankheit verhüten kann.

Die Methodik der einzelnen therapeutischen Verfahren wird bei der Behandlung jener Krankheitssymptome besprochen, zu deren Beseitigung sie ganz besonders in Anwendung gebracht werden, so die Methode des Ausspritzens des Ohres im Kapitel: Die Behandlung des Ohrenflusses, das Verfahren der Lufteintreibung nach Politzer im Kapitel: Die Behandlung der Schwerhörigkeit, verursacht durch akute Tuben- und Mittelohrkatarrhe, das Verfahren des Katheterismus der Ohrtrompete im Kapitel: Die Behandlung der Schwerhörigkeit, verursacht durch chronische Mittelohrkatarrhe.

Die konservativen Behandlungsmethoden der akuten und chronischen Mittelohreiterung, deren Kenntnis für den praktischen Arzt von besonderer Wichtigkeit ist, werden möglichst eingehend behandelt, dagegen habe ich auf die Besprechung operativer Methoden verzichtet — mit Ausschluß der Parazentese, der eine Sonderstellung eingeräumt werden muß.

Ich vertrete mit Entschiedenheit den Standpunkt, daß derjenige Kollege, der nicht in der Lage ist, sich ein völlig klares, in seinen Einzelheiten genau verständliches otoskopisches Bild zu verschaffen und der sich nicht durch wiederholte Anwendung der Sonde eine absolute Verläßlichkeit in der Abschätzung der Distanzen im Ohre angeeignet hat, durch die Anwendung eines jeden Instrumentes, sei es nun der Schlinge, der Polypenzange, des Ringmessers oder auch nur des Ätzmittelträgers weit mehr Schaden anrichten als Nutzen stiften kann.

Es wird gewiß auch dem wenig Geübten bei weit in den Gehörgang hineinwuchernden Granulationen oder Polypen manchmal gelingen, größere oder kleinere Stücke derselben zu entfernen.

Man versuche aber, sich darüber klar zu werden, wie wenig man mit einem solchen unvollkommenen operativen Vorgehen für die Beseitigung der zugrunde liegenden Mittelohreiterung leistet, und halte sich gleichzeitig vor Augen, daß man durch brüske oder ungeschickte Extraktion von Granulationen den Stapes luxieren und die Möglichkeit einer Labyrinthinfektion herbeiführen kann, daß man bei unvorsichtigem Kurettement der Paukenhöhle durch eine Läsion des Promontoriums das Labyrinth, durch Perforation des Paukenhöhlendaches die mittlere Schädelgrube freilegen kann.

Die Entfernung von Granulationen oder Polypen aus den Mittelohrräumen erfordert die exakteste otoskopische Technik und die subtilste Handhabung des Instrumentariums. Wer ihrer nicht absolut sicher ist, der vermeide unter allen Umständen jedes operative Vorgehen. Was von den kleineren operativen Eingriffen gilt, gilt selbstverständlich in weit höherem Maße von den komplizierteren endotympanalen operativen Methoden, der Extraktion von Gehörknöchelchen, der Durchschneidung von Ligamenten, Adhäsionen, Muskelsehnen usw.

Die Parazentese ist der einzige operative Eingriff, an den sich der praktische Arzt, sofern er der Otoskopie nur soweit mächtig ist, daß er das entzündete Trommelfell deutlich zu sehen vermag, wagen darf, ja bei schweren Krankheitserscheinungen wagen muß. Ihre Indikation und Technik soll daher genau erörtert werden. Bei diesem operativen Eingriff kann selbst bei mangelhafter Technik — unter Beobachtung gewisser Vorsichtsmaßregeln — kaum irgendwelcher Schaden gestiftet werden.

I. Die Behandlung von Ohrenschmerzen.

Bei akutem und chronischem Ekzem des äußeren Ohres.

Die quälenden Symptome des akuten Ekzems (Jucken, Brennen, Stechen, Gefühl von Spannung) werden durch Umschläge mit einer schwachen Burowlösung (1 : 10) oder einer 1proz. Borsäurelösung gemildert. Auch eine Mischung von Aqua calcis und Ol. lini zu gleichen Teilen vermittelt durch ihre kühlende Wirkung eine Linderung der Beschwerden.

Bei Blasenbildung und starkem Nässen empfiehlt sich Bestreuung mit Amyl. oryzae und Talcum venetum.

Rhagaden und Exkoriationen heilen unter Pinselung mit 3 bis 5proz. Lapislösung.

Bei chronischem Ekzem bewährt sich — nach sorgfältiger Entfernung der vorher mit Mandel- oder Olivenöl erweichten Krusten und Borken — eine Präzipitatzinksalbe:

Hydrarg. praecip. alb.		0,1
Zinci oxydat.		0,2
Lanolin		
Vaselin	ana	10,0

oder eine Zinksalbe:

Zinci oxydat.		
Lanolin		
Ol. olivar.	ana	5,0

Die heftigen Schmerzen, die als Begleiterscheinung herpetischer Eruptionen am äußeren Ohre auftreten, werden durch Anwendung von Streupulvern und Anlegen eines Watteverbandes bei gleichzeitiger interner Darreichung eines antineuralgischen Präparates bekämpft.

Die Behandlung der Knorpelhautentzündung (Perichondritis) der Ohrmuschel besteht in der Anwendung antiphlogistischer Maßnahmen (Applikation von Umschlägen mit entsprechend verdünnter essigsaurer Tonerde oder Alkohol). Nach Ablauf des schmerzhaften Stadiums wird die

Aufsaugung des Exsudates am besten durch leichte Massage mit Credéscher Silbersalbe gefördert. Bei ausgedehnter Exsudation oder längerem Bestande des Krankheitsprozesses sind Kompressionsverbände (trocken oder mit Alkohol getränkt) zu empfehlen. Von einer chirurgischen Behandlung (Inzision der Ohrmuschel und Aspiration des Exsudates) sehe man bei der serösen Perichondritis ab. Ebenso ist die Entleerung des Exsudates mit nachfolgender Einspritzung von Jodlösung oder anderen medikamentösen Substanzen zu widerraten.

Auch bei der phlegmonösen, eiterigen Perichondritis versuche man zunächst eine Rückbildung des Exsudates durch Anwendung warmer Umschläge mit essigsaurer Tonerde oder Alkohol zu erzielen. Die Inzision ist nur bei deutlich ausgebildeter Abszeßbildung (Fluktuation) vorzunehmen und zwar, um eine Entstellung der Konfiguration der Außenfläche der Ohrmuschel zu verhüten, an der medialen Fläche derselben. Muß die Inzision an der äußeren Muschelfläche vorgenommen werden, so geschehe sie in der Weise, daß die Schnitte nach Möglichkeit im Bereiche vertiefter Stellen der Ohrmuschel, und zwar parallel dem Muschelrande, vorgenommen werden. Eine Exkochleation nach der Inzision ist zu vermeiden. Man unterlasse es niemals, den Patienten oder seine Umgebung rechtzeitig darauf aufmerksam zu machen, daß die eiterige Perichondritis mit einer bleibenden Deformität der Ohrmuschel ausheilen könne.

Stellen sich Schmerzen im Gefolge eines Othaematoms ein, so wende man in den ersten Tagen Burow- oder Alkoholumschläge an, später appliziert man mit Vorteil Verbände, welche eine mäßige Kompression der Ohrmuschel von beiden Seiten her bewirken.

Die Schmerzen, welche die Gehörgangsentzündung begleiten, können im Beginne der Erkrankung manchmal durch feste Tamponade des Gehörganges mit einem Gazestreifen, welcher in eine Mischung von 2proz. Argentum nitricum und Alkohol (zu gleichen Teilen) getaucht oder mit einer 6- bis 8fach verdünnten Burowlösung getränkt wurde, gemildert, resp. beseitigt werden. Den Gazestreifen lasse man nachträglich öfters durch Auftropfen der gleichen Lösung anfeuchten. Steigern sich die Schmerzen, so lockere man den Streifen oder entferne ihn.

Auch die Pinselung der Gehörgangswand mit 3proz. Karbolglyzerin oder mit einer Ichthyollösung vermag zuweilen den Krankheitsprozeß zu koupieren und schmerzmildernd zu wirken.

Sehr günstig bewährt sich im Anfangsstadium die Behandlung mit Glühlicht (Cemach)[1].

Gehen die entzündlichen Erscheinungen und damit die Schmerzen nicht zurück, so führe man einen schmalen Gazestreifen, der in eine warme Lösung von

Liquor. Burow.	
Aqu. destillat.	35,0
Spirit. vin.	10,0

getaucht wurde, locker in den Gehörgang ein und lasse ihn 2- bis 3stündlich durch Aufträufeln derselben Lösung frisch befeuchten. Gleichzeitig verordne man warme Umschläge, die am besten in Form von Kataplasmen mit Leinsamenmehl Anwendung finden, und ein dem Alter des Patienten entsprechend zu dosierendes Antineuralgikum.

Unter Anwendung dieser Therapie sieht man die Infiltration der Gehörgangswand mitunter noch zurückgehen, meistens aber kommt es unter rascher Zunahme der Schwellung und Rötung der Gehörgangswand zur Eiterbildung. Mit dem Durchbruch des Eiters schwinden die Schmerzen gewöhnlich sehr rasch. Eine Zunahme der Schmerzen kann durch eine Eiterretention verursacht werden, hat aber häufiger in dem Auftreten eines neuen Entzündungsherdes, bzw. Furunkels seinen Grund. Durch sorgfältige Reinigung des Gehörganges von angesammeltem Sekret (durch Austupfen, nicht durch Spülung!) und durch Auseinanderhalten der Gehörgangswände mittels locker eingeführter und öfters mit Burow-Alkohol zu befeuchtender Streifen kann der Entwicklung neuer Entzündungsherde oft mit Erfolg entgegengewirkt werden.

Gelangt ein zur Bildung gekommener Abszeß nicht zur spontanen Eröffnung oder ist die spontan entstandene Durchbruchsöffnung nicht groß genug, so ist die Spaltung des Eiterherdes, resp. die Erweiterung der Perforationsstelle vorzunehmen. Bei sehr ängstlichen oder empfindlichen

[1]) Unter Glühlichtbehandlung versteht man die Bestrahlung mit hochkerzigen (500 bis 600 Kerzen starken) Metallfadenlampen, deren Licht aus einer Entfernung von 15 bis 20 cm mittels Trichters auf die kranke Stelle gerichtet wird.

Kranken geschieht dieser meist sehr schmerzhafte Eingriff am besten im Ätherrausch oder in (der hierzu ganz besonders geeigneten) Chloräthylnarkose.

Nach der Inzision entferne man das zutage getretene eiterige Sekret, führe ein mit Burow-Alkohol getauchtes Gazestreifchen ein und lege dem Kranken einen das kranke Ohr deckenden Verband an.

Nach Rückgang der entzündlichen Erscheinungen lasse man den Gehörgang zur Verhütung von Rezidiven längere Zeit mit Borvaselin oder mit 10proz. Mentholglyzerin befetten.

Erwähnen möchte ich noch, daß in Fällen, in denen die Gehörgangsentzündung als Folgeerscheinung einer akuten oder chronischen Mittelohreiterung aufgetreten ist, Ausspülungen des Gehörganges oder Einträufelungen von Hydrogen während der Dauer der Gehörgangsentzündung zu vermeiden sind und die Entfernung des im Gehörgange angesammelten Sekretes nur durch Austupfen mit Watte vorzunehmen ist.

Die Therapie der diffusen Entzündung des äußeren Gehörganges deckt sich im allgemeinen mit der der zirkumskripten Entzündung.

Bei hochgradigen Schmerzen erreicht man manchmal mit wiederholten Spülungen mit heißer Borlösung und nachherigen Einlagen von Gazestreifen, die mit Alkohol oder 3proz. Lapislösung befeuchtet wurden, eine Verringerung der Beschwerden. Dort, wo sich die Anwendung von Wärme gänzlich resultatlos erweist, versuche man die Applikation lokaler Kälte.

Bei jener Form der Gehörgangsentzündung, die durch das Auftreten von blauroten (mit serös-hämorrhagischem Inhalt gefüllten) Blasen charakterisiert ist, erzielt man ein rasches Nachlassen der Schmerzen durch die Eröffnung der Blasen mittels eines kleinen Spitzbistouris oder einer Parazentesennadel. Oft genügt schon der Druck mit einer Sonde, die Blasen zum Platzen zu bringen. Wenn nicht gleichzeitig eine Mittelohrentzündung vorliegt, schwindet der Schmerz sehr rasch.

Bei geschwürigen Prozessen des äußeren Ohres darf man sich niemals auf die lokale Behandlung der Geschwüre beschränken, sondern muß immer der Ätiologie der Ulzeration nachgehen. Meist finden wir die Ursache in einer vernachlässigten Mittelohreiterung mit konsekutivem Gehörgangsekzem, auf dessen Boden der ulzerative Prozeß zur Entwicklung gelangt. Bei gleichzeitiger Behandlung der Mittelohreiterung (sorgfältige Entfernung des Sekretes durch Austupfen oder Ausspülung des Gehörganges) erzielt man mit Einlagen befetteter Gazestreifen (eventuell nach vorausgegangener Lapisierung des Ulkus) meist rasche Heilung.

Seltener führen die primären nässenden Ekzeme des Gehörganges zur Geschwürsbildung im Meatus auditor. ext. Hier bewähren sich Einblasungen von Amylum oryzae oder Talcum venet. (in dünner Schichte) oder Einlagen von Gazestreifen, die mit Zink- oder Diachylonsalbe befettet wurden, am besten.

Bei syphilitischen Geschwüren (sehr selten sind Initialsklerosen an der Ohrmuschel, häufiger begegnen wir exulzerierten Papeln oder gummösen Geschwüren an der Ohrmuschel oder im Gehörgange) besteht die Therapie in Lapisierung der Geschwürsflächen und sofortiger Einleitung entsprechender Allgemeinbehandlung.

Für die Ausheilung tuberkulöser Geschwüre ist bei richtig gewählter hygienisch-diätetischer und klimatischer Behandlung vor allem durch Anwendung der Heliotherapie (Sonnenlicht oder Quarzlampe — Cemach) sehr Günstiges zu erwarten.

Treten heftige Ohrenschmerzen auf, die man in Erwägung ihrer ätiologischen Momente (wenn sie sich z. B. nach heftigem Schnupfen, nach einer Nasendusche, im Verlaufe akuter Infektionskrankheiten, nach plötzlichem Eindringen von Wasser in den Gehörgang einstellen) oder nach der Natur ihrer Begleitumstände (fieberhafte Temperatur, Herabsetzung des Hörvermögens, Rötung des Trommelfelles) auf eine akute Mittelohrentzündung zurückführen kann, so gibt man zur Bekämpfung der Schmerzen am besten folgende Ratschläge:

1. Werde der Patient — gleichviel, ob er fiebert oder nicht — im Bette gehalten,
2. appliziere man Wärme (die meist viel wohltuender empfunden wird als Kälte) in Form von Einhüllungen des Kopfes in warme Tücher oder in heiße feuchte Kompressen, eventuell mittels eines Thermophors,

3. lasse man wiederholt Einträufelungen einer erwärmten Mischung von Glyzerin und Wasser zu gleichen Teilen oder eines erwärmten Öles in den Gehörgang vornehmen,
4. verordne man die Darreichung eines dem Alter des Patienten entsprechend dosierten Diaphoretikums, am besten von Aspirin,
5. sorge man für ausgiebige Stuhlentleerung.

Mitunter werden diese Maßnahmen durch ableitende heiße Fußbäder in ihrer Wirkung gefördert.

Opiate oder andere narkotische Präparate sollen, wenn irgendwie möglich, vermieden werden. In Fällen, in denen die Applikation von Wärme am kranken Ohre gänzlich resultatlos bleibt, mache man einen Versuch, die Schmerzen mit kalten Kompressen zu lindern.

Wenn die Schmerzen trotz Anwendung aller dieser Maßnahmen andauern oder gar eine Steigerung erfahren, wenn, wie dies mitunter bei Kindern der Fall ist, zerebrale Reizerscheinungen (Meningismus) auftreten, wenn das Fieber am zweiten Tage der Erkrankung konstant bleibt oder eine Zunahme erfährt und wenn gleichzeitig auch die Hörweite abnimmt, so darf man das Vorhandensein eines eiterigen Exsudates in der Paukenhöhle voraussetzen. Damit ist die Indikation zur Parazentese gegeben. Otoskopisch wird in diesen Fällen die teilweise oder gänzliche Vorwölbung des Trommelfelles zu erkennen sein.

Ergeben sich irgendwelche Anhaltspunkte für die Annahme einer eiterigen Exsudation im Mittelohre, so zögere man nicht, die Eröffnung des Trommelfelles vornehmen zu lassen, bzw. vorzunehmen. Der überaus seltenen Eventualität einer spontanen Aufsaugung des Exsudates gegenüber vergegenwärtige man sich immer wieder die Gefahren der Ansammlung einer größeren Eitermenge im Mittelohre, vor allem die Möglichkeit einer Abszeßbildung im Warzenfortsatze oder eines Durchbruches der knöchernen Wände des Mittelohres mit ihren Folgeerscheinungen.

Man halte sich des weiteren vor Augen, daß die operativ angelegte Trommelfellperforation, abgesehen von dem Vorteile der rechtzeitigen Entlastung des Mittelohres, vor der spontan eingetretenen Trommelfellperforation auch den Vorzug der günstigeren Lage der Perforationsöffnung voraus hat. Die Erfahrung lehrt dementsprechend, daß die rechtzeitig ausgeführte Parazentese nicht nur die Beschwerden des Patienten sehr rasch beseitigt, sondern daß sie auch den Verlauf der Erkrankung in sehr günstiger Weise beeinflußt.

Die Parazentese erfordert keine spezielle Reinigung des Operationsterrains. Notwendig erscheint jedoch die Verwendung eines sterilisierten Instrumentes, als welches fast allgemein die gewöhnliche Lanzennadel verwendet wird, und die Sterilisierung des bei der Parazentese verwendeten Ohrtrichters.

Man schreite an die Operation erst nach sicherer Fixation des Kopfes und der Hände des Patienten und nach möglichst deutlicher Übersicht des Operationsfeldes, d. h. des Trommelfelles. Schüppchen an den Gehörgangswänden, Ceruminalpartikelchen sollen sorgfältig beseitigt werden.

Ein sicher wirkendes Mittel zur Anästhesierung des Trommelfelles besitzen wir leider nicht. Am wirkungsvollsten hat sich mir die Graysche Lösung:

Cocain muriat. 0,5
Ol. anilin.
Alcohol. abs. ana 5,0

bewährt, von welcher einige Tropfen nach vorausgeschickter Erwärmung der Lösung auf Körpertemperatur in das Ohr eingeträufelt werden.

Bei sehr unruhigen Kranken sichert man sich die Möglichkeit einer ungestörten Ausführung des Eingriffes am besten durch Chloräthylnarkose oder einen leichten Ätherrausch.

Bei der Operation selbst führt man das Messerchen vorsichtig in den Gehörgang ein (um denselben nirgends zu berühren), nähert sich langsam dem Trommelfelle und führt das Instrument dann rasch in einem Zuge schräg (von unten nach oben) durch den hinteren unteren Quadranten des Trommelfelles, bis man den Widerstand der inneren Trommelhöhlenwand tastet.

Eine Ausspritzung oder ein Austupfen des Gehörganges ist nach der Parazentese zu vermeiden. Man führt einen trockenen Streifen steriler Gaze locker in den Gehörgang ein, deckt die Ohrmuschel mit sterilen Gazebäuschchen und legt dem Kranken zum Schutze vor Verunreinigung einen Deckverband an.

Den Verband kann man, da die im Gehörgange und in der Ohrmuschel befindliche Gaze eine vorzügliche Drainage vermittelt, bis zum folgenden Tage liegen lassen. Die weitere Behandlung siehe im Kapitel: Behandlung der Otorrhöe.

Der durch die Parazentese verursachte Schmerz läßt in der Mehrzahl der Fälle in wenigen Minuten nach. Bei längerer Dauer des Schmerzes appliziert man über dem Verband trockene heiße Tücher oder einen Thermophor und läßt eine entsprechende Dosis Aspirin oder Pyramidon einnehmen.

Das Andauern des Schmerzes nach der Parazentese kann seine Ursache haben

1. in ungenügend ausgeführter Parazentese (wenn nicht sämtliche Schichten des Trommelfelles durchtrennt wurden),
2. in ungenügendem Sekretabfluß (bei zu kleiner Perforationsöffnung),
3. in einer entzündlichen Erkrankung des Gehörganges und
4. in einer Entzündung der Warzenfortsatzzellen.

An die unter 1. und 2. angeführten Möglichkeiten hat man zu denken, wenn sich nach der Parazentese kein oder wenig Sekret im Gehörgange zeigt, resp. wenn das Trommelfell noch immer stark vorgewölbt erscheint. In solchen Fällen zeigt auch die Temperaturkurve nicht den Abfall, den sie bei normalem Verlaufe mit Eintritt des Ausflusses aufweist. Hier erscheint selbstverständlich die Wiederholung der Parazentese dringend geboten.

Die Entzündung des Gehörganges wird durch Verwertung der auf S. 11—13 angeführten diagnostischen Kriterien festzustellen und nach den auf S. 174 angegebenen Grundsätzen zu behandeln sein.

Bei heftigen akuten Otitiden kann man auch trotz reichlicher Otorrhöe das Andauern von Schmerzen beobachten, und nicht selten ist es speziell die Regio mastoidea, die den Sitz spontaner Schmerzhaftigkeit und Perkussionsempfindlichkeit darstellt. Diese Krankheitserscheinungen erklären sich daraus, daß die pathologischen Veränderungen bei heftigen Mittelohrentzündungen über die ganze Mittelohrschleimhaut ausgebreitet sind und daß auch die Schleimhaut des Antrums und der Zellen des Warzenfortsatzes an der Entzündung in lebhafter Weise teilnimmt.

In der Regel klingen die Schmerzen in der Regio mastoidea bei gutem Abfluß des Mittelohrsekretes in wenigen Tagen ab. Durch die Applikation von Wärme und Verabreichung eines antineuralgischen Präparates können die Schmerzen wesentlich gemildert werden.

Das Andauern von Schmerzen, zunehmende Druckschmerzhaftigkeit und Perkussionsempfindlichkeit des Warzenfortsatzes trotz reichlicher Sekretion, das Fortbestehen (oder Wiederauftreten) fieberhafter Temperaturen müssen zur Diagnose eines eiterigen Prozesses im Processus mastoideus führen. In manchen Fällen gelingt es hier noch, durch antiphlogistische Maßnahmen und durch lokale Blutentziehungen einen Rückgang des entzündlichen Prozesses zu erzielen, im allgemeinen aber ist der praktische Arzt vor der selbständigen Verordnung externer Medikation (Hirudines, Jodtinktur, Ungu. Credé usw.) oder vor zu lange fortgesetzter Verabreichung schmerzstillender, interner Präparate zu warnen, da durch solche therapeutische Versuche gewöhnlich das lokale und das allgemeine Krankheitsbild verwischt und die Beurteilung des Krankheitszustandes auch für den Facharzt wesentlich erschwert werden kann. Wenn trotz reichlicher Eiterung Schmerzen im Ohre oder in der Umgebung des Ohres andauern, versäume der praktische Arzt nicht, den Ohrenarzt zu Rate zu ziehen, und führe etwaige Versuche konservativer Therapie nur unter Kontrolle desselben durch.

Das gilt auch für die von Cemach in jüngster Zeit empfohlene Glühlichtbehandlung der akuten Mastoiditis. (Siehe Seite 276, Nachtrag.)

Treten im Verlaufe einer chronischen Mittelohreiterung Schmerzen auf, so werden sie wohl in der Mehrzahl der Fälle durch Entzündungen im äußeren Gehörgange veranlaßt worden sein. Die Therapie hat dann den für die Behandlung der Otitis externa angegebenen Richtlinien zu folgen. In vielen Fällen ist es die Eiterstagnation in der Trommelhöhle, die bei chronischen Mittelohreiterungen Schmerzempfindungen oder Schmerzanfälle auslöst.

Hier hat die Behandlung die Aufgabe, die Hindernisse des freien Sekretabflusses aus dem Wege zu schaffen, wie z. B. eine durch Entzündung der Gehörgangswand aufgetretene Verengerung des Gehörganges zur Rückbildung zu bringen oder die Verlegung der Trommelfellperforation durch eingedickte Sekretmassen zu beseitigen oder die den Abfluß des Eiters hemmenden Polypen, resp. Granulationen zu entfernen.

Die durch Entzündung des Gehörganges veranlaßte Schwellung der Gehörgangswand wird durch Einlegen von in verdünnter Burow-Lösung und Alkohol oder in Lapis-Alkohollösung getränkten Gazestreifen zum Rückgang gebracht.

Eingedickte Sekretmassen, Krusten, Borken im Gehörgange oder im Cavum tympani werden durch Ausspülung mit warmer Bor- oder Hypermanganlösung meist rasch zu beseitigen sein.

Ist die Sekretretention aber im Attik oder im Antrum lokalisiert, dann wird sie nur durch die direkte Ausspülung dieser Abschnitte der Trommelhöhle mittels einer eigenen (Hartmannschen) Kanüle zu bewerkstelligen sein, ein Verfahren, das nur der otoskopisch geschulte Arzt in einwandfreier Weise durchzuführen vermag.

Zum unbedingten Erfordernis wird die exakte otoskopische Schulung, wenn es sich um die Entfernung von Polypen oder Granulationen handelt.

Ich möchte jeden Kollegen, der die Otoskopie nicht gut beherrscht, nicht nur vor der operativen Inangriffnahme von Ohrpolypen, sondern auch vor der galvanokaustischen Behandlung oder vor der Behandlung mit Ätzmitteln dringend warnen. Alle diese Behandlungsmethoden können — von unsicherer oder ungeschickter Hand geübt — weit eher Schaden stiften als Nutzen bringen, ja die forcierte Entfernung von Wucherungen mit Schlinge oder Ringmesser kann durch Luxation des Stapes oder durch Läsion der Labyrinthwand zur Eröffnung und Infektion des Labyrinthinneren mit ihren schweren Folgeerscheinungen und selbst zu konsekutiver Meningitis führen.

Mitunter verursachen chronische Mittelohreiterungen dadurch Schmerzen, daß der Eiterungsprozeß zum destruktiven Zerfall, zur Geschwürsbildung und zur Nekrose der Gehörgangswand oder der Mittelohrschleimhaut und schließlich auch des darunterliegenden Knochens führt.

Wo solche Vorgänge als Folgen der Ätzwirkung stagnierter, zersetzter Eitermassen im Gehörgange oder in der Trommelhöhle auftreten, werden antiseptische Ausspülungen der angehäuften Sekretmassen mit nachfolgenden Einblasungen von Borpulver oder Einführung eines mit Borvaselin befetteten Gazestreifens in das Ohr genügen, um die schmerzhaften Sensationen bald zu beseitigen. Ein Andauern des Schmerzes setzt Veränderungen voraus, deren Beurteilung und Behandlung nur dem otoskopisch gut geschulten und erfahrenen Arzte möglich ist. Der praktische Arzt, der nicht über ein solches Maß von Erfahrung verfügt, wird gut daran tun, sich in allen Fällen von chronischer Mittelohreiterung, in denen er sich über die Ursache von Schmerzen nicht völlig im klaren ist (und das wird wohl nur bei dem Nachweise einer Gehörgangsentzündung sein), von dem Fachkundigen darüber belehren zu lassen, ob und nach welchen Grundsätzen er die lokale Behandlung des Prozesses durchzuführen in der Lage ist.

Ergibt die Untersuchung des Gehörorganes kein Substrat für die Annahme eines Ohrenleidens als Ursache der Schmerzempfindungen und finden wir die Nachbarorgane des Ohres (siehe S. 32) pathologisch verändert, so werden wir die in der Umgebung des Ohres nachgewiesenen krankhaften Zustände zu Angriffspunkten der Behandlung zu machen haben. Gestattet uns ein negativer Befund im Bereiche des Ohres und seiner Nachbarorgane, die Ohrenschmerzen als eine Neuralgie der sensiblen Nervengebiete des Ohres anzusprechen, so wird es unsere wichtigste Aufgabe sein, nach den Ursachen derselben zu suchen und sich darüber Gewißheit zu verschaffen, auf welcher Grundlage (rheumatischer, anämischer, kachektischer, infektiöser, toxischer) die Nervenschmerzen entstanden sind. Nur dort, wo die Therapie den ätiologischen Momenten Rechnung trägt, darf ein voller Erfolg der Behandlung erwartet werden. Von lokal-therapeutischen Maßnahmen seien spirituöse Einreibungen, die Anwendung von Wärme, die Applikation des galvanischen Stromes (Anode am Warzenfortsatz oder am Tragus, Kathode am Nacken), Massage des Warzenfortsatzes und der seitlichen Halsgegend genannt.

Treten Ohrenschmerzen im Rahmen des Krankheitsbildes einer Hemicrania angioparalytica mit den Erscheinungen einer fluxionären Hyperämie der Ohrmuschel kombiniert auf, so empfiehlt sich die Galvanisation des Halssympathikus (Anode in der Fossa auriculomaxillaris der kranken Seite, Kathode in der Höhe des 6. bis 7. Halswirbels — Stromstärke $^1/_2$ bis 2 Milliampère — Dauer der Behandlung etwa 5 Minuten), die jeden zweiten Tag vorzunehmen ist. Bei Ohrenschmerzen, die nach ihren Begleiterscheinungen auf vasomotorische Störungen zurückgeführt werden dürfen, ist — da es sich hier zumeist um vasokonstriktorische Wirkungen handelt — die lokale Applikation von Wärme von bestem Effekt.

Während Salizylpräparate wirkungslos bleiben, bewähren sich die zur Gruppe des Antipyrins gehörenden Mittel (Antipyrin, Phenazetin, Pyramidon usw.) zufolge ihres gefäßerweiternden Effektes in günstigster Weise. Von Vorteil erscheint es, diese Präparate in Kombination mit Koffein zu verordnen.

Unsere Hauptaufgabe wird es sein müssen, durch entsprechende Allgemeinbehandlung eine direkte Beeinflussung der labilen Gefäßinnervation und eine Hebung des Tonus der Gefäße anzustreben. Nebst möglichster Ausschaltung aller die Vasomotoren schädigenden Faktoren und Verordnung roborierender Maßnahmen (wobei dem Arsen als Tonikum und Nervinum eine besondere Beachtung gebührt) werden wir vor allem darauf zu sehen haben, schon im Kindesalter durch richtiges Ausmaß der Anforderungen an die körperliche und geistige Leistungsfähigkeit und ganz besonders auch durch sorgfältige Kontrolle aller Schuleinflüsse auf das kindliche Nervensystem die vasomotorische Übererregbarkeit zu vermindern und damit ihre nachteiligen Folgen zu verhüten.

Das Verständnis der Pathogenese jener schmerzhaften Sensationen, die durch die Arteriosklerose hervorgerufen werden, weist uns darauf hin, eine Beseitigung der durch die Erkrankung bedingten angiospastischen Zustände, resp. eine vermehrte Durchblutung der in Betracht kommenden sensiblen Nervenbezirke anzustreben. Von besonderem Vorteile ist die Darreichung von Diuretin, das — in Dosen von 0,5 g drei- bis fünfmal täglich genommen — durch seine gefäßerweiternde Wirkung bald zur Abnahme und schließlich zu vollständigem Verschwinden der Otalgie führt.

II. Die Behandlung des Ohrenflusses.

Die Behandlung des Ohrenflusses hat zunächst für die Entfernung der im Ohre angesammelten Sekretmassen Sorge zu tragen, sie hat ferner für die Dauer der Sekretion eine Behinderung des Sekretabflusses zu verhüten und endlich in der Bekämpfung des die Sekretion verursachenden Krankheitsprozesses ihre Hauptaufgabe zu erfüllen.

Die Entfernung des abgesonderten Sekretes geschieht auf trockenem Wege oder durch Ausspülung.

Die Reinigung des Ohres auf trockenem Wege besteht im Austupfen des durch leichten Zug der Ohrmuschel nach hinten und oben geradegestreckten Gehörganges mittels kleiner Wattetampons, die mit einer Ohrpinzette vorsichtig bis zum Trommelfelle, resp. bei Trommelfelldefekten bis an die innere Trommelhöhlenwand vorgeschoben werden. Das Austupfen muß zart und unter Vermeidung eines stärkeren Druckes geschehen und vor allem bei entzündlichen Affektionen des Gehörganges mit äußerster Vorsicht und Schonung geübt werden.

Zum Ausspülen des Ohres verwenden wir aus Glas, Hartgummi oder Metall verfertigte Spritzen mit 80 bis 100 ccm Inhalt und konischem Ansatz, dessen Ende zur Verhütung von Verletzungen mit einem 2 cm langen Stückchen weichen Gummischlauches überzogen wird.

Kolbige Spritzenansätze sind zu vermeiden, da sie erstens nicht tief genug in den Gehörgang vorgeschoben werden können und zweitens infolge vollständigen Abschlusses des Gehörgangslumens zu einem Überdrucke des Spülwassers Veranlassung geben können. Vor der Ausspülung vergesse man niemals, die Spritze auf ihre volle Funktionstüchtigkeit zu prüfen, hinsichtlich ihres Ansatzstückes[1]) genau zu untersuchen und insbesondere für eine leichte Verschieblichkeit des Spritzenstempels durch genügendes Befetten Sorge zu tragen.

[1]) Bei lose sitzendem Ansatzstück kann es vorkommen, daß dasselbe beim Ausspritzen abspringt, in den Gehörgang hineingetrieben wird und hier mehr oder weniger ausgedehnte Läsionen verursacht.

Beim Ausspritzen des Ohres muß der Kranke immer sitzen, da die Ausspülung unter Umständen einen Schwindelanfall auslösen kann.

Die Spülflüssigkeit muß warm (37 bis 38° C) sein, da sie in kaltem Zustande heftigen Schwindel zu erregen pflegt.

Handelt es sich um die Entfernung eines Zeruminalpfropfes, so genügt reines Wasser zur Spülung; in Fällen von Eiterung verwendet man am besten eine schwache Lösung von hypermangansaurem Kali oder eine 1 bis 2proz. Borsäurelösung, bei stark fötidem Geruche des Sekretes eine wässerige Lösung von Hydrogenium hyperoxydatum (zwei Eßlöffel einer 6proz. Lösung für einen halben Liter Wasser) oder Formalin (3 bis 4 Tropfen für einen viertel Liter Wasser).

Nachdem man die Spritze gefüllt und die bei der Füllung eingedrungene Luft durch Ausspritzen ausgetrieben hat, faßt man mit Daumen, Zeige- und Mittelfinger der linken Hand die Ohrmuschel, zieht sie, um auf diese Weise den Gehörgang gerade zu strecken, nach hinten, oben und außen und führt den Ansatz der Spritze entlang der inneren Fläche des Tragus vorsichtig in den Gehörgang ein. Den Strahl des Spülwassers richte man nie gegen das Trommelfell, d. h. man spritze nie in der Achse des Gehörganges, sondern in der Richtung gegen die hintere Gehörgangswand.

Man spüle bei Vorhandensein eiterigen Sekretes im Gehörgange immer langsam, vorsichtig, mit Vermeidung jeden stärkeren Druckes und unterbreche die Spülung sofort, wenn der Patient angibt, einen Schmerz zu fühlen oder Schwindel zu haben.

Durch Anwendung zu starken Druckes bei der Spülung könnte es in Fällen von chronischen Eiterungen geschehen, daß nekrotische Partien der Paukenhöhlenwände durchbrochen werden oder daß eine nur mehr lose im ovalen Fenster fixierte Stapesplatte luxiert wird, was zur eiterigen Infektion des Labyrinthes mit nachfolgender Meningitis führen kann. Bei akuten Entzündungen kann durch zu starkes Ausspritzen heftiger Schmerz und wesentliche Steigerung der Entzündung hervorgerufen werden.

Nach der Spülung bringt man das im Ohre zurückgebliebene Wasser dadurch, daß man den Kopf des Patienten zur Seite neigen läßt, zum Abfließen, tupft das Ohr mit einem Wattetampon aus und inspiziert nun, ob die Reinigung des Ohres eine vollständige ist. Findet man noch eiteriges Sekret im Inneren des Ohres, so wiederholt man die Spülung.

Kann man den otoskopischen Befund nicht richtig deuten (so kommt es z. B. vor, daß Kalkablagerungen mit Eiterflocken verwechselt werden), so setze man die Spülung nur so lange fort, als das Spülwasser noch Eiter oder Sekretflocken zeigt.

Nach völliger Beendigung der Spülung werden Spritzenansatz und Ansatzschlauch sorgfältig desinfiziert.

Die zweite Aufgabe, welche wir bei der Behandlung der Otorrhöe zu erfüllen haben, die Verhütung der Sekretretention, wird erreicht durch exakteste Pflege der Gehörgangshaut (häufiges Befetten), zur Vermeidung entzündlicher Erkrankungen des Gehörganges, die eine Verengerung desselben und auf diese Weise eine Behinderung des Sekretabflusses zur Folge haben können, durch sorgfältige Entfernung dicker, zäher, besonders zu Krusten und Borken eingetrockneter Sekretmassen aus dem äußeren Gehörgange und der Paukenhöhle und durch Freihalten der Perforationsöffnung im Trommelfelle, resp. durch neuerliches Anlegen einer solchen bei vorzeitigem Verschluß, sowie durch Entfernung von Abflußhindernissen, die sich auch bei größeren Trommelfelldefekten durch Entwicklung von Polypen und Granulationen ergeben können.

Die wichtigste Aufgabe der Behandlung, die Sistierung des Ohrenflusses, hat selbstverständlich die Erkennung seiner Ursache zur Voraussetzung.

Beim nässenden Ekzem des äußeren Ohres ist die Sekretion im akuten Stadium der Erkrankung durch Umschläge von Liquor Burow. (1 : 10) oder 1proz. Borsäurelösung, später durch Bestreuen mit einem reizlosen Puder zu bekämpfen. Den Gehörgang bestäubt man nach vorausgeschickter Ausspülung mit 1proz. Borsäurelösung und exakter Reinigung durch Austupfen mit befetteten Wattetampons mit einer dünnen Schichte von Amylum oder Talcum venet. Überdies ist der Patient darauf aufmerksam zu machen, daß er Einlagen von Wattetampons in das Ohr unterlassen soll, da die Watte eine reizende Wirkung auf die ekzematösen Stellen der Haut ausübt und die Sekretion vermehrt.

Bei Ansammlung von Krusten und Borken lasse man vor

der Ausspülung des Ohres die Krusten durch Einträufeln warmen Öls (ein bis zwei Tage hindurch) aufweichen.

Beim chronischen Ekzem wird die Sekretion der ekzematös veränderten Hautflächen am besten durch Touschierungen der erkrankten Hautpartien mit 2—3proz. Lapislösung beeinflußt. Nach der Touschierung lege man einen mit einer indifferenten Salbe befetteten Gazestreifen in den Gehörgang ein. In hartnäckigen Fällen empfiehlt es sich in 2—3proz. Lapislösung getauchte Gazestreifen in den Gehörgang einzuführen und diese anfangs täglich, später jeden zweiten Tag zu erneuern.

Hat das Nässen aufgehört, so schärfe man dem Patienten ein, noch längere Zeit hindurch die Reinigung des Ohres nicht mit Wasser, sondern nur mit Alkohol vorzunehmen, und verordne zur Verhütung einer Rezidive des Ekzems den Gebrauch einer Bor-, Zink- oder Präzipitatsalbe.

Bei der zirkumskripten und diffusen Entzündung des Gehörganges stellt sich die eiterige Sekretion nach spontaner oder operativer Eröffnung eines zur Entwicklung gekommenen Furunkels oder Abszesses ein. Spülungen des Gehörganges sind hier unbedingt zu unterlassen.

Nach behutsamem Austupfen des eiterigen Sekretes führt man einen trockenen oder mit verdünnter Burowlösung befeuchteten Dermatol- oder Xeroformgazestreifen locker in den Gehörgang ein und läßt ihn — je nach der Stärke der Absonderung — 2- bis 3mal im Tage wechseln. Der von Sekret durchfeuchtete und damit nicht mehr drainierende Streifen soll — besonders bei gleichzeitig bestehendem Ekzem des Gehörganges — keinesfalls liegen bleiben, da er leicht zur Infektion anderer Partien des Gehörganges Veranlassung geben kann. Das Einführen eines Gazestreifens wiederum erscheint zweckmäßig, da es die Wände des Gehörganges auseinanderhält und eine Infektion auf dem Wege des Kontaktes verhütet.

Nach der Ausheilung der Entzündung trachte man Rezidiven durch Bepinselungen der Gehörgangswände mit 2proz. Borspiritus oder mit 3proz. Karbolglyzerin zu verhindern.

Die mitunter nach Ablauf von Gehörgangsentzündungen mit starkem Juckreiz verbundene Trockenheit der Gehörgangshaut wird durch häufiges Befetten derselben bekämpft.

Kommt es bei diffusen Gehörgangsentzündungen zu stärkerer Mazeration der Epidermis und zu starker Exsudation, so führen Einlagen von mit Alkohol und 2proz. Lapislösung getränkten oder mit 1proz. Lapissalbe befetteten Gazestreifen meist rasch zum Ziele.

Bei der mit der Bildung von Blutblasen im Gehörgange und am Trommelfelle verlaufenden Gehörgangs- und Trommelfellentzündung (Otitis externa haemorrhagica, Myringitis bullosa), bei denen sich nach der Entleerung der Blutblasen ein rein blutiges Sekret absondert, genügt es, zur Aufsaugung desselben einen sterilen Gazestreifen einzuführen. Ein Austupfen ist — wenn es sich bei reichlicher Sekretmenge notwendig erweist — überaus vorsichtig vorzunehmen, da ein energischeres Vorgehen die zarte Blasenwand losreißen und den Blasengrund freilegen kann. Ist dies geschehen, so kann eine Granulationsbildung an der Basis der Blase durch ein dünnes Bestäuben mit Bor- oder Xeroformpulver verhütet werden.

Ist es bei der akuten Mittelohrentzündung — spontan oder auf operativem Wege — zum Durchbruch des Trommelfelles gekommen, so beschränke man sich in den ersten Tagen ausschließlich auf die Trockenbehandlung.

Das Ohr wird, der Stärke der Absonderung entsprechend, in kürzeren oder längeren Intervallen durch Austupfen des Sekretes mit sterilen Wattebäuschchen gereinigt — wobei (auch ärztlicherseits) die Berührung des Trommelfells vermieden werden soll —, der Gehörgang und die Ohrmuschel werden des öfteren mit Vaselin befettet, der Gehörgang wird mittels locker eingeführter steriler Gazestreifen drainiert. Die Umgebung des Patienten wird angewiesen, die Gazestreifen zu wechseln, sobald sie durchfeuchtet sind. Nachts kann man die befettete Ohrmuschel mit steriler Gaze auslegen und einen Ohrverband applizieren.

Ausspülungen sind in diesem Stadium, in welchem das blutig-seröse oder serös-schleimige Sekret bei genügend weiter Perforation leicht abfließt, gänzlich überflüssig; unvorsichtig oder gar brüsk ausgeführt, können sie sogar sehr nachteilig wirken.

Die Gewähr für einen genügenden Sekretabfluß bieten: Abklingen der Temperatur zur Norm und völlige Beschwerdelosigkeit des Patienten. Sekretionsabnahme bei Temperaturanstieg erfordert eine Erweiterung der bestehenden Trommelfellperforationsöffnung. Regelmäßige Messungen der Temperatur sind daher während der ganzen Dauer des Ohrenflusses und auch noch die ersten Tage nach Sistieren desselben unbedingt notwendig.

Wird das Sekret eiterig, so lassen wir medikamentöse Einträufelungen vornehmen.

Als das wirksamste Mittel hat sich das Hydrogenium hyperoxydatum bewährt, das in 3proz. (Hydrogenium hyperoxydatum 10,0, Aqua destillat. 20,0) bis 6proz. (Hydrogenium hyperoxydatum, Aqua destillat. ana 15,0) wässerigen Lösungen zwei- bis dreimal täglich in gewärmtem Zustande eingeträufelt[1]) und beiläufig 5 Minuten im Ohre belassen wird. Der frei werdende und in Gasbläschen aufsteigende Sauerstoff verursacht die Bildung eines feinen Schaumes, der die in den Buchten und Winkeln des Ohres befindlichen Sekretpartikelchen aufschwemmt und an die Oberfläche wirbelt. Je größer die Eitermenge ist, desto stärker ist die Bildung von Sauerstoffbläschen, so daß — ein gutes Präparat vorausgesetzt — ein Fehlen von Schaumbildung gegen das Vorhandensein eiterigen Sekretes spricht. Das Wasserstoffsuperoxyd zersetzt sich unter Einfluß von Licht und soll daher in dunklen Fläschchen aufbewahrt werden. Erwähnenswert ist, daß das Wasserstoffsuperoxyd in seltenen Fällen Reiz- und Entzündungserscheinungen im Gehörgange hervorruft. Wird das Mittel nicht vertragen, so kann man Instillationen von 1- bis 2proz. wässeriger Borsäurelösung vornehmen lassen.

Ausspülungen des Ohres kommen bei akuten Mittelohrentzündungen ausschließlich bei profuser, zähschleimiger, blennorrhoischer Otorrhöe in Betracht. Sie werden dann am besten mit einer schwachen Lösung von hypermangansaurem Kali in warmem Wasser vorgenommen. Der Ausspülung lasse man die Instillation von Wasserstoffsuperoxyd nachfolgen (Neumann).

Die früher vielfach geübte Methode der Einblasung von Borpulver, der eine antiseptische und sekretionsvermindernde

[1]) Bezüglich der Technik der Installation siehe S. 193.

Wirkung nachgerühmt wurde, möchte ich nicht befürworten, da sie trotz der Löslichkeit der Borsäure im Sekrete leicht zu einer Sekretverhaltung führen kann.

Ebenso möchte ich die Anwendung der Politzerschen Luftdusche zur Zeit des Andauerns der Otorrhöe bei akuten Mittelohreiterungen dringendst widerraten. Wenn auch manchmal, besonders bei Anwesenheit von dickem oder zähflüssigem Sekret, nach dem Austreiben desselben eine wesentliche Erleichterung folgt, so kann doch in anderen Fällen Schmerz und eine Steigerung der Entzündung hervorgerufen, eventuell selbst durch Eindringen des Sekretes in das Antrum des Warzenfortsatzes eine Mastoiditis verursacht werden.

Nur in Fällen von akuter Mittelohreiterung, in denen die Perforationsöffnung genügend groß ist, um dem Sekretaustritte bei der Lufteinblasung kein Hindernis zu bieten, kann die Luftdusche unbedenklich zur Anwendung gebracht werden.

Sehr günstig bewährt sich in Fällen heftigeren Grades die interne Darreichung von Urotropin (Dinolt). Die im Kreislaufe stattfindende Dissoziation des Urotropins in Formaldehyd und Ammoniak, bzw. die dadurch zur Geltung kommende desinfizierende Wirkung der erstgenannten Komponente, läßt die vorteilhafte Wirkung des Präparates erklärlich erscheinen. Man läßt Erwachsene einige Tage hindurch viermal täglich 0,5 g, Kinder 0,25 g, in einem Viertelliter Wasser gelöst, nehmen; bei irgendwelchen Reizerscheinungen der Blase (Brennen in der Blasengegend, vermehrtem Harndrang, Hämaturie) ist selbstverständlich sofort auszusetzen.

Ich habe schon in dem Kapitel, in welchem ich den Ohrenfluß besprochen habe, hervorgehoben, daß eine Zunahme der eiterigen Sekretion in der dritten Krankheitswoche einer akuten Mittelohreiterung eine Miterkrankung des Warzenfortsatzes wahrscheinlich macht. Diese Wahrscheinlichkeit verdichtet sich bei einem Andauern sehr reichlicher, speziell rahmähnlicher Sekretion über die vierte Krankheitswoche hinaus zur Gewißheit.

In solchen Fällen würde eine Fortsetzung der Behandlung des Ohrenflusses mit konservativen Maßnahmen einen unter Umständen sehr verhängnisvollen Zeitverlust bedeuten.

Erscheint die Diagnose der akuten Mastoiditis durch das eben angeführte Symptom oder durch eines der übrigen (Seite 26—28 angegebenen) Krankheitszeichen gesichert, so ergibt sich die Indikation zur Eröffnung des Warzenfortsatzes, zur Ausräumung der krankhaft veränderten Knochenpartien desselben und zur Herstellung einer genügenden Drainage der Paukenhöhle durch Eröffnung des Antrums (Antrotomie).

Ist die Paukenhöhle auf diesem Wege hinreichend drainiert, so nimmt die Sekretion im Gehörgange sehr rasch ab, ja in günstig verlaufenden Fällen findet man schon gelegentlich des ersten Verbandwechsels das Trommelfell geschlossen.

Eine längere Zeit nach Vornahme der Operation fortbestehende reichliche Sekretion auf dem Wege des Gehörganges ist meist durch ungenügenden Sekretabfluß auf dem Wege des Antrums veranlaßt und erfordert rechtzeitiges Eingreifen zur Korrektur des vorliegenden Hindernisses, d. h. eine entsprechende Erweiterung des Antrums.

Bei der chronischen Mittelohreiterung geschieht die Entfernung des Sekretes am besten durch die Ausspülung, zu welcher am besten übermangansaures Kali oder Borsäure, bei fötider Sekretion Wasserstoffsuperoxyd oder Formalin (3 bis 4 Tropfen in $^1/_4$ Liter Wasser) verwendet wird.

Ist durch die Ausspülung, die solange fortzusetzen ist, bis sich das Spülwasser völlig rein zeigt, die Paukenhöhle gesäubert, so tupft man die noch zurückgebliebene Flüssigkeit mit Wattetampons ab, macht nun zwei oder drei kräftige Lufteintreibungen (die Technik der Lufteintreibung siehe Seite 208), um in der Tube befindliches Sekret in die Paukenhöhle zu treiben, und entfernt nun auch noch dieses durch Austupfen oder Ausspülung.

An die Säuberung des Mittelohres von Sekret schließt sich die Behandlung der Mittelohrschleimhaut durch Anwendung desinfizierender, desodorisierender oder adstringierender Medikamente in Pulver- oder in flüssiger Form.

Die Anwendung pulverförmiger Mittel, die mittels Pulverbläser in das Ohr geblasen werden, soll immer nur unter Leitung des Ohrspiegels geschehen, da nur auf diese Weise festgestellt werden kann, ob das Mittel an die richtige Stelle gebracht und in genügender (vor allem in nicht zu reichlicher) Menge appliziert wurde.

Das Pulver soll in nur dünner Schicht auf die erkrankte Paukenschleimhaut aufgetragen werden. Bei Applikation im Eiter löslicher Medikamente wie z. B. der Borsäure, ist die Befürchtung einer Eiterretention durch eine zu große Pulvermenge wohl unbegründet, bei unlöslichen Pulvern aber vermag ein Überschuß von Pulver, das sich krustenartig zusammenballt, dem Sekretabflusse leicht ein Hindernis schaffen.

Bei kleinen Trommelfellücken sind Pulvereinblasungen zu vermeiden. Die Anwendung pulverförmiger Medikamente durch den Patienten selbst oder seine Umgebung ist vollkommen zu verwerfen, da hier die Sicherheit, das Pulver in der richtigen Menge an die richtige Stelle zu bringen, nicht gegeben erscheint.

Der Ansatz des Pulverbläsers ist nach der Insufflation selbstverständlich exakt zu reinigen.

Die zur Einblasung am zweckmäßigsten zu verwendenden Medikamente sind: Borsäure, Xeroform und Dermatol.

Die Einblasung von Pulver ist solange fortzusetzen, bis die Sekretion der Paukenschleimhaut völlig aufgehört hat und die Paukenschleimhaut abgeblaßt ist.

In Fällen, in denen die Sekretion nach Anwendung pulverförmiger Mittel eine Steigerung erfährt, ist von der Insufflation Abstand zu nehmen.

Flüssige Medikamente, die entweder als Ersatz der Pulverbehandlung oder gleichzeitig mit derselben verwendet werden, läßt man nach Reinigung des Ohres durch Austupfen oder Ausspülen in gewärmtem Zustande mit einem Kaffeelöffel oder einem Tropfenzähler in das Ohr einträufeln. Die Erwärmung des Medikamentes geschieht entweder in der Weise, daß man das Fläschchen mit dem Medikamente für einige Zeit in warmes Wasser stellt oder durch Erwärmung der medikamentösen Lösung auf einem Kaffeelöffel. Nie verabsäume man, sich von der Temperatur des Medikamentes (durch Aufgießen einiger Tropfen auf die Hohlhand) zu überzeugen. Die Instillation geschieht in der Weise, daß man den Kopf des Patienten so zur Seite neigen läßt, daß das zu behandelnde Ohr gerade nach aufwärts gerichtet ist und die Ohrmuschel ein wenig nach hinten und oben sieht. Es genügt, bei Erwachsenen

6 bis 8 Tropfen, bei Kindern 3 bis 4 Tropfen zu instillieren. Nach 5 bis 10 Minuten läßt man das Medikament durch Neigen des Kopfes zur anderen Seite abfließen, trocknet die Mündung des Gehörganges und die Ohrmuschel mit Watte ab und verschließt das Ohr mit einem Streifen hydrophiler Gaze.

Die Anwendung flüssiger Medikamente kann man, wenn es sich um bloße Einträufelungen handelt, dem Patienten selbst, bzw. seiner Umgebung übertragen. Die Mittel, welche für Instillationen in Betracht kommen, sind vor allem Wasserstoffsuperoxyd und Alkohol.

Das Wasserstoffsuperoxyd, das so wie bei der akuten Mittelohreiterung in 3- bis 6proz. Lösung angewendet wird, wirkt außer durch die Verschäumung des Sekretes auch durch seine desinfizierende und desodorisierende Kraft. Zu Krusten und Borken eingetrocknetes Sekret wird durch das Mittel gelockert und der Entfernung zugänglicher gemacht.

Die Wirkung des Medikamentes, dessen Anwendung die exakte Reinigung des Ohres durch Ausspülung oder Austupfen vorangehen muß, kann dadurch gesteigert werden, daß man nach der Einträufelung durch leichte Druckmassage am Tragus die im Gehörgange befindliche Flüssigkeit in die Paukenhöhle hineindrängt. Ebenso kann man das Medikament durch Anwendung des Schluckaktes bei zugehaltener Nase besser in die Tiefe der Paukenhöhle treiben.

Sehr zweckmäßig erweist sich oft die von Politzer angegebene Kombination der Einträufelung mit der Lufteintreibung: Nachdem der Kranke einen Schluck Wasser in den Mund genommen und den Kopf gegen die entgegengesetzte Seite geneigt hat, wird der Gehörgang mit Wasserstoffsuperoxyd angefüllt und nun die Lufteintreibung vorgenommen. Mit der unter starker Blasenbildung aus dem Gehörgange entweichenden Luft werden Sekretpartikelchen aus der Paukenhöhle ausgetrieben und gleichzeitig wird hierdurch das Eindringen des Medikamentes in das Mittelohr erleichtert.

Der Alkohol, der als Spiritus vini rectificatus in Verbindung mit Borsäure oder Salizylsäure (1- bis 2proz.) verschrieben wird, wirkt weniger durch seine antiseptische Kraft, als durch seine Eigenschaft, dem Gewebe Wasser zu entziehen und es dadurch zum Abschwellen und Austrocknen zu bringen. Seine Wirkung tritt besonders bei hyperplastischer und granulierender Mittelohrschleimhaut zutage. In Fällen, in denen der Alkohol die Sekretion vermehrt, muß von seiner Anwendung Abstand genommen werden.

Da die Anwendung unverdünnten Alkohols heftiges Brennen verursacht, empfiehlt es sich, seine Konzentration allmählich zu steigern, indem man zunächst 1 Teil Alkohol mit 2 Teilen Wasser, dann Alkohol und Wasser zu gleichen Teilen, dann 2 Teile Alkohol mit 1 Teil Wasser und schließlich reinen Alkohol verordnet.

Stets mache man den Patienten darauf aufmerksam, daß das Medikament Brennen verursacht.

Vorteilhaft ist es, zunächst einen Tropfen in das Ohr einzuträufeln, da mit dem raschen Verdunsten dieser kleinen Alkoholquantität das Brennen bald vorübergeht. Durch Einblasen von Luft in den Gehörgang (mit einem Politzer-Ballon) kann das brennende Gefühl rasch zum Verschwinden gebracht werden.

Der Alkohol kann zweckmäßigerweise statt mit reinem destillierten Wasser auch mit einer 6proz. Wasserstoffsuperoxydlösung kombiniert werden, z. B.:

Acid. boric. 1,0
Spirit. vin. rectif. 20,0
Hydrogen. hyperoxyd.
Aqu. destillat. ana 10,0

Bei empfindlicher oder ekzematös veränderter Haut (besonders bei Anwesenheit kleiner Rhagaden oder Exkoriationen) lasse man den Gehörgang, resp. die Ohrmuschel vor Anwendung des Alkohols einfetten.

Bei großem Trommelfelldefekt und nicht zu starker eiteriger Sekretion versuche man den Alkohol in der Form anzuwenden, daß man einen langen, in 2proz. Borspiritus oder 5proz. Resorzinspiritus getränkten Wattetampon bis an die Paukenschleimhaut einführt und — sofern er keine Reizerscheinungen, vor allem auch keine Kopfschmerzen verursacht — 24 Stunden im Ohre beläßt. Der Tampon muß so lang sein, daß er von dem Patienten selbst jederzeit entfernt werden kann. Entfernt man die Watte nach 24 Stunden, so findet man an der Spitze des Tampons ein Eitertröpfchen, das Mittelohr jedoch frei von Sekret. Der Wattetampon (ein Gazestreifen wirkt nicht in gleich günstiger Weise) entfaltet geradezu eine Saugwirkung und reinigt auf diese Weise die Mittelohrschleimhaut.

Adstringierende Instillationen werden in der Ohrenheilkunde nur noch selten angewendet, da sie oft irritierend wirken und die Sekretion steigern können. Bei akuten Exazerbationen chronischer Mittelohreiterungen sind sie direkt kontraindiziert.

Die Anwendung Burowscher Lösung ist besser zu unterlassen, da ihre mazerierende Wirkung zur Bildung und Ansammlung von Epithelschüppchen im Gehörgange und im Mittelohre führt, die Reinigung des Ohres hierdurch oft recht mühsam zu erreichen ist und das otoskopische Bild für den minder Geübten manchmal schwer entzifferbar wird.

Ein Mittel, das sich in manchen Fällen, speziell bei diffuser Schwellung der Mittelohrschleimhaut mit reichlicher, schleimig-eiteriger Sekretion, vorzüglich bewährt, ist das Argentum nitricum.

Wir verwenden es in der Weise, daß wir 1 bis 2 Tropfen einer 3proz. Lösung (wir steigern langsam bis zur 10proz. Lösung) in das Ohr einträufeln, dabei jedoch den Kopf des Patienten nach vorn und unten neigen lassen, um ein Abfließen des Mittels in den Warzenfortsatz zu verhüten.

Es empfiehlt sich, eine mit warmem Wasser gefüllte Spritze bereitzuhalten, um ein eventuelles Auftreten stärkeren Brennens im Ohre durch sofortige Ausspülung des Ohres zu beseitigen.

Anstatt das Argentum nitricum zu instillieren, kann man auch ein mit der Lösung befeuchtetes Wattebäuschchen in die Paukenhöhle einlegen und daselbst ein Weilchen belassen.

Bei starker Granulationsbildung der Mittelohrschleimhaut (die sich häufig in blutig tingiertem Sekret kundgibt), bei Polypenbildung, bei kleiner Trommelfellücke, bei kariösen Vorgängen (die sich aus andauernd übelriechendem Sekret erschließen lassen) und bei akuten Exazerbationen (Schmerzen) ist die Anwendung von Lapislösungen kontraindiziert. Kann sich der praktische Arzt otoskopisch nicht genügend orientieren, so vermeide er lieber den Gebrauch des Argentum nitricum.

Die Lapisbehandlung wird jeden zweiten Tag, bei abnehmender Sekretion jeden dritten Tag wiederholt, ist aber bei Auftreten heftigerer Reizerscheinungen sofort auszusetzen.

Eine spezielle Behandlung benötigen Fälle, in denen

die eiterige Entzündung des Mittelohres sich ausschließlich oder vorwiegend in gewissen Anteilen der Paukenhöhle lokalisiert. Dahin gehören vor allem die chronischen Eiterungen des oberen Trommelhöhlenraumes (Attik, Kuppelraum), die Antrum- und Tubeneiterungen.

Nur der otoskopisch einigermaßen geübte Arzt kann und soll sich auf die Behandlung solcher Prozesse einlassen. Der diagnostisch hinreichend geschulte und mit feineren lokaltherapeutischen Maßnahmen vertraut gewordene Kollege aber soll die speziellen Behandlungsmethoden, die in vielen Fällen sehr bald, in anderen erst nach wiederholten Versuchen ausgezeichnete Erfolge ergeben, vollkommen zu beherrschen trachten und sie gegebenen Falles mit Ausdauer und Beharrlichkeit zur Anwendung bringen.

Zur Ausspülung des oberen Trommelhöhlenraumes verwendet man eigens konstruierte Kanülen, wie jene von Hartmann und Politzer, die an der Spitze leicht nach oben gekrümmt sind und infolgedessen auch durch kleine Perforationen und Fistelmündungen in den Eiterherd eingeführt werden können. Die Spülung wird mittels eines kleinen Gummiballons durchgeführt, mit welchem die Kanüle durch einen 5 bis 6 cm langen Schlauch verbunden ist. Die Ausspülung kann selbstverständlich nur unter Kontrolle des Auges vorgenommen werden. Ihre Ausführung wird wesentlich erleichtert, wenn man das Spülwasser statt mit der bei gewöhnlichen Ohrspülungen üblichen Eitertasse mit einer am Kopfe des Patienten befestigten Gummitasche (Speicheltasche der Zahnärzte) auffängt.

Das Einführen des Kanülenendes in den Attik oder das Antrum muß überaus vorsichtig geschehen, da schon die Berührung des knöchernen Randes der Perforation mit dem Kanülenende jähe Kopfbewegungen des Patienten auslösen und ihm hierdurch heftige Schmerzen verursachen kann.

Nach der gründlichen Durchspülung des Attik oder Antrum kann man mittels einer kleinen Glasspritze, die mit der Hartmannschen oder Politzerschen Kanüle armiert ist, flüssige (erwärmte) Medikamente (Wasserstoffsuperoxyd, Alkohol) in die Nebenhöhlen der Trommelhöhle instillieren.

Die Tubeneiterung wird vor allem durch sorgfältige Entfernung des im Tubenkanal abgesonderten Sekretes durch Lufteintreibungen behandelt. Genügt dieses

Verfahren nicht, so empfiehlt sich bei genügender Durchgängigkeit der Tube (die man daran erkennt, daß 1 bis 2 Tropfen Alkohol, in das Ohr eingeträufelt, ein Brennen im Halse hervorrufen) die Durchspülung der Tube. Zu diesem Zweck wird eine Spritze lauen Wassers auf dem Wege des Katheters durch die Ohrtrompete durchgespült.

Für hartnäckigere Fälle hat E. Urbantschitsch die Friktionsmassage der Tube mittels geriefter (und eventuell in Lapislösung getauchter) Zelluloidbougies empfohlen.

Bei chronischen Mittelohreiterungen, in deren Verlauf es zu diffuser oder partieller Granulationsbildung der Paukenhöhlenschleimhaut gekommen ist, kann die längere Zeit hindurch fortgesetzte, konsequente Alkoholbehandlung (2- bis 3mal tägliche Instillationen) — sofern kein kariöser Prozeß vorliegt — oft zu Schrumpfung der gewucherten Schleimhaut und zur Epidermisierung führen.

Rascher führt die Ätzung der granulierenden Fläche zum Ziele. Sie wird nach vorausgeschickter Kokainisierung (durch leichtes Andrücken eines in 10proz. Kokainlösung getauchten Wattebäuschchens an die zu ätzende Partie) am besten mit Trichloressigsäure (in 20- bis 50proz. Lösung) oder mit Argentum nitricum in Substanz vorgenommen.

Auch kleine, solitäre Granulationsgeschwülste können auf diese Weise beseitigt werden.

Für größere Granulationen und für Polypen ist nur die Entfernung auf operativem Wege (durch Abtragen mit dem scharfen Löffel, Ringmesser oder Conchotom, bei gestielten Geschwülsten mit dem Schlingenschnürer) zu empfehlen. Von einer Schilderung dieser operativen Methoden sehe ich aus den oben angeführten Gründen ab und verweise diesbezüglich, ebenso wie betreffs der anderen endotympanalen Operationsverfahren, die bei zirkumskripter Karies in Betracht kommen können (Extraktion der Gehörknöchelchen, Abmeißelung der äußeren Attikwand), auf die Lehrbücher der Ohrenheilkunde.

Von größter Wichtigkeit ist es, in allen Fällen von eiterigen Mittelohrprozessen die Nasenhöhle und den Nasenrachenraum in genauer Weise zu inspizieren und hier nachzuweisende pathologische Veränderungen der Behandlung zuzuführen. Abgesehen davon, daß die eiterigen Erkrankungen ebenso wie die katarrhalischen Affektionen des

Mittelohres in der größten Zahl der Fälle ätiologisch auf die Nase und den Nasenrachenraum zurückzuführen sind, muß immer wieder die Tatsache im Auge behalten werden, daß die vermehrte Sekretion der dem Mittelohre benachbarten Schleimhäute einerseits und die Behinderung der Nasenatmung andererseits den Verlauf und Ausgang der Mittelohrerkrankungen in nachteiligem Sinne zu beeinflussen vermögen.

Endlich muß auch in Erwägung des innigen Zusammenhanges zwischen Ohr- und Allgemeinerkrankungen der Zustand des Gesamtorganismus in genauester Weise berücksichtigt und das Ergebnis der internen Untersuchung bei der Durchführung der therapeutischen Maßnahmen entsprechend verwertet werden. Ganz besonders wird bei anämischen, bei tuberkulösen und bei syphilitischen Individuen die Allgemeinbehandlung mit der Lokalbehandlung Hand in Hand gehen müssen.

Was die Frage der Anämie anbelangt, so ist es zweifellos, daß die Anämie, sei es, daß sie durch Erkrankungen der blutbildenden oder der die Zirkulation regulierenden Organe bedingt ist, so wie in anderen Organen auch im Gehörorgane funktionelle und organische Störungen hervorrufen kann. Es darf jedoch niemals übersehen werden, daß Krankheitserscheinungen, die als anämische gedeutet werden, wie Kopfschmerzen, Schwindel, blasses Aussehen, körperliche und geistige Ermüdbarkeit usw. ihre Ursache in einer chronischen Eiterung des Mittelohres haben können und daß durch Verwechslung von Ursache und Wirkung bezüglich der Therapie Schlußfolgerungen von bedeutendem Nachteil für den Patienten gezogen werden können.

Für die tuberkulösen Mittelohreiterungen eröffnet sich uns nach den Ergebnissen der Beobachtungen Cemachs betreffs der ausgezeichneten Wirkung der Heliotherapie auf die tuberkulös erkrankte Mittelohrschleimhaut eine überaus günstige Perspektive.

Nach Cemach werden sowohl die Mittelohreiterungen skrofulöser Kinder wie die tuberkulösen Mittelohreiterungen durch allgemeine Lichtbehandlung, speziell Sonnen-Luftkur im Freien infolge der den Stoffwechsel anregenden, die

Zirkulation belebenden und den Appetit hebenden Kraft des Sonnenlichtes in ausgezeichneter Weise beeinflußt.

Die lokale Behandlung des Eiterungsprozesses hat nach den für die Behandlung chronischer Mittelohreiterungen geltenden Grundsätzen zu erfolgen. Im allgemeinen bewähren sich die Methoden der Trockenbehandlung (sorgfältiges Austupfen, Einblasung pulverförmiger Medikamente) besser als flüssige Medikamente. Von Wichtigkeit ist die Pflege des Gehörganges durch häufiges Befetten zur Verhütung ekzematöser oder entzündlicher Erkrankung.

Die tuberkulösen Drüsenentzündungen, die wir nicht selten in Begleitung tuberkulöser Mittelohreiterung auftreten sehen, werden durch allgemeine Sonnenlichtbehandlung zumeist in kurzer Zeit zum Verschwinden gebracht. Auch die lokale Anwendung des Quarzlichtes wirkt nach Cemach auf die Rückbildung tuberkulöser Drüsen, selbst großer Lymphome sehr günstig.

Die chronischen Mittelohreiterungen luetischer Provenienz weisen pathologisch-anatomisch im allgemeinen keine Abweichung von den übrigen chronischen Mittelohreiterungen auf, doch verläuft der Eiterungsprozeß bei schwerer Infektion und schlechtem Ernährungszustande des Kranken oft ungünstig und protrahiert. Zur richtigen Zeit einsetzende und in entsprechender Weise durchgeführte Allgemeinbehandlung unterstützt den Erfolg der lokalen Therapie in wertvoller Weise. Forcierte oder zu lange ausgedehnte Kuren jedoch beeinflussen den Ernährungszustand und damit die Mittelohrerkrankung in ungünstigem Sinne und können der Ausbreitung des entzündlichen Prozesses auf die Knochenwände der Paukenhöhle direkt Vorschub leisten.

Verschafft uns das Ergebnis der otoskopischen Untersuchung oder der Verlauf einer chronischen Mittelohreiterung, vor allem das Andauern einer fötiden Sekretion trotz exakter und beharrlicher Anwendung der uns zu Gebote stehenden konservativen Behandlungsmethoden die Überzeugung, daß wir es mit einem kariösen Prozesse im Schläfebein zu tun haben, so werden wir uns die Frage vorlegen müssen, ob eine Fortsetzung der konservativen Behandlung ohne Gefahr für den Patienten gestattet ist oder ob nicht die Notwendigkeit operativen Vorgehens gegeben ist.

Mit der Vervollkommnung und dem Ausbau der Methoden der Radikaloperation wurden die kleineren endotympanalen operativen Eingriffe am Knochen gänzlich in den Hintergrund gedrängt; sie werden heute nur noch verhältnismäßig selten zur Ausführung gebracht.

Es wird sich demnach darum handeln, in Fällen, in denen nach den subjektiven und objektiven Krankheitserscheinungen die Diagnose einer Karies oder Nekrose des Schläfebeins gestellt werden kann, die Frage der Radikaloperation zu ventilieren.

Es ist das jene Operation, die eine möglichst übersichtliche Freilegung der Paukenhöhle und ihrer Nebenräume (Attik, Antrum, Warzenfortsatz) zum Zwecke gründlicher Entfernung der erkrankten Knochenpartien und der Krankheitsprodukte anstrebt. Bei dieser Operation wird das Antrum des Warzenfortsatzes eröffnet, der innere Abschnitt der knöchernen Gehörgangswand und die äußere Wand des Attik abgetragen, es werden Hammer und Amboß entfernt und die Schleimhaut der Tube exkochleiert. Nach vollkommener Ausheilung bilden Gehörgang, Paukenhöhle, Antrum und Attik eine gemeinsame, vollkommen epidermisierte Höhle.

Durch die Radikaloperation wird vor allem das Übergreifen des kariösen Prozesses auf die Schädelhöhle, resp. auf die Meningen, das Cerebrum und die Venensinus, also das Auftreten von Meningitis, Hirnabszeß und Sinusphlebitis, bzw. Sinusthrombose und Pyämie verhütet.

Dürfen wir in Erwägung der schweren intrakraniellen Komplikationen, die als Folgen kariöser Prozesse im Felsenbeine auftreten können, eine chronische Mittelohreiterung, bei der eine Knochenkaries angenommen werden darf, konservativ behandeln und, wenn diese Frage zu bejahen ist, wie lange darf die konservative Behandlung ohne Schaden für den Kranken fortgesetzt werden?

Die Erfahrung lehrt, daß zirkumskripte, vor allem oberflächlich situierte kariöse Stellen des Gehörganges und der Paukenhöhlenwand unter entsprechender Behandlung, aber auch spontan, zur Heilung gelangen können. Daß mitunter auch ausgebreitete kariös-nekrotische Prozesse im Schläfebeine der Ausheilung zugänglich sind, zeigen uns otoskopisch festzustellende große, durch Einschmelzung der erkrankten Knochenpartien oder Ausstoßung nekrotischer Knochenstücke entstandene, zur Konfluenz von Paukenhöhle und Nachbarräumen führende Substanzverluste im Schläfebeine, die das gleiche Bild bieten wie die nach Radikaloperation ausgeheilte Wundhöhle („natürliche Radikaloperation"). Diesen außergewöhnlich günstig ausgehenden Fällen steht die weitaus größere Mehrzahl jener gegenüber, in welchen der Ulzerationsprozeß nach jahrelangem schleichendem Verlaufe plötzlich mehr oder weniger heftige Krankheitserscheinungen hervorruft und im Auftreten extra- oder intrakranieller Komplikationen seinen wahren Charakter dokumentiert.

Der erfahrene Ohrenarzt wird dementsprechend dort, wo er aus dem otoskopischen Befunde oder aus dem Resultate der Behandlung die Diagnose Knocheneiterung stellen muß, die konservative Behandlung nur unter strenger Kontrolle des subjektiven und objektiven Krankheitsbildes fortsetzen.

Der mit der Otoskopie vertraute Kollege darf die Behandlung der chronischen Mittelohreiterung auch bei Voraussetzung eines Knochenprozesses übernehmen, wenn er in der Lage ist, durch Beherrschung entsprechender therapeutischer Maßnahmen eine gründliche Entfernung des Sekretes zu veranlassen und einer Stagnation desselben unter allen Umständen vorzubeugen (Verengerungen der Abflußwege hintanzuhalten, resp. bald zu beseitigen, Granulationen und Polypen zu entfernen usw.).

Dem otoskopisch nicht genügend geübten Arzte muß von der Übernahme der Behandlung einer Eiterung, bei welcher auch nur der Verdacht eines kariösen Prozesses besteht, mit aller Entschiedenheit abgeraten werden. Wenn ihn auch Krankheitserscheinungen wie Kopfschmerzen, Schwindel, Schlaflosigkeit, schlechtes Aussehen usw. über die Ausbreitung der Knochenulzeration gegen die Schädelhöhle zu oft richtig zu informieren vermögen, so müssen doch Fälle, bei denen nach jahrelangem, völlig symptomenlosem Verlaufe plötzlich schwere Erscheinungen auftreten, vor der Übernahme einer Aufgabe warnen, deren restlose Erfüllung bei mangelhaftem diagnostischem und technischem Können ausgeschlossen erscheint.

Es liegt abseits von dem Ziele, das ich mir in diesem Buche gesteckt habe, dem Praktiker eine genaue Darstellung der Indikationen zur Radikaloperation zu geben. Zu seiner allgemeinen Orientierung aber sei bemerkt, daß in jedem Falle von chronischer Mittelohreiterung, in welchem sich die Symptome einer akuten Mastoiditis einstellen (spontane oder Druckschmerzhaftigkeit des Warzenfortsatzes, profuse Sekretion, Senkung der hinteren oberen Gehörgangswand, Fieber), in welchem vestibulare oder zerebrale Reizerscheinungen auftreten (heftige Kopfschmerzen, Übelkeit, Erbrechen, spontaner Nystagmus, Schwindel, Gleichgewichtsstörungen) oder in welchem eine Parese oder Paralyse des N. facialis in Erscheinung tritt, sofern diese Symptome nicht als Ausdruck einer vorübergehenden Eiterstagnation anzusehen oder anderer als otogener Herkunft sind — die Indikation zur sofortigen Radikaloperation gegeben ist.

III. Die Behandlung der Schwerhörigkeit.

Eine rationelle Behandlung der Schwerhörigkeit hat die Eruierung ihres Sitzes durch die genaue Funktionsprüfung und die Feststellung der Art des Hindernisses, welches den normalen Ablauf des Höraktes beeinträchtigt, zur Voraussetzung.

Nur dort, wo wir uns über die Ursache der Hörstörung ganz genau klar geworden sind, können wir therapeutisch zielbewußt vorgehen; in jedem anderen Falle bedeutet die therapeutische Inangriffnahme einer Hörstörung ein unsicheres und oft nicht unbedenkliches Herumtappen im Dunkeln. Wer glaubt, ohne jegliche Kenntnis der diagnostischen Hilfsmittel der Ohrenheilkunde einem Schwerhörigen durch Ausspritzen oder Ausblasen des Ohres helfen zu können, und wahllos Ohrenspritze oder Politzer-Ballon anwendet, bewegt sich auf einem nicht ungefährlichen Wege.

Unter den Ohrerkrankungen, welche das Hörvermögen alterieren, sind es die des Gehörganges, über deren Natur sich der praktische Arzt am leichtesten zu orientieren in der Lage ist.

Die Behandlung des kongenitalen und des durch Eiterung, Ulzeration oder Trauma erworbenen Verschlusses des äußeren Gehörganges, die lediglich eine operative sein kann (der Gehörgangsverschluß ist nur durch eine Gehörgangsplastik vollständig und dauernd zu beseitigen), fällt in das Ressort des Spezialarztes und soll daher nicht näher erörtert werden.

Dasselbe gilt von den organischen Verengerungen des Gehörganges, die als Residuen nach entzündlichen und ulzerösen Vorgängen des äußeren und Mittelohres (speziell nach Diphtherie und Lues), nach Verletzungen, Verbrennungen und Verätzungen beobachtet werden und durch Periostverdickung und Knochenneubildung im Verlaufe von chronischen Mittelohreiterungen zustande kommen können.

Die konservativen Behandlungsmethoden mit Einführung von Laminariastiften oder von Kanülen oder die Anwendung von Elektrolyse, wie auch die Bekämpfung der Strikturen durch Exzision des narbigen Gewebes vom Gehörgange aus, sind als zeitraubende, durchaus unverläßliche, sehr selten zum Ziele führende Maßnahmen aufgegeben worden.

In prophylaktischer Hinsicht erscheint es wichtig, darauf zu achten, daß bei Verbrennungen, Verbrühungen und Verätzungen des Gehörganges nach Möglichkeit (durch regelmäßige Einlagen befetteter Gazestreifen) für die Durchgängigkeit des Gehörgangsschlauches Sorge getragen und daß bei Schnitt- und Hiebwunden auf eine sorgfältige Adaptierung der durchtrennten Teile in richtiger Zusammengehörigkeit geachtet werde. Die Naht soll bei Schnittwunden der Ohrmuschel niemals durch Perichondrium und Knorpel, sondern nur durch die Haut geführt werden.

In welchem Maße das Hörvermögen durch Beheben eines Verschlusses oder einer Verengerung des Gehörganges gebessert werden kann, hängt selbstverständlich in erster Linie von dem Zustande des Mittelohres, in zweiter Reihe davon ab, ob der Schallempfindungsapparat intakt ist oder nicht.

Ist nach gelungener Gehörgangsplastik das Mittelohr der Untersuchung zugänglich geworden, so wird es in manchem Falle vielleicht auch noch gelingen, eine nunmehr nachgewiesene Erkrankung in diesem Teile des Gehörorganes mit Erfolg der Behandlung zuzuführen und eine weitere Besserung der Hörschärfe zu erzielen.

Hörstörungen, welche durch die hochgradigen Gehörgangsverengerungen hervorgerufen werden, die eine Folge entzündlicher Vorgänge im Gehörgange bilden, benötigen keine spezielle Behandlung, da sie mit der Heilung des ursächlichen Leidens verschwinden.

Bei Fremdkörpern im äußeren Gehörgange ist die einzige Behandlungsmethode, die für den otiatrisch nicht gut geschulten Arzt in Betracht kommen darf, die Ausspritzung. Sie wird auch fast ausnahmslos in Fällen zum Ziele führen, in denen noch keine Extraktionsversuche vorgenommen worden waren.

Niemals schenke man den Angaben eines Kindes — und zumeist handelt es sich um Kinder —, bzw. seiner Umgebung Glauben! Abgesehen davon, daß sich die Mitteilung, das Kind habe sich etwas ins Ohr gesteckt, nicht selten als fälschlich erweist, kommt es mitunter auch vor, daß sich die Angabe auf das unrichtige Ohr bezieht.

Der unberührte Fremdkörper liegt immer im knorpelig-membranösen Gehörgange und kann mit der Spritze ohne jegliche Mühe entfernt werden.

Zur Spülung genügt reines warmes Wasser. Gelingt die Entfernung bei gewöhnlicher Kopfstellung nicht, was bei schwereren Fremdkörpern wie Schrotkörnern oder Kieselsteinen vorkommen kann, so führt die Wiederholung der Ausspritzung des nach der Seite geneigten, mit dem Gehörgange vertikal nach abwärts gerichteten Ohres zum Ziele.

Fremdkörper, die durch Aufnahme von Wasser aufquellen, wie Hülsenfrüchte, bringt man durch einige Male wiederholtes Einträufeln von warmem Spiritus in das Ohr zur Schrumpfung, wonach die Ausspülung mühelos gelingt.

Stößt man bei der ersten Spülung auf Schwierigkeiten — sei es, daß sie durch große Unruhe des Kindes verursacht, sei es durch die Art des Fremdkörpers (verfaulte Knoblauchstückchen, aufgequollene Papierstückchen, durchfeuchtete Palmkätzchen usw.) veranlaßt werden —, so forciere man die Ausspritzung unter keinen Umständen, sondern wiederhole die Spülungen in Intervallen von 2 bis 3 Tagen langsam und geduldig und beseitige auf diese Weise den Fremdkörper stückchenweise.

Lebende Fremdkörper (Flöhe, Wanzen, Fliegenmaden

usw.) sollen vor dem Ausspritzen durch Einträufeln von warmem Öl oder Alkohol abgetötet werden.

Bei entzündlicher Veränderung der Haut des Gehörganges ist das Ausspritzen unbedingt zu vermeiden. Man warte zu, bis — durch in Burowlösung getauchte Gazestreifen unterstützt — die Gehörgangsentzündung abgelaufen ist.

Die instrumentelle Entfernung von Fremdkörpern im Ohre erfordert — gleichviel, ob man dazu eine Pinzette, ein Häkchen oder ein anderes Instrument verwenden will — selbst bei absoluter manueller Verläßlichkeit gute, für sichere Fixation des Kopfes sorgende Assistenz. Bei unruhigen Patienten, speziell bei Kindern, wird man am besten tun, den Eingriff im Ätherrausch vorzunehmen.

In Fällen, in welchen alle Extraktionsversuche erfolglos geblieben sind (wie bei Fremdkörpern, welche im knöchernen Gehörgange eingekeilt sind), muß nach retroaurikulärem Hautperiostschnitt die Ohrmuschel mit der hinteren membranösen Gehörgangswand abgelöst, der knöcherne Gehörgang bloßgelegt und eventuell mit einem Meißel in seinem hinteren oberen Anteile so weit abgetragen werden, bis die Entfernung des Fremdkörpers gelingt. Ist der Fremdkörper durch das Trommelfell bis in die Paukenhöhle und in das Antrum gedrängt worden, so wird seine Extraktion erst nach der Antrotomie gelingen können.

Nach der Entfernung des Fremdkörpers stelle man den otoskopischen Befund klar und prüfe das Hörvermögen. Zeigt das Trommelfell eine von einer früheren Erkrankung stammende Perforation oder eine frische Läsion, so verabsäume man nie, den Patienten, resp. seine Begleitperson auf die Möglichkeit einer Mittelohreiterung aufmerksam zu machen.

Zeruminalpfröpfe sind mit der Ohrenspritze zu entfernen, doch wird man sich zweckmäßig vor der Ausspritzung des Ohres durch Abtasten des Pfropfes mit einer Sonde über seine Konsistenz orientieren und harte Pfröpfe durch wiederholtes Einträufeln von warmer Glyzerinlösung, am besten

Natr. carbon. 1,0
Aqu. destillat.
Glyzerin ana 10,0

oder warmem Öl zu erweichen suchen.

Man spüle in jedem Falle zunächst langsam und vorsichtig, dann aber, wenn man sieht, daß der Patient das Spritzen gut verträgt (d. h. weder Schmerzen noch Schwindel hat) unter mäßigem Drucke und ruckweise. Nach jeder Spritze wird man sich durch die Besichtigung des Gehörganges überzeugen müssen, ob das Zerumen gänzlich beseitigt ist, da einerseits Rückstände bleiben können, andererseits durch zu lange fortgesetztes Ausspritzen das schon freigelegte Trommelfell verletzt, resp. perforiert werden könnte.

Nach der Ausspülung des Ohres entfernt man im Gehörgange zurückgebliebenes Wasser durch Neigen des Kopfes nach unten und durch Austupfen des Gehörganges mit einem Wattetampon.

Nach Entfernung eines Zeruminalpfropfes wird die Prüfung der Hörfunktion ein normales Resultat ergeben, sofern die Hörschärfe nicht durch ein gleichzeitig bestehendes Leiden des Mittel- oder inneren Ohres beeinträchtigt ist. In Erwägung einer solchen Möglichkeit verspreche man dem Kranken vor der Entfernung des Zeruminalpfropfes niemals die vollständige Beseitigung der Hörstörung.

Man berücksichtige übrigens vorsichtshalber auch die Möglichkeit einer trockenen Trommelfellperforation (als eines Residuums nach einer Mittelohreiterung, die erst nach längerer Dauer ausgeheilt war). Liegen diesbezügliche anamnestische Angaben vor, so müßte die Entfernung des Zeruminalpfropfes auf instrumentellem Wege erfolgen, da in solchen Fällen durch das Ausspritzen des Ohres eine Infektion des Mittelohres herbeigeführt werden kann.

Die Hörstörungen nach Trommelfellrupturen erfordern zunächst keine spezielle Behandlung. Wir haben nur den Gehörgang sorgfältig mit Watte zu verschließen und den Patienten vor Ausspülungen des Ohres und Einträufelungen von Ohrtropfen dringendst zu warnen. Selbstverständlich ist dementsprechend auch beim Waschen und Baden größte Vorsicht geboten. In unkomplizierten Fällen erfolgt mit dem Verschlusse des rupturierten Trommelfelles ohne therapeutisches Zutun die Wiederherstellung des Gehörs. In komplizierten Fällen werden wir uns der Behandlung der komplizierenden Affektion (Mittelohreiterung, Labyrinth- oder Hörnervenerkrankung) zuzuwenden haben.

Eine wichtige und dankbare Aufgabe fällt dem praktischen Arzte bei der Behandlung der katarrhalischen Erkrankungen des Mittelohres zu.

Beim akuten Tubenkatarrh, der sich zumeist als Folge akuter katarrhalischer Erscheinungen in der Nase und im Nasenrachenraum entwickelt, soll während des Andauerns derselben eine lokale Behandlung des Ohres unterlassen werden. Man halte den Patienten im Zimmer, Kinder am besten im Bette, und verordne eines der üblichen antipyretischen oder antirheumatischen Präparate.

Ist das Hörvermögen nach dem Abklingen der entzündlichen Erscheinungen in der Nase und im Rachen noch vermindert oder empfindet der Kranke das Gefühl der Völle oder des Verlegtseins des Ohres -- was die Folge noch andauernden Tubenverschlusses und der konsekutiven starken Einziehung des Trommelfelles ist —, so hat die Behandlung die Durchgängigkeit der Tube und das Zurückbringen des Trommelfelles in die normale Stellung anzustreben. Diesem Zwecke entspricht in vollkommener Weise das von Politzer angegebene Verfahren der Lufteintreibung.

Das Politzersche Verfahren beruht darauf, „die Luft während eines Schlingaktes im allseitig abgeschlossenen Nasenrachenraum von außen her zu verdichten und durch die Ohrentrompete in das Mittelohr einzutreiben". Zur Ausführung der Lufteintreibung (Luftdusche) benötigt man einen birnförmigen Gummiballon (Nr. 10), dessen kurzes, konisches Ansatzstück mit einem 2 bis 3 cm langen Stückchen resistenten Gummischlauches armiert wird.

Man läßt den sitzenden Patienten einen Schluck Wasser in den Mund nehmen, führt das Ansatzstück des Ballons, den man in die rechte Hand genommen hat, ca. 1 cm tief in die Nase hinein, legt es in den lateralen Winkel der Nasenöffnung und preßt mit dem Daumen und Zeigefinger der linken Hand die Nasenflügel luftdicht über dem Septum, bzw. über dem Röhrchen zusammen. Nun bedeutet man dem Patienten, auf das Kommando „jetzt" zu schlucken und komprimiert in demselben Augenblicke den Ballon. Bei gutem Verschlusse der Nasenöffnungen kann die aus dem Ballon ausgepreßte Luft durch die Nase nicht entweichen, der Nasenrachenraum wird beim Schluckakt durch Anlegen des Gaumensegels an die hintere Rachenwand abgeschlossen, die Luft kann demnach nur durch die beiden Ohrtrompeten, die sich beim Schluckakte übrigens noch öffnen, in die Trommelhöhlen eindringen. Bei gelungener Lufteintreibung hört man ein gurgelndes, durch die Vibration des Gaumensegels hervorgerufenes Geräusch, auch wird der Lufteintritt in die Paukenhöhle vom Patienten meist subjektiv empfunden. Kinder greifen sich oft erschreckt mit den Händen an die Ohren.

Nach der Lufteintreibung wird der Ballon *in komprimiertem Zustande* (um nicht Luft oder Schleim zu aspirieren) aus der Nase entfernt.

Den Verschluß des Nasenrachenraumes kann man, statt Wasser schlucken zu lassen, auch dadurch bewirken, daß man Worte oder Silben, die mit dem Konsonanten k oder g enden (hik, huk, Kuckuck, König), phonieren läßt. Bei kleinen Kindern genügt es, die Lufteintreibung während des Schreiens vorzunehmen.

Ist nur *ein* Ohr erkrankt, so lasse man das gesunde Ohr mit dem kleinen Finger verschließen, um der Luft auf dieser Seite einen erhöhten Widerstand zu schaffen und ihren Eintritt in die kranke Seite zu erleichtern.

Von unangenehmen Nebenwirkungen der Luftdusche wären zu erwähnen: Nasenblutungen, Schwindelgefühl, das jedoch fast immer nur von kurzer Dauer ist, und durch Auftreiben der Speiseröhre oder des Magens entstehende Schmerzen, die nach dem Auftreten von Ructus oder nach einem Schluck Wasser rasch schwinden.

Nasenblutungen, die ausnahmslos durch (mit dem Ansatzstücke des Ballons verursachte) oberflächliche Läsionen der Septumschleimhaut hervorgerufen werden, sind durch Einlegen eines Wattetampons in die Nase rasch zu stillen.

Trommelfellnarben können durch die Lufteintreibung zur Ruptur gebracht werden, doch hat ein solches Vorkommnis, sofern alle Vorsichtsmaßregeln zur Verhütung einer Infektion des freigelegten Mittelohres beachtet werden, keine nachteiligen Folgen.

Nach 3 bis 4 Lufteintreibungen ist gewöhnlich der angestrebte Erfolg erreicht. Es empfiehlt sich, zur Kontrolle des therapeutischen Effektes das *Hörvermögen vor und nach der Luftdusche zu prüfen.*

Je nach dem Andauern der erzielten Wirkung ist die Lufteintreibung nach 24 bis 48 Stunden zu wiederholen; das Verfahren ist dann — nach immer größeren Zeiträumen —

so lange fortzusetzen, bis der Kranke dauernd beschwerdefrei ist. Selbstverständlich ist auch das ursächliche Nasen- oder Rachenleiden, falls es keine spontane Rückbildung zeigt, der lokalen Behandlung zuzuführen.

Beim akuten exsudativen (sekretorischen) Mittelohrkatarrh wird die Wirkung der Luftdusche dadurch gesteigert, daß man den Kranken vor der Lufteintreibung den Kopf nach vorn neigen und nach der gesunden Seite drehen läßt, so daß die Tube des erkrankten Ohres vertikal gestellt ist. Dadurch wird erreicht, daß das aus dem Mittelohre verdrängte Exsudat durch die Tube abfließt.

Der therapeutische Effekt der Luftdusche kann durch Aspiration der Luft im äußeren Gehörgange (Luftverdünnung) wesentlich erhöht werden. Man erzielt sie mit dem Sieglesehen Trichter oder mit dem Delstancheschen Masseur, indem man nach Kompression des Ballons (beim Sieglesehen Instrument); resp. nach Niederdrücken des Stempels (beim Delstancheschen Masseur) die Olive luftdicht in den Gehörgang einfügt und nun vorsichtig mit der Kompression nachläßt. Die Aspiration darf nicht zu rasch und brüsk, sondern nur vorsichtig und langsam ausgeführt werden, da durch gewaltsame Anwendung des Verfahrens Blutblasen im Gehörgange oder am Trommelfelle aufgesogen und selbst auch Blutungen verursacht werden können.

Erfolgt bei der ersten Aktion des Instrumentes eine Kompression der Luftsäule im Gehörgange, so kann durch eine plötzliche Steigerung des Labyrinthdruckes ein Schwindelanfall ausgelöst werden.

Vorzüglich bewährt sich die mit denselben Apparaten, resp. mit dem elektromotorischen Masseur nach Breitung oder dem mit Handkurbel betriebenen Masseur von Noebel zu bewerkstelligende abwechselnde Luftverdünnung und -verdichtung (Vibrationsmassage des Trommelfells).

Die Eintreibung von Luft mittels des Katheters ist bei akuten Mittelohrkatarrhen infolge des Reizes, welchen der Katheterschnabel auf die Tubenschleimhaut ausübt, kontraindiziert.

Wenn trotz wiederholter Lufteintreibungen immer wieder Exsudat nachweisbar und die Hörverbesserung immer nur eine vorübergehende ist, so ist beim sekretorischen Katarrh die Indikation zur Parazentese gegeben.

Ohrtrichter und Parazentesennadel sind auf das sorgfältigste zu sterilisieren. Eine Anästhesie erscheint überflüssig, da das Durchtrennen des nicht akut entzündeten Trommelfelles keine Schmerzen bereitet. Durch einige der Parazentese vorauszuschickende kräftige Lufteinblasungen, die das Trommelfell mehr oder weniger vorwölben, erleichtert man sich den Eingriff wesentlich. Man führt die Nadel langsam — ohne die Gehörgangswand irgendwo zu berühren — bis knapp vor das Trommelfell und durchtrennt dann, indem man einen möglichst langen Schnitt schräg durch den hinteren unteren Quadranten führt, das Trommelfell. Durch einige kräftige Lufteintreibungen wird das Exsudat aus der Paukenhöhle in den Gehörgang getrieben, dann ein Gazestreifchen in das Ohr eingeführt und vorsichtshalber ein Verband angelegt. Das Austupfen des Sekretes sowie Ausspritzungen des Ohres sind unbedingt zu vermeiden. Zwei Tage hindurch enthalte sich der Kranke körperlicher und geistiger Anstrengungen sowie des Alkoholgenusses. Vierundzwanzig Stunden nach dem Eingriffe, manchmal am zweiten Tage, ist die Perforationsöffnung im Trommelfelle geschlossen.

Zur Verhütung neuerlicher Sekretbildung, resp. -ansammlung werden die Lufteintreibungen noch 1 bis 2 Wochen hindurch fortgesetzt. Eine Wiederholung der Parazentese ist nur in wenigen Fällen notwendig.

Bei chronischen Mittelohrkatarrhen werden wir mit Lufteintreibungen allein meist nur einen geringfügigen oder nur vorübergehenden Erfolg erreichen. Die therapeutische Wirkung wird um so geringer sein, in je höherem Grade die Schwellung und Verdickung der Mittelohrschleimhaut vorgeschritten ist, am geringsten in denjenigen Fällen, in denen es schon zu Bindegewebsneubildung, zu Adhäsionen und Verwachsungen in der Trommelhöhle gekommen ist.

Der therapeutische Effekt wird davon abhängen, ob und in welchem Grade die krankhaften Veränderungen in der Mittelohrschleimhaut noch rückbildungsfähig sind und ob das hierdurch verursachte Schalleitungshindernis beseitigt werden kann. In Fällen, in denen gleichzeitig auch der Schallempfindungsapparat erkrankt ist, und in Fällen, in denen der chronische Mittelohrkatarrh mit Otosklerose kombiniert ist, werden die Grenzen unseres therapeutischen Könnens sehr enge gesteckt sein. Hier werden wir im besten Falle ein rasches Fortschreiten der Hörstörung zu verhüten imstande sein.

Die Lufteinblasungen, durch welche wir eine Beseitigung der Tubenschwellung und -verengerung, eine Behebung der Spannungsanomalien des Trommelfelles und der Gehörknöchelchen, eine Verbesserung der Zirkulation im Bereiche der Mittelohrschleimhäute und eine Anregung der Resorption der entzündlichen Krankheitsprodukte anstreben, werden nach dem Politzerschen Verfahren oder durch den Katheterismus der Ohrtrompete vorgenommen.

Der Katheterismus ist dem Politzerschen Verfahren dort vorzuziehen, wo es sich darum handelt, die komprimierte Luft ausschließlich in das Mittelohr der einen Seite einzutreiben, er kommt weiterhin dort in Frage, wo die Tube infolge höhergradiger Verengerung dem Eindringen der Luft beim Politzerschen Verfahren ein zu großes Hindernis darbietet, und endlich vor allem in Fällen, in welchen es sich darum handelt, Medikamente in Form von Flüssigkeiten oder Dämpfen in das Mittelohr einzuleiten, sowie Bougies in die Ohrtrompete einzuführen.

Als Katheterismus der Eustachischen Ohrtrompete bezeichnen wir die Einführung eines röhrenförmigen Instrumentes in die pharyngeale Mündung der Ohrtrompete auf dem Wege des Nasenganges zu diagnostischen oder therapeutischen Zwecken.

Hinsichtlich des hierfür erforderlichen Instrumentariums sei auf den großen Vorzug hingewiesen, der Hartkautschukkathetern vor den Metallkathetern gebührt.

Der Kranke empfindet die elastischen und biegsamen Hartkautschukkatheter weitaus weniger unangenehm als die starren Metallkatheter, und der Arzt wird die Vorteile ihrer bequemeren und leichteren Anwendung insbesondere in Fällen, in denen die Nasenpassage durch Deviationen des Septums, durch Cristen an demselben, durch Hypertrophien der Nasenschleimhäute oder durch Synechien erschwert ist, wahrnehmen können.

Die Desinfektion der Hartkautschukkatheter geschieht am besten in der Weise, daß sie nach Gebrauch 24 Stunden in einer Sublimatlösung liegen gelassen und dann mit warmem Wasser durchgespült werden. Erscheint eine längere Behandlung notwendig, so ist es wohl am zweckmäßigsten, wenn sich der Kranke einen Katheter nach Vorschrift des Arztes besorgt und mitbringt. Für den Metallkatheter spricht die Möglichkeit der Sterilisation in kochendem Wasser.

Der Ballon ist der gleiche wie der zur Politzerschen Luftdusche verwendete. Das zu behandelnde Ohr des Patienten und das des Arztes werden durch einen ca. 50 cm langen, 5 mm im Lumen fassenden, an den Enden mit olivenförmigen Ansatzstücken versehenen Gummischlauch (Otoskop) verbunden. Mit diesem Schlauche kontrolliert der Arzt die Geräusche, welche das Durchströmen der Luft durch die Ohrtrompete, ihr Anschlagen an das Trommelfell oder ihr Entweichen durch eine eventuell bestehende Trommelfellperforation verursacht. Die Einführung des Katheters hat immer am sitzenden Patienten zu geschehen. Bei sehr enger Nase oder bei großer Empfindlichkeit des Patienten empfiehlt es sich, die Nasenschleimhaut mit einer 5- bis 10proz. Kokainlösung zur Abschwellung zu bringen und zu anästhesieren. Sind Sekretmassen in der Nase angesammelt, so lasse man den Kranken so lange ausblasen, bis die Nase möglichst durchlässig geworden ist. Bei akutem Schnupfen oder akut katarrhalischen, resp. entzündlichen Zuständen im Rachen ist die Lufteintreibung zu unterlassen.

Nachdem der Zugang zur Nase durch In-die-Höhestülpen der Nasenspitze besser ersichtlich gemacht wurde, führt man den schreibfederartig gefaßten Katheter[1]) mit nach unten gerichtetem Schnabel über den Naseneingang, den Nasenboden entlang, langsam, tastend, in das Innere der Nase ein. Bei hindernisfreier Nase gleitet man mühelos bis in den Nasenrachenraum und stößt schließlich an die hintere Rachenwand. Findet der Katheter einen Widerstand in der Nase, so wird der der Rhinoskopie kundige Kollege mit Hilfe des Nasenspekulums das Hindernis leicht zu eruieren und zu umgehen in der Lage sein. Kann man sich dieser sicheren Methode nicht bedienen, so versuche

[1]) Man vergesse niemals, den Katheter auf seine Durchgängigkeit zu prüfen!

man durch zarte, rotierende Bewegungen mit dem Schnabel des Instrumentes, eventuell durch Drehung des Katheterschnabels um 90° nach außen, unter dem Hindernisse in die Nase zu gleiten. Vor allem achte man darauf, immer auf dem Boden der Nasenhöhle, d. h. im unteren Nasengange, zu bleiben und nicht in den mittleren Nasengang zu geraten. Jedes brüske Vorgehen ist unbedingt zu vermeiden.

Ist der Katheterschnabel im Nasenrachenraum, so bietet sich unserem Tastgefühle eine zweifache Direktion für die Einführung des Instrumentes in das Ostium pharyngeum tubae: Wir können uns entweder nach dem hinteren Rande der Nasenscheidewand orientieren, die beinahe in derselben Ebene liegt wie die Tubenmündung (Methode von Löwenberg), oder nach dem Tubenwulst, der die hintere Umrahmung des Tubeneinganges bildet (Methode von Kramer, Bonnafont).

Nach der Löwenbergschen Methode dreht man den im Nasenrachenraum befindlichen Katheterschnabel um 90° nach innen, so daß die am Pavillon des Katheters befindliche Ringmarke horizontal gegen die Nase zu steht, zieht den Katheter soweit nach vorn, bis man am hinteren Rande der Nasenscheidewand anstößt (der Katheterschnabel befindet sich jetzt in derselben Frontalebene wie das Ostium pharyngeum tubae) und dreht nun das Schnabelende nach unten und nach außen der zu katheterisierenden Tube zu, so daß es eine Drehung um 180° beschreibt. Dreht man den Katheterschnabel noch um ein Weniges nach oben, so daß die Ringmarke des Katheters gegen den äußeren Augenwinkel der entsprechenden Seite gerichtet ist, so darf man annehmen, richtig im Ostium pharyngeum tubae zu sein.

Die zweite Methode (Kramer, Bonnafont) besteht darin, daß man den Katheter, wenn er die hintere Rachenwand erreicht hat, um 90° nach außen dreht und den jetzt in der Rosenmüllerschen Grube befindlichen Katheterschnabel etwas nach vorn zieht, indem man den Katheter gleichzeitig ein wenig gegen die Nasenscheidewand andrängt. Hierbei gleitet der Schnabel des Instrumentes über den an der seitlichen Rachenwand vorspringenden hinteren Tubenwulst von selbst in die Tubenöffnung. Eine kleine Drehung des Instrumentes nach außen und oben sichert die richtige Situation des Katheters.

Das in der richtigen Position befindliche Instrument wird unmittelbar vor dem Naseneingange mit dem Daumen und dem Zeigefinger der linken Hand fixiert, die drei anderen Finger werden auf den Nasenrücken gelegt.

Hat man das Instrument mit der linken Hand sicher gefaßt, so fügt man den Ballon mit seinem Ansatzstück in das trichterförmig erweiterte Endstück des Katheters ein und bläst — das erstemal vorsichtig und langsam — die Luft ein.

Erst wenn man durch das Otoskop das normale hauchende Auskultationsgeräusch (ch) vernimmt, dürfen die weiteren (6 bis 8) Lufteinblasungen unter etwas stärkerem Druck vorgenommen werden. Ist der Ballon gänzlich komprimiert, so wird er — im komprimiertem Zustande — aus dem Katheter entfernt und, neuerlich mit Luft gefüllt, wieder angesetzt.

Die Katheter werden in vier verschiedenen Stärken Nr. 1 bis 4 ($^1/_2$ bis $3^1/_2$ mm im Durchmesser) hergestellt. In der Mehrzahl der Fälle wird man den Katheter Nr. 2 oder Nr. 3 verwenden können.

Scheitert infolge hochgradiger Verengerung oder Verstopfung einer Nase die Einführung des Instrumentes, dann versuche man den Katheterismus von der entgegengesetzten Nasenhälfte aus. Dieses Verfahren erfordert einen Katheter von größerer Schnabellänge (20 bis 25 mm), resp. größerer Krümmung. Für solche Fälle eignen sich speziell Hartkautschukkatheter, die in heißem Wasser rasch weich und ebenso schnell wieder hart werden, so daß man ihrem Schnabel jede beliebige Länge und Krümmung geben kann. Der Katheter wird bis zur hinteren Rachenwand vorgeschoben, um 90° gegen das zu behandelnde Ohr gedreht und nach vorn bis an den hinteren Rand des Septums vorgezogen. Durch einen leichten Zug des aus der Nase heraus ragenden Katheterendes nach außen wird der Katheterschnabel besser in den Tubenkanal hineingeschoben und nun nach sicherer Fixation des Instrumentes die Luft eingeblasen.

Unangenehme Vorkommnisse beim Katheterisieren sind heftiges Niesen, Husten, Würgen, Brechbewegungen, Erscheinungen, die man durch Anästhesierung der Nasenschleimhaut meist wesentlich mildern oder gänzlich verhüten kann.

Bei sehr nervösen und erregbaren Patienten, bei denen diese Reflexerregungen auch nach vorausgeschickter Kokainisierung in unverminderter Heftigkeit andauern, wird man auf den Katheterismus wohl verzichten müssen. Zu selteneren Folgeerscheinungen der Kathetereinführung gehören Schwindelanfälle und Ohnmachtsanwandlungen.

Bläst man Luft ein, nachdem man mit dem Katheter eine Verletzung der Schleimhaut im Nasenrachenraum verursacht hat, so entsteht durch Vordringen der Luft in das submuköse Bindegewebe ein Emphysem. Das submuköse Emphysem kann sich unter der Schleimhaut des weichen Gaumens, der Uvula, des Rachens bis zum Kehlkopfeingang ausbreiten, aber auch in das subkutane Bindegewebe der Wange, der Augenlider, der seitlichen Halsgegend bis zum Thorax erstrecken. Die Patienten empfinden an den betreffenden Stellen ein Gefühl der Spannung, das sich bis zu stechenden Schmerzen steigern kann. Die Ausbreitung des Emphysems gegen den Larynx hat mehr oder weniger hochgradige Atembeschwerden zur Folge. Objektiv läßt sich die Schwellung und Gedunsenheit der durch die Luft aufgetriebenen Partien feststellen und ein deutliches Knistern fühlen.

Das Emphysem verschwindet gewöhnlich ohne jegliche Behandlung in wenigen Tagen. Ein Massieren der aufgeblasenen Stellen ist zu unterlassen, da die Luft gegen den Rachen gedrängt werden kann, wodurch die Beschwerden nur eine Zunahme erfahren können. Die Patienten sollen aufgefordert werden, sich ruhig zu verhalten und das Räuspern, Husten und Schneuzen (wodurch neue Luftmassen unter die Schleimhaut gepreßt werden können) nach Möglichkeit zu vermeiden. Bei höhergradigen Atembeschwerden kann durch Inzision der aufgetriebenen Partien der Schleimhaut eine Erleichterung erzielt werden.

Bei den chronischen Mittelohrkatarrhen werden die Lufteintreibungen jeden zweiten, später jeden dritten Tag — vier bis sechs Wochen hindurch — vorgenommen und mit der Vibrationsmassage des Trommelfelles oder mit Luftverdünnung im äußeren Gehörgange kombiniert.

Der Effekt der Lufteintreibungen ist in regelmäßigen Zeitabständen durch Prüfung des Hörvermögens vor und nach der Behandlung genau zu kontrollieren. Sind beide

Ohren erkrankt, so ist die Wirkung für beide Seiten gesondert zu beobachten und die vor und nach der Lufteintreibung festgestellte Hörschärfe zu notieren. Man achte vor allem darauf, ob nach der Behandlung keine Zunahme der bestehenden Beschwerden, vor allem keine Steigerung der häufig bestehenden subjektiven Gehörsempfindungen erfolgt und trage einer höhergradigen Empfindlichkeit, wie sie mancher Patient zeigt, unbedingt Rechnung. Nur dort, wo der Patient eine subjektive Erleichterung empfindet und wir eine Besserung des objektiven Hörbefundes verzeichnen können, ist die Behandlung fortzusetzen, andernfalls muß eine Änderung der therapeutischen Maßnahmen stattfinden oder von einer Fortsetzung der lokalen Therapie gänzlich Abstand genommen werden. In Fällen, in denen nicht nur der Schalleitungs-, sondern auch der Schallperzeptionsapparat erkrankt ist (was wir an der Verkürzung der Perzeptionsdauer durch die Kopfknochen erkennen), werden wir von vornherein nur auf einen geringen therapeutischen Erfolg rechnen dürfen.

Führen die Lufteintreibungen keine Hörverbesserung herbei, so ergänze man diese Therapie durch Injektion flüssiger oder Einblasung gasförmiger Medikamente in die Paukenhöhle.

Die Injektion von medikamentösen Flüssigkeiten erfolgt in der Weise, daß man im Anschlusse an den Katheterismus 6 bis 8 Tropfen der vorher erwärmten, in einer kleinen Glasspritze aufgezogenen medikamentösen Lösung in den Katheter injiziert und mit dem in den Katheter eingefügten Ballon in das Mittelohr treibt.

Hierzu eignet sich am besten das Vaselinum liquidum sterilisatum, bei mit Schwellung des Tubenkanals verbundenen Mittelohrkatarrhen eine Pilokarpin- oder Zinklösung:

Pilocarpin. muriat.	0,1
Aqu. destillat.	10,0

oder

Zinc. oleinic.	0,1
Vasel. liquid. sterilisat.	10,0

bei gleichzeitig bestehender Lues

Kal. hydrojodic.	1,0
Aqu. destillat.	10,0

Die Anwendung medikamentöser Dämpfe geschieht zu dem Zwecke, eine Reizung der Mittelohrschleimhaut zustande zu bringen, die straff gewordenen ligamentösen Verbindungen der Gehörknöchelchen zu lockern und auf diese Weise die Wirkung der Lufteinblasungen zu steigern.

Am besten bewähren sich Terpentin-, Essigäther- oder Kampferäther- (1 : 10) Dämpfe. Die Dämpfe werden mittels des in die Mündung des Fläschchens eingeführten Politzer-Ballons aspiriert und durch den Katheter eingeblasen. Ihr Eindringen in das Mittelohr hat das Gefühl von Wärme oder Hitze, mitunter das Auftreten von Kratzen, Husten, Räuspern zur Folge.

Bei chronischen Mittelohrkatarrhen, die mit Verengerung des Tubenkanals einhergehen (die Auskultation des Tubenkanals ergibt ein hohes, mitunter pfeifendes Geräusch, die Lufteinblasung erfolgt unter deutlichem Widerstand), bewähren sich Lufteinblasungen in Kombination mit der Bougierung der Ohrtrompete.

Die Bougierung wird mit geknöpften Zelluloidbougies verschiedener Stärke (Nr. 1 bis 4) vorgenommen. Man beginnt mit schwächeren Nummern und steigt allmählich zu den stärkeren auf.

Man verabsäume niemals, die Bougie vor ihrer Anwendung auf ihre vollkommene Unversehrtheit zu prüfen[1]).

Vor der Anwendung der Bougie wird die Länge des Katheters an der in den Katheter eingeschobenen Bougie mit Tinte markiert. Eine zweite Marke wird an der Bougie $3^1/_2$ cm hinter der ersten angebracht. (Die Tubenlänge vom Ostium pharyngeum bis zum Ostium tympanicum beträgt ca. $3^1/_2$ cm.)

Nachdem man den Katheter eingeführt und sich durch

[1]) Eine solche Prüfung soll. da die Bougie bei längerem Liegen brüchig werden kann, von Zeit zu Zeit wiederholt werden. Urbantschitsch empfiehlt, die Widerstandsfähigkeit der Bougie in der Weise zu erproben, daß man sie zwischen dem festaneinandergepreßten Daumen und Zeigefinger hindurchzieht und hierbei stärker biegt, aber nicht knickt. Die beginnende Brüchigkeit der Bougie ist an feinen Querstrichen unter ihrem Knöpfchen zu erkennen. An dieser Stelle bricht auch die Bougie am leichtesten ab.

Bricht eine Bougie während ihrer Anwendung in der Tube ab, so vermeide man die Eintreibung von Luft und die Einführung weiterer Bougies, wodurch das abgebrochene Ende noch weiter in die Tube, resp. in die Paukenhöhle gedrängt werden kann. Ist das Knöpfchen nicht zu weit in der Tube vorgeschoben, so wird es meist, ohne irgendwelche Erscheinungen hervorzurufen, von selbst ausgestoßen. In die Paukenhöhle gelangte Bougieknöpfchen können zu einer Mittelohreiterung führen und gehen dann mit dem eiterigen Sekret durch das perforierte Trommelfell ab.

die Lufteintreibung von der richtigen Situation des Katheters überzeugt hat, führt man die mit Vaselinum liquidum befettete Bougie durch den Katheter bis zur ersten Marke ein (der Knopf der Bougie liegt jetzt am Tubenostium). Nun wird die Bougie vorsichtig tastend (bis zur zweiten Marke) in den Tubenkanal vorgeschoben. Fühlt man ein Hindernis, das nicht leicht zu überwinden ist, so verwendet man eine schwächere Bougie. Ist die Bougie richtig eingeführt, so empfindet der Patient einen leichten stechenden Schmerz, den er in die Gegend des Trommelfelles verlegt. Ist die Bougie unrichtigerweise nach abwärts in den Rachenraum geraten, so wird der Schmerz in der Kehlkopfgegend verspürt und steigert sich beim Schlucken.

Liegt die Bougie an richtiger Stelle, so fixiert sie ganz von selbst den Katheter; auch erfährt die Stellung der Bougie bei der Schluckbewegung keine Veränderung.

Nachdem die Bougie 5 bis 10 Minuten liegen gelassen worden war, wird sie entfernt und nun vorsichtig Luft eingeblasen. Die Luft dringt jetzt mit breiterem Strom in die Paukenhöhle ein als früher. Zeigt sich jedoch am Bougieknopf eine Blutspur, was auf eine Schleimhautverletzung hinweist, so soll von der Lufteintreibung abgesehen werden, da sie leicht ein Emphysem herbeiführen kann.

Die Sterilisation der Bougie geschieht durch 24stündiges Liegenlassen in einer Sublimatlösung.

Die regelmäßige Kontrolle des Hörvermögens und die genaueste Beobachtung der Reaktionsweise des Patienten werden uns darüber Aufschluß geben, welches der genannten Verfahren anzuwenden ist. Gewöhnlich erscheint es von Vorteil, die verschiedenen Methoden abwechselnd in Anwendung zu bringen[1]). Die Wirkung der lokalen Behandlung beim chronischen Mittelohrkatarrh wird vor allem von der Art und der Ausbreitung der pathologisch-anatomischen Veränderungen im Mittelohre abhängen, dann aber auch von der Möglichkeit der Beseitigung des ätiologischen Momentes und von dem Allgemeinzustande des Kranken bestimmt werden.

[1]) z. B. in einer Sitzung Katheterismus (evtl. Bougierung), Vibrationsmassage, in der folgenden Katheterismus in Kombination mit medikamentösen Flüssigkeiten oder Dämpfen usw. fort.

Vor jedem schablonenhaften therapeutischen Vorgehen muß nachdrücklichst gewarnt werden. Die Wirkung der Behandlung und zwar jeder einzelnen therapeutischen Methode muß genau kontrolliert, die individuelle Empfindlichkeit eines jeden Kranken genau berücksichtigt werden.

Die Dauer der lokalen Behandlung richtet sich nach der erreichten Wirkung; die lokal therapeutischen Maßnahmen können solange angewendet werden, als sie eine Zunahme der Hörweite bewirken. Die Behandlung wird — je nach der Reaktionsweise des Patienten und der Dauer der Hörverbesserung — anfangs jeden Tag oder jeden zweiten Tag, später in immer größeren Zeitintervallen durchgeführt. Erreichen wir keine Hörverbesserung mehr, so erscheint es geboten, die Behandlung abzubrechen oder, wenn sie dem Patienten eine ausgesprochene subjektive Erleichterung verschafft, in vorsichtiger Weise noch eine Zeitlang fortzusetzen. Es gibt Fälle, in denen wir nach 2 Wochen, andere, in denen wir nach 3—4 Wochen, manche, bei denen wir erst nach 4—6 Wochen eine andauernde therapeutische Wirkung erreichen.

Durch Wiederholung der Behandlung nach einigen (je nach dem Andauern des Effektes 3 bis 6) Monaten kann ein Weiterfortschreiten des katarrhalischen Prozesses im Mittelohre zumeist verhütet werden. In der Zwischenzeit beschränke man sich — sofern der Patient irgendwelche Beschwerden empfindet — auf von Zeit zu Zeit vorzunehmende einfache Luftduschen.

Die operative Behandlung des chronischen Mittelohrkatarrhs, für welche vor allem die Durchschneidung der hinteren oder der vorderen Trommelfellfalte, die Tenotomie des Musculus tensor tympani und des Musculus stapedius in Betracht kommen, gehört in den Wirkungsbereich des Spezialarztes und soll daher hier nicht zur Sprache gebracht werden.

Da Erkrankungen der Nase und des Nasenrachenraumes nicht nur sehr häufig den Ausgangspunkt katarrhalischer Mittelohraffektionen bilden, sondern auch ihre Dauer und ihren Verlauf bestimmen können, so ist den pathologischen Veränderungen in diesen Gebieten die größte Beachtung zuzuwenden und ihrer Beseitigung größter Wert beizumessen. Ebenso darf niemals vergessen werden, daß konstitutionelle Anomalien und Allgemeinerkrankungen, die den Verlauf katarrhalischer Prozesse nicht unwesentlich zu beeinflussen vermögen, in der Therapie sorgfältig berücksichtigt werden müssen.

Die Herabsetzung des Hörvermögens, welche die akute Mittelohrentzündung begleitet, schwindet im allgemeinen spontan mit dem Rückgange der entzündlichen Veränderungen der Mittelohrschleimhaut. Bleiben Hörstörungen zurück, so beginnt man nach Ablauf der akutentzündlichen Erscheinungen am Trommelfelle, d. i. zirka acht Tage nach Verschluß der Trommelfellperforation, mit Lufteinblasungen, die die Hörschärfe meist nach wenigen Wiederholungen wieder herstellen.

Die Hörstörungen bei den chronischen Mittelohreiterungen erfahren meist schon durch die sorgfältige Entfernung des im Gehörgange und in den Mittelohrräumen angesammelten Sekretes eine wesentliche Besserung. Von großem Werte ist es, die Säuberung des Ohres durch Anwendung von Lufteintreibungen zu ergänzen, durch welche die Entfernung des Sekretes aus den Mittelohrräumen in wesentlichem Maße gefördert wird.

Nach dem Ablauf der Mittelohreiterung wird der Effekt unserer Therapie vor allem davon abhängen, ob und in welchem Grade pathologische Veränderungen im Bereiche des Mittelohres (Trommelfellperforationen, Adhäsionen zwischen Trommelfell und medialer Trommelhöhlenwand, Ankylose der Gehörknöchelchen) zurückgeblieben sind, resp. ob und inwieweit es möglich erscheint, die hierdurch veranlaßte Beeinträchtigung der Schalleitung zu beseitigen. Von größter Bedeutung ist begreiflicherweise die Beschaffenheit des Schallempfindungsapparates, dessen Intaktheit als die Vorbedingung für eine aussichtsvolle Inangriffnahme der Behandlung angesehen werden muß.

In den meisten Fällen wirkt die Trockenlegung des Mittelohres hörverbessernd, doch kommt es auch vor, daß nach der Ausheilung der Eiterung — offenbar infolge einer Beeinträchtigung der Funktionstüchtigkeit des Schalleitungsapparates durch schrumpfendes Narbengewebe — eine Abnahme des Gehörs beobachtet wird.

Eine hörverbessernde Wirkung von Lufteintreibungen ist nur in den Fällen zu erwarten, in denen die Ausheilung der Mittelohreiterung ohne Trommelfelldefekt und ohne Störung der Kontinuität der Gehörknöchelchenkette erfolgt ist. Nur unter diesen Umständen kann das retrahierte Trommelfell und mit ihm die eingezogene Gehörknöchelchenkette in die richtige Stellung gebracht, resp. eine Dehnung eventuell vorhandener Adhäsionen zwischen Trommelfell und innerer Trommelhöhlenwand erzielt werden. Ist die Mittelohreiterung mit einem Trommelfelldefekt oder mit straffen, undehnbaren Narbenzügen im Mittelohre ausgeheilt, so bleibt die Anwendung der Luftdusche ohne jeglichen Effekt. Man wird sich durch das Resultat der Hörprüfung vor und nach der Lufteintreibung über den mit dieser Methode zu erzielenden Erfolg Klarheit verschaffen können.

Wirken Lufteintreibungen günstig, so werden sie 2- bis 3mal in der Woche, später nach immer längeren Zeiträumen vorgenommen.

Haben sich Verlötungen zwischen Trommelfell und innerer Trommelhöhlenwand, Bindegewebsneubildungen in der Trommelhöhle und ankylotische Verwachsungen der Gehörknöchelchen entwickelt, so wirkt die Vibrationsmassage des Trommelfelles häufig sehr günstig.

In manchem Falle kann eine nicht unwesentliche Hörverbesserung erzielt werden, wenn es gelingt, trockene Perforationen oder Defekte, die nach Ablauf der Mittelohreiterung zurückgeblieben sind, zum Verschlusse zu bringen. Dieses Verfahren, das vollkommenste Sicherheit in der Ausführung endotympanaler Eingriffe erfordert, besteht in der Ätzung der Perforationsränder mit 10- bis 15proz. Trichloressigsäure nach vorausgeschickter Einlage eines in 10proz. Kokainlösung getauchten Wattetampons, den man einige Minuten hindurch am Trommelfelle liegen läßt. Nach Ablauf der durch die Ätzung hervorgerufenen Reaktionserscheinungen — gewöhnlich in Intervallen von 6 bis 8 Tagen — wiederholt man das Verfahren. Je nach der Größe des Trommelfelldefektes erfolgt nach 3 bis 10 Ätzungen der Verschluß desselben.

In Fällen, in welchen sich ein narbiger Verschluß des Trommelfelles nicht erzielen läßt, ist die Anwendung eines künstlichen Trommelfelles in Erwägung zu ziehen. Die einfachsten in dieser Richtung in Betracht kommenden Methoden bestehen darin, daß man eine stärkere Schichte Borpulver an das ovale Fenster bläst oder eine kleine, dünne, in steriles Vaselinöl getauchte Wattescheibe an die Perforation anlegt. Die Wattescheiben müssen anfangs täglich erneuert werden, können aber später, wenn sie reaktionslos vertragen werden, auch mehrere Tage lang belassen werden.

Der Effekt des künstlichen Trommelfells wird zunächst von dem Grade des Schalleitungshindernisses abhängen, das nach der Ausheilung der Mittelohreiterung zurückgeblieben ist, vor allem aber von der Beschaffenheit des schallempfindenden Apparates.

Hammerschlag empfiehlt, in Fällen von mittelgroßer oder großer, nicht randständiger Perforation, bei welchen ein künstliches Trommelfell nicht appliziert werden kann, bei seitwärts geneigtem Kopfe einige Tropfen sterilisierten Vaselinöls ins Ohr einzuträufeln und dann eine Lufteintreibung vorzunehmen. Das ins Mittelohr eindringende Vaselinöl äußert oft eine hörverbessernde Wirkung.

Schließlich sei noch erwähnt, daß bei Mittelohreiterungen, in deren Verlauf es zur Narbenbildung, zu Synechien oder zur Deckung der Labyrinthfenster durch Bindegewebsstränge kommt, mitunter durch endotympanale Durchtrennung der Adhäsionen und Stränge eine bedeutende Hörverbesserung erzielt werden kann.

Wie in der Behandlung chronischer Mittelohrkatarrhe spielt auch in der Behandlung chronischer Mittelohreiterungen die stete Berücksichtigung des Zustandes der Nase und des Rachens, bzw. die Beseitigung pathologischer Veränderungen in deren Bereich eine wichtige Rolle, so wie auch der Allgemeinzustand des Patienten das ständige Interesse des behandelnden Arztes wachhalten muß.

Von einer wirksamen Therapie der Hörstörungen bei der Otosklerose kann leider derzeit nicht die Rede sein. Schon die Erwägung der Tatsache, daß wir es mit einer konstitutionellen, in degenerativem Boden wurzelnden Erkrankung zu tun haben, belehrt uns die therapeutische Unbeeinflußbarkeit des pathologischen Prozesses. Auch läßt der Umstand, daß die Labyrinthkapsel den Sitz der anatomischen Veränderungen bildet, die Unwirksamkeit einer lokalen Behandlung durch die Ohrtrompete verständlich erscheinen.

Im Anfangsstadium der Erkrankung, in welchem die Stapesplatte durch die Knochenwucherung noch nicht fixiert ist und daher ihre Beweglichkeit noch nicht gänzlich eingebüßt hat, läßt sich durch die Vibrationsmassage manchmal noch eine Hörverbesserung erreichen. Die Massage soll anfangs täglich, später jeden zweiten, dann jeden dritten Tag (ca. 2 bis 3 Minuten lang) vorgenommen, die Behandlung im ganzen jedoch nicht länger als vier Wochen fortgesetzt werden. Bei günstiger Wirkung kann die Vibrationsmassage nach mehrmonatlicher Pause neuerlich versucht werden.

Ergibt die Untersuchung der Nase und des Nasenrachenraumes irgendwelche pathologische Veränderungen, so bemühe man sich nach Möglichkeit um eine Beseitigung derselben, da durch sie veranlaßte katarrhalische oder entzündliche Erkrankungen des Mittelohres nicht selten den Anstoß zum Fortschreiten der Otosklerose geben. Ebenso kann in vielen Fällen durch Regelung der Lebensweise, durch möglichste Ausschaltung aller das Nervensystem (vor allem das Gebiet der Vasomotoren) tangierenden Faktoren, durch stete sorgfältige Berücksichtigung des Allgemeinzustandes der Weiterentwicklung des Leidens erfolgreich entgegengewirkt werden.

Therapeutisch berücksichtigenswert ist bei der Otosklerose, daß sich bei Frauen unmittelbar vor der Menses — in erster Linie wohl infolge der prämenstruellen Steigerung der vasomotorischen Übererregbarkeit und der gleichzeitigen Erhöhung des Blutdruckes — eine Zunahme der subjektiven Beschwerden (Ohrensausen, Schwindel, schmerzhafte Sensationen), mitunter aber auch eine Verminderung des Hörvermögens einstellt. Dieser vorübergehenden Verschlechterung des Befindens kann durch Beobachtung körperlicher und geistiger Ruhe unmittelbar vor und während der Menses wirksam begegnet werden. Bestehen dysmenorrhoische Beschwerden, so ist ihre therapeutische Beeinflussung unbedingt anzustreben. Ergibt die gynäkologische Untersuchung irgendwelche Erkrankung, so muß dieselbe möglichst rasch der sachgemäßen Behandlung zugeführt werden.

Von großer Bedeutung ist die Tatsache, daß sehr häufig während der Gravidität, manchmal erst während des Puerperiums oder im Anschlusse an dasselbe, eine auffällige Verschlimmerung des Ohrenleidens beobachtet werden kann. Man wird in Erwägung dieser Erfahrung der Verhütung der Konzeption, resp. der frühzeitigen Unterbrechung der Gravidität in der Reihe der prophylaktischen Maßnahmen unter

Berücksichtigung gewisser Umstände (schwere hereditäre Belastung, beträchtlicher Grad der Schwerhörigkeit, Verlauf früherer Graviditäten und Puerperien, evtl. Gefährdung der beruflichen Tätigkeit durch weitere Gehörsabnahme) einen wichtigen Platz einzuräumen haben.

Von internen Medikamenten, die zur Bekämpfung des Leidens empfohlen werden, seien angeführt:

Kalium jodatum, das in Dosen von 0,5 bis 1,0 pro die, zweimal im Jahre 3—4 Wochen hindurch gegeben werden kann.

Als zweckmäßigste Verordnung wäre anzuführen:

Kal. jodat.	1,0
Natr. bicarb.	5,0
Aqu. menthae pip.	
Aqu. destillat. ana	75,0

M. D. S. 5mal täglich je einen Eßlöffel voll nach der Mahlzeit zu nehmen.

Diese Tagesdosis von 0,5 g wird, sofern das Medikament gut vertragen wird, von Woche zu Woche bis zur Gesamtdosis von 1,0 pro die gesteigert.

Mitunter werden die Ersatzpräparate des Jodnatriums — Jodipin (1 bis 6 Tabletten täglich) oder Sajodin in Tabletten à 0,5 g — besser vertragen.

Außerdem wird die interne Darreichung von Phosphor, speziell in Form des organischen Phosphorpräparates Phytin (3- bis 4mal täglich 0,25 g) empfohlen.

Die kongenitale labyrinthäre Schwerhörigkeit ist ebensowenig wie die progressive labyrinthäre Schwerhörigkeit des jugendlichen Alters einer Behandlung mit Aussicht auf Erfolg zugänglich. In Fällen, in denen der Funktionsbefund stationär bleibt, sehe man von therapeutischen Versuchen ab, da eine Besserung gänzlich ausgeschlossen erscheint. Bei Zunahme der Schwerhörigkeit kann der Versuch einer Behandlung mit Elektrizität gemacht werden und zwar wird besonders die Galvanisation des Akustikus empfohlen. Man geht hierbei in der Weise vor, daß man entweder die eine Elektrode (Kathode) am Tragus, die andere am Nacken oder in der Hand ansetzt, oder indem man die geteilte Kathode an beiden Ohren, die Anode am Nacken appliziert. Man lasse den Strom langsam bis zu höchstens 2 M.A. einschleichen, 5 bis 10 Minuten einwirken und langsam wieder ausschleichen. Die Behandlung ist anfangs täglich, später jeden zweiten Tag vorzunehmen und durch 4 Wochen fortzusetzen.

Von der internen Behandlung mit Jod oder Phosphor darf nicht viel erwartet werden, wohl aber erscheint in Fällen, die einen anamnestischen Hinweis auf Lues bieten, eine antiluetische Behandlung gerechtfertigt.

Die Schwerhörigkeit bei endemischem Kretinismus kann in manchen Fällen durch die Behandlung mit Thyreoidinsubstanz (v. Wagner, Alexander) in überraschender Weise beeinflußt werden.

Die Schilddrüsentherapie führt in erster Linie eine Abnahme des lymphadenoiden Gewebes im Nasenrachentrakt und eine Abschwellung der verdickten Nasenrachenschleimhäute herbei. Die im Anschlusse daran eintretende Besserung der konsekutiven katarrhalischen Erscheinungen im Mittelohre kennzeichnet sich bald in der Besserung der Hörschärfe. Aber auch Hörstörungen der Kretinen, die auf Veränderungen des inneren Ohres zurückgeführt werden können, sind, sofern es sich nur um Schwerhörigkeit, nicht um Taubheit handelt, manchmal noch günstig beeinflußbar (v. Wagner, Alexander).

Für die Schilddrüsenbehandlung eignen sich am besten die Schilddrüsentabletten der Firma Burroughs - Wellcome & Co. (jede Tablette enthält 0,324 g wirksame Schilddrüsensubstanz). Man läßt eine Tablette, später $1^1/_2$ Tabletten nehmen und steigt schließlich bis zu zwei Tabletten. Bei sehr kleinen Kindern verabreicht man eine halbe Tablette. Bei Auftreten von Pulsbeschleunigung, Erregungszuständen, Mattigkeit, Schlafstörungen usw. ist das Mittel für einige Zeit oder gänzlich auszusetzen.

Die Schwerhörigkeit, die sich als Folge von entzündlichen (nicht eiterigen) Erkrankungen des Labyrinthes nach eiterigen Erkrankungen des Mittelohres einstellt (Paralabyrinthitis, seröse Labyrinthitis), erfordert als solche keine spezielle Behandlung. Die Richtlinien für die Therapie sind hier in der Verfolgung des zugrundeliegenden eiterigen Mittelohrprozesses gegeben. Das Hörvermögen steigt gewöhnlich nach Heilung der Mittelohrerkrankung von selbst rasch an und erreicht in akuten Fällen meist auch normale Höhe. Prozesse von längerer Dauer führen zu bleibender gering- oder mäßiggradiger Verminderung des Gehörs. Die in manchen Fällen postoperativ auftretende, mitunter sogar rasch zunehmende Hörverminderung ist therapeutisch nicht zu beeinflussen. Dasselbe gilt von der Taubheit, die nach Labyrintheiterungen zurückbleibt, sei es daß das Labyrinth vom Mittelohre oder vom inneren Gehörgange aus (Meningitis cerebrospinalis) infiziert wurde.

Bei kleinen Kindern geht die Taubheit bald in Taubstummheit über. Ältere Kinder können durch frühzeitigen Beginn des Sprachunterrichtes vor der Stummheit bewahrt werden.

Die Behandlung jener Hörstörungen, die wir ihrer Entwicklung und ihrem Verlaufe nach als Ausdruck einer degenerativen Atrophie des Akustikus (Neuritis acustica) mit konsekutiver Degeneration im häutigen Labyrinthe anzusehen berechtigt sind, wird nur dort mit einiger Aussicht auf Erfolg eingeleitet werden können, wo wir uns über das ätiologische Moment der Erkrankung Rechenschaft geben können.

Die progressive labyrinthäre Schwerhörigkeit, die sich unter dem Einflusse gewisser beruflicher Beschäftigungsarten (bei Schmieden, Schlossern, Lokomotivführern usw.) entwickelt, wird — sofern wir die Schädlichkeiten dieser Berufsarten auszuschalten oder wenigstens zu verringern[1]) in der Lage sind — in ihrem Fortschreiten vielleicht gehemmt werden können. Dasselbe gilt von Hörstörungen, die wir auf Toxikosen (Blei, Quecksilber, Arsen usw.), auf die schädigende Wirkung von Arzneistoffen (Chinin, Salizylsäure usw.) oder auf den Mißbrauch von Alkohol und Nikotin zurückführen können.

In Fällen von plötzlichem Auftreten von Hörstörungen als Folge der Aufnahme einer größeren Giftmenge kann durch Eliminierung des ursächlichen Momentes durch Magenspülung, ausgiebige Stuhlentleerung, Anregung der Diurese, Diaphorese usw. eine günstige Wirkung erzielt werden.

Von diesem Gesichtspunkte aus betrachtet, erscheint auch die Empfehlung des Pilokarpins für manche Fälle begründet und seine Anwendung indiziert, wenn man erwarten darf, durch die diaphoretische Wirkung des Präparates eine Entgiftung des Organismus zu erzielen. Man beginnt mit subkutanen Injektionen einer halben Spritze einer 1proz. Pilokarpinlösung und steigert die Dosis allmählich bis zu

[1]) Durch Verschluß des Gehörganges, ev. Gebrauch von Filzunterlagen zur Abschwächung der durch den Körper fortgeleiteten Schallerschütterungen.

zwei Spritzen. Die schweißtreibende Wirkung wird durch Einpackungen des Kranken in warme Decken unterstützt. Man appliziert (jeden zweiten Tag eine Injektion verab-verabreichend) im ganzen zwölf Injektionen. Ist die Behandlung bis dahin ohne Wirkung geblieben, so erscheint ihre Fortsetzung zwecklos.

Von größter Wichtigkeit ist eine eingehende interne Untersuchung des Patienten unter ganz besonderer Berücksichtigung des Zirkulationsapparates. Dabei ist Fällen, in welchen wir eine labile Innervation des Zirkulationsapparates und vasomotorische Störungen nachweisen können, dieselbe Beachtung zuzuwenden wie Fällen, in denen sich organische Herz- oder Gefäßstörungen nachweisen lassen. Das oberste Prinzip der Behandlung würde in der Schaffung normaler Zirkulationsverhältnisse im Kopfe, vor allem in der Erreichung einer genügenden Durchblutung des den Hörnervenapparat versorgenden Gefäßgebietes bestehen.

In vielen Fällen erreichen wir durch Anwendung zweckentsprechender hydriatischer Prozeduren sehr wohltuende Wirkungen, doch müssen uns die Ergebnisse der internen Untersuchung und die Erwägung der individuellen Eigenheiten des Patienten darüber aufklären, ob beruhigende oder anregende Wirkungen anzustreben sind. Im ersten Falle werden wir uns auf die Verordnung lauer Halbbäder mit kühleren Übergießungen, Waschungen (zu denen man am besten eine Mischung gleicher Teile von Franzbranntwein und Wasser verwendet) oder Einpackungen beschränken; in Fällen, in denen anregende Wirkungen erreicht werden sollen, werden Teil- und Ganzabreibungen, Abklatschungen und Duschen verwendet werden dürfen.

Die Regulierung der körperlichen Bewegung und der Muskelarbeit bewährt sich, eventuell durch richtig ausgewählte gymnastische Übungen ergänzt, fast ausnahmslos vortrefflich. Die Regelung der Diät und vor allem die Sorge für regelmäßige Stuhlentleerungen darf niemals außer acht gelassen werden.

Auf die Warnung vor beruflichen Überanstrengungen, geistigen Erregungen, vor sexuellen Exzessen, vor einem Mißbrauch von Alkohol, Nikotin, Tee und Kaffee wird immer Gewicht gelegt werden müssen.

Unter den internen Medikamenten scheint mir die Anwendung besonders von solchen vorteilhaft, die eine Herabsetzung des Tonus der intrakraniellen Gefäße zu erreichen vermögen.

Sehr günstige Wirkungen beobachtet man nach Verordnung von Diuretin, dessen gefäßerweiternder Effekt nach mehrwöchigem Gebrauch von 0,5 g (3- bis 5mal täglich), parallel der Besserung des Allgemeinbefindens, zutage tritt (unter Nachlassen subjektiver Ohrgeräusche, Verschwinden von Kopfschmerzen, Schwindelgefühl und anderen Krankheitserscheinungen).

Bei Arteriosklerose ist auch ein Versuch mit Jodpräparaten zu machen, doch ist die Toleranz des Patienten in solchen Fällen genau zu berücksichtigen und das Mittel bei Auftreten irgendwelcher Störungen oder bei Abnahme des Körpergewichtes in der Dosis herabzusetzen, bzw. seine Verabreichung zu unterbrechen.

Im Frühstadium der Arteriosklerose ist von der Verwendung von Vasotonin (Yohimbinum nitricum plus Urethan), dessen therapeutischer Effekt auf der Herabsetzung des Blutdruckes und auf der Erweiterung der peripheren Gefäße, vor allem des Gehirns basiert, Gutes zu erwarten. Man injiziert durch ca. einen Monat jeden zweiten, eventuell jeden dritten Tag 1 ccm Vasotonin subkutan.

Bezüglich der lokalen Behandlung darf von Luftduschen und von Vibrationsmassage nichts erwartet werden, man sieht sogar nicht selten nachteilige Wirkungen dieser Maßnahmen, die in einer Steigerung subjektiver Ohrgeräusche und in Kopfschmerzen zum Ausdruck gelangen.

Vorteilhafter bewährt sich die elektrische Behandlung, die bei entsprechender Vorsicht fast ausnahmslos gut vertragen wird. Allerdings dürfen wir uns nicht verhehlen, daß wirkliche Erfolge nur bei den funktionellen Erkrankungen des Hörnerven, bei den hysterischen Affektionen desselben und bei traumatischen Neurosen zu erwarten sind. Bei der organischen Erkrankung läßt sich bestenfalls eine Milderung der subjektiven Beschwerden erzielen.

Wenn wir uns vor Augen halten, daß die chronische progressive labyrinthäre Schwerhörigkeit als Ausdruck einer allgemeinen konstitutionellen Anomalie aufzufassen und als eine Erkrankung anzusehen ist, die sich auf der Grundlage einer kongenitalen Anlage entwickelt, so werden wir begreifen, daß unserem therapeutischen Können überaus enge Grenzen gezogen sind. Wir werden uns bestreben, jedem nutzlos eingreifenden Verfahren aus dem Wege zu gehen und uns darauf beschränken, unter sorgfältiger Berücksichtigung der Reaktionsweise der erkrankten Individuen eine Erleichterung der oft quälenden subjektiven Beschwerden (bes. der Ohrgeräusche) zu erzielen.

Am vorteilhaftesten ist die Anwendung des galvanischen Stromes (Kathode am Tragus, Anode am Nacken, Stromstärke 2—3 M.A., vorsichtiges Einschleichen, nach 5 bis 10 Minuten vorsichtiges Ausschleichen). Weniger nutzbringend ist der faradische Strom (eine Elektrode im Grübchen vor und über dem Tragus, die andere am Nacken oder beide Elektroden an den Tragi, 5 bis 10 Minuten hindurch).

Die interne Untersuchung wird neben den Störungen der Zirkulation auch den verschiedenen Anomalien des Stoffwechsels (besonders Diabetes und Gicht) als Faktoren, die die Entwicklung einer Neuritis acustica wesentlich beschleunigen können, volles Interesse zuwenden müssen und bei Nachweis einer solchen Erkrankung die sofortige Einleitung der entsprechenden Behandlung zu vermitteln haben.

Sprechen die begleitenden Momente und Krankheitssymptome (Erkältung, erhöhte Temperatur, rheumatische Schmerzen in verschiedenen Bezirken des Körpers, Herpes zoster, Beteiligung anderer Hirnnerven wie des Fazialis, Trigeminus) für das Bestehen einer rheumatischen Akustikuserkrankung, so werden diejenigen Faktoren für die Behandlung zu verwerten sein, die sich bei rheumatischen Zuständen als heilbringend zu erweisen pflegen. Hier wird auch von der Pilokarpinbehandlung Vorteilhaftes erwartet werden dürfen. Das diaphoretische Verfahren wird durch Anwendung von lokalen Einreibungen, Applikation von Wärme, Massage und Elektrizität wirkungsvoll unterstützt werden.

Die Erkrankungen des Hörnerven, welche im Frühstadium der Syphilis auftreten und in die Kategorie der Neurorezidiven einzureihen sind, sind vor allem mit Hg-Inunktionen zu behandeln. Erst nach Rückgang der akuten Krankheitserscheinungen kann mit intravenösen Salvarsaninjektionen begonnen werden. Von

Wichtigkeit ist die Verordnung größter Schonung, am besten die Beobachtung von Bettruhe in der Zeit, während welcher die akuten Erscheinungen andauern. Alkohol- und Nikotingebrauch ist zu verbieten. Im Anschlusse an die Hg-Salvarsanbehandlung wird Jod intern (in Dosen von 2 bis 4 g pro die) gegeben.

Auch die Fälle von Neurolabyrinthitis bei hereditärer Lues werden durch die kombinierte Hg-Salvarsanbehandlung sehr oft in überraschend günstiger Weise beeinflußt.

Bei den Hörnervenaffektionen im späteren Stadium der Syphilis wird die kombinierte Hg-Salvarsanbehandlung als die vorteilhafteste Therapie angewendet, und zwar in der Weise, daß nach Abschluß der Hg-Behandlung 1 bis 2 Neosalvarsaninjektionen in einem Zeitintervall von 3 bis 5 Tagen vorgenommen werden.

In Fällen, in denen die Hörnervenerkrankung während oder kurz nach der Beendigung einer Hg-Kur auftrat, kann Salvarsan sofort angewendet werden. In diesen Fällen empfiehlt Alexander, 3 bis 5 intravenöse Injektionen von Neosalvarsan (0,3 bis 0,5 pro dosi — wöchentlich eine Injektion) vorzunehmen.

In Fällen von Hörnervenerkrankung bei älterer Lues mit vorgeschrittener Endokarditis ist die Salvarsanbehandlung kontraindiziert. Hier ist die interne Darreichung von Jod in größeren Dosen am zweckmäßigsten.

In Fällen von unklarer Anamnese, negativem Wassermann und vollkommenem Fehlen jeder anderen Lokalisation einer luetischen Erkrankung rät Alexander, eine Jod-Pilokarpin-Kur durchzuführen. Man gibt Kal. jodat. (8,0:180,0 — jeden Abend 1 Eßlöffel) und 1- bis 2mal wöchentlich eine subkutane Pilokarpininjektion (0,2 bis 0,4 g einer 1- bis 2proz. wässerigen Pilokarpinlösung).

Bezüglich der unter Salvarsantherapie auftretenden Hörnervenerkrankungen ist vorauszuschicken, daß solche Erkrankungen verhütet werden können, wenn einer Salvarsanbehandlung eine genaue Untersuchung des Ohres vorausgeschickt und die primäre Anwendung des Salvarsans in allen Fällen, in denen der Akustikus nicht intakt ist, vermieden wird. Eine nachteilige Wirkung des Mittels ist um so mehr zu fürchten, je jünger die Hörnervenerkrankung ist (Alexander). Ergibt die Untersuchung des Ohres eine Hörnervenerkrankung nicht luetischer Natur, so wird die antiluetische Behandlung mit Hg eingeleitet. Erst nach Beendigung der Quecksilberkur darf Salvarsan injiziert werden.

Sind nach Einverleibung von Salvarsan Erscheinungen von seiten des Nervus acusticus aufgetreten, so muß eine sofortige Behandlung eingeleitet werden. Im entschiedenen Gegensatz zu Benario[1]), der eine Wiederholung der Salvarsaninjektion empfiehlt, rät Alexander nur zur Durchführung einer Hg-Kur. Auch O. Beck hält für die 4 bis 8 Wochen nach Anwendung von Salvarsan auftretenden Akustikusaffektionen die Wiederholung der Salvarsantherapie für kontraindiziert.

Die Behandlung des Menièreschen Symptomenkomplexes.

Daß bei apoplektischem Einsetzen des Menièreschen Symptomenkomplexes während des Bestandes der stürmischen Krankheitserscheinungen vollste geistige und körperliche Ruhe unbedingtes Erfordernis ist, braucht nicht erst speziell hervorgehoben zu werden, da der Kranke schon durch die Intensität seiner Beschwerden an das Bett gefesselt ist. Niemals vergesse man, sich in solchen Fällen durch die Spiegeluntersuchung Gewißheit über das Fehlen eines eiterigen Mittelohrprozesses zu verschaffen. Ist der untersuchende Arzt auch nur im geringsten hierüber im Zweifel, so berate er sich mit dem Fachkollegen, da beim Bestande eines eiterigen Mittelohrprozesses mit der Möglichkeit einer Labyrinthinfektion gerechnet werden muß, ein Vorkommnis, das eventuell unaufschiebliches operatives Eingreifen erfordern kann.

Bei vollkommen negativem otoskopischem Befunde kommen nebst Beobachtung vollster geistiger und körperlicher Ruhe die Fernhaltung von Geräuschen, die Anwendung entsprechender Antiphlogose, eventuell (zur Erzielung ableitender Wirkung) die Applikation von Blutegeln oder der Gebrauch von heißen Fußbädern und die gründliche

[1]) Benario sieht in den postsalvarsanen Oktavusaffektionen luetische Neurorezidive; er glaubt nicht an eine toxische, neurotrope Wirkung des Salvarsans und spricht nur von Nebenerscheinungen der Salvarsantherapie.

Entleerung des Darmes in Betracht. Von Medikamenten empfiehlt sich die Darreichung großer Dosen Brom.

Sind die stürmischen Erscheinungen abgelaufen, so erscheint vor allem die subkutane Anwendung von Pilokarpin indiziert. Die weitere Behandlung hat vor allem die Bekämpfung der zugrundeliegenden Erkrankung (Leukämie, Erkrankung des Zirkulationsapparates, der Niere, Syphilis) ins Auge zu fassen und diesbezüglich das Nötige zu veranlassen. In der symptomatischen Behandlung spielt noch immer das von Charcot empfohlene Chinin. sulfur. (für das Grazzi Chinin. valerianic. vorgeschlagen hat) eine Rolle, wenn auch von einer Reihe von Ohrenärzten wegen der Wirkung des Präparates auf den Hörnerven gegen seine Anwendung Einsprache erhoben wird. Wenn es verabreicht wird, so sollen nicht zu große Dosen (am besten Einzelgaben von 0,25 g) in Kombination mit (0,5 g) Natr. bromat. gegeben werden.

Von lokaltherapeutischen Maßnahmen kommt nur die elektrische (und zwar die galvanische) Behandlung des Akustikus: schwache Ströme von $1/2$ bis bis $1^1/_2$ M.A., Anode am Tragus, Stromdauer anfangs 2 bis 3, später 5 bis 10 Minuten in Betracht. Von größter Wichtigkeit wird es sein, die Lebensweise des Patienten durch möglichste Beobachtung körperlicher und geistiger Ruhe, durch Vermeidung von Alkohol, Kaffee, Tee, Nikotin, durch entsprechende Ernährung und Sorge für Darmentleerung zu regulieren. Einen günstigen Effekt darf man von vorsichtig durchgeführten hydriatischen Prozeduren erwarten.

Der typischen apoplektiformen Form des Menièreschen Symptomenkomplexes steht der chronische Menièresche Zustand gegenüber, wie wir ihn bei chronischen Mittelohrkatarrhen mit konsekutiven Veränderungen im Bereiche des inneren Ohres, bei chronischen Mittelohreiterungen mit zeitweise auftretenden oder andauernd bestehenden Reizerscheinungen von seiten des Labyrinthes und bei angiopastischen oder angioparalytischen Zuständen des Hörnervengebietes (auf vasomotorischer Grundlage) finden. Bei katarrhalischen Erkrankungen des Mittelohres wird die entsprechende lokale Behandlung durchzuführen sein, bei chronischen Mittelohreiterungen werden Reizerscheinungen von seiten des Labyrinthes wohl fast ausnahmslos die Indikation zu operativem Eingreifen abgeben müssen. In Fällen von vasomotorischen Störungen werden wir uns nur von einer die Zirkulation regelnden Allgemeinbehandlung einen dauernden Erfolg versprechen dürfen. Unter den intern zu verabreichenden Präparaten ist es hier speziell das Pyramidon, das in Kombination mit Coffein. natr. benz. (Pyramidon 0,3, Koffein 0,1) eine wesentliche Milderung des Zustandes bewirkt. Bei senilem (arteriosklerotischem) Schwindel empfiehlt Hitzig die länger fortgesetzte Verabreichung von kleinen Gaben Digitalis (0,03 g) dreimal täglich, kombiniert mit Kal. jodat. 1 g pro die. Auch der mehrwöchige Gebrauch von Diuretin wird in solchen Fällen von guter Wirkung sein.

Haben sich unsere Bemühungen in Fällen hochgradiger Schwerhörigkeit, durch lokale oder allgemeine Behandlung eine Hörverbesserung zu erreichen, als aussichtslos erwiesen, so kann dem Patienten als Mittel, das Gehör wenigstens so weit zu verbessern, daß er auf den gesellschaftlichen Verkehr nicht gänzlich Verzicht leisten muß, der Gebrauch eines Hörrohres angeraten werden.

Die zu diesem Zwecke empfohlenen Apparate haben entweder die Aufgabe, die Schallwahrnehmung durch Konzentration der Schallwellen mittels eines Schallfängers, resp. eines Mikrotelephons oder durch Benutzung der Kopfknochenleitung zu verbessern. Unter allen Umständen muß zunächst ausprobiert werden, ob der Schwerhörige mit einem Hörapparat tatsächlich eine Hörverbesserung erreicht. Abgesehen davon, daß die Schwerhörigkeit schon einen Grad erreicht haben kann, bei welchem eine Steigerung der Schallempfindung auch mittels des besten Apparates nicht mehr zu erzielen ist, lehrt die Erfahrung, daß es Schwerhörige gibt, die deutlich Vorgesprochenes immer noch besser verstehen als in ein Hörrohr Hineingesprochenes. Man darf nicht vergessen, daß alle Hörrohre Resonanzapparate sind, die den Hörakt mehr oder weniger störende Nebengeräusche verursachen, an die sich mancher Schwerhörige selbst nach wiederholten Versuchen nicht zu gewöhnen vermag.

Man empfehle nicht von Haus aus einen bestimmten Hörapparat, sondern mache die Wahl erst von den Resultaten mit mehreren Apparaten vorgenommener Hörprüfungen abhängig. Die Hörverbesserung hängt manchmal von dem Konstruktionssystem des Apparates, ein anderes Mal von seiner Größe oder Form, in einem dritten Falle von dem Materiale des Hörrohres ab usw.

Die Besorgnis, durch Anwendung eines Hörapparates könne der Akustikus geschädigt und hierdurch die Zunahme der Schwerhörigkeit gefördert werden, scheint mir nicht begründet. Die Abnahme der Hörfähigkeit erklärt sich in solchen Fällen ganz ungezwungen aus der Natur des Ohrenleidens, resp. aus seinem progredienten Charakter. Im Gegenteile! Die den Schwerhörigen durch ein gut wirkendes Hörrohr gebotene Möglichkeit, sich mit ihrer Umgebung verständigen zu können, wirkt in vielen Fällen wie ein psychisches Stimulans, aus dessen Wirkung auf das Allgemeinbefinden des Patienten sich nicht selten günstige Effekte für den Verlauf des Ohrenleidens ergeben.

IV. Die Behandlung von subjektiven Ohrgeräuschen.

In Fällen, in welchen subjektive Gehörsempfindungen im Gefolge von Erkrankungen des äußeren und mittleren Ohres auftreten, dürfen wir von der lokalen Behandlung des betreffenden Ohrenleidens — sofern eine dauernde Beseitigung des vorliegenden Schalleitungshindernisses gelingt — einen günstigen therapeutischen Erfolg erwarten.

So werden Ohrgeräusche, die durch einen Zeruminalpfropf oder durch einen Fremdkörper im äußeren Ohre verursacht worden waren, nach der Entfernung dieser Schalleitungshindernisse sofort verschwinden, ebenso werden subjektive Gehörsempfindungen, die sich in Begleitung entzündlicher Vorgänge im äußeren Ohre als Folge einer starken Einengung des Gehörgangslumens durch Schwellung eingestellt haben, mit dem Freiwerden der Lichtung des Gehörganges rasch abklingen.

Bei akuten Mittelohrkatarrhen haben wir die Herstellung der Tubenpassage anzustreben und auf die Beseitigung der Schwellung der Mittelohrschleimhaut, resp. auf die Entfernung etwa angesammelten Sekretes aus den Mittelohrräumen bedacht zu sein. Das geschieht in erster Reihe durch Lufteintreibungen nach dem Politzerschen Verfahren, doch muß, damit die erzielte Wirkung stabilisiert werde, die gleichzeitig bestehende Erkrankung der Nase oder des Nasenrachenraumes in sorgfältiger Weise berücksichtigt werden.

Beim chronischen Mittelohrkatarrh werden wir dort, wo wir es noch nicht mit organisierten Krankheitsprodukten zu tun haben, durch Anwendung der üblichen therapeutischen Maßnahmen (Lufteinblasungen nach dem Politzerschen Verfahren oder durch den Katheter, Vibrationsmassage, Injektion medikamentöser Flüssigkeit oder Einleitung medikamentöser Dämpfe durch die Ohrtrompete mittels des Katheders, Bougierung der Ohrtrompete) mit der Hörverbesserung meist auch eine Milderung oder gänzliche Beseitigung der subjektiven Ohrgeräusche erzielen. Weniger günstig gestalten sich die Aussichten in Fällen, bei welchen es sich um Adhäsionen zwischen Trommelfell und innerer Trommelhöhlenwand mit Fixation der Gehörknöchelchenkette und hierdurch verursachte Spannungsanomalien im Schalleitungsapparate handelt. Das Versagen der Therapie liegt hier in der Unmöglichkeit, die strukturellen Veränderungen im Mittelohre und die sich hier abspielenden regressiven Vorgänge (Schrumpfung, Kalkablagerung) therapeutisch zu beeinflussen.

Ein Verfahren, das in einzelnen Fällen wenigstens eine Milderung der Intensität des Ohrensausens herbeiführt, ist die Luftverdünnung im äußeren Gehörgange, die allein oder in Kombination mit der Vibrationsmassage angewendet werden kann. Man erzielt sie — wie schon oben erwähnt — mit dem Siegleschen Trichter oder mit dem Delstancheschen Masseur.

In vorgeschrittenen Fällen von chronischem Adhäsivprozeß können sich endotympanale Operationsmethoden wie die Durchschneidung der hinteren oder der vorderen Trommelfellfalte, die Durchschneidung der Sehne des Musculus tensor tympani, die Durchschneidung ligamentöser Adhäsionen zwischen den Stapesschenkeln und der Nische des ovalen Fensters als nutzbringend erweisen, doch handelt es sich hier ausschließlich um Eingriffe, die nur der Facharzt durchzuführen in der Lage ist.

Am schwersten ist die uns gestellte Aufgabe bei chronischen Adhäsivprozessen, die schon zu sekundären Veränderungen im Labyrinthe geführt haben. Die Therapie bewegt sich in solchen Fällen auf den Wegen, die weiter unten für die Behandlung des Ohrensausens bei Erkrankungen des inneren Ohres genauer bezeichnet werden.

Die Behandlung der subjektiven Ohrgeräusche bei

akuten eiterigen Mittelohrentzündungen geht Hand in Hand mit jener, welche für die Beseitigung der Hyperämie, Schwellung, resp. Exsudation im Gebiete des Mittelohres in Betracht kommt. Mit dem Rückgange des entzündlichen Prozesses schwinden die Ohrgeräusche meist spontan. Ein Andauern des Ohrensausens ist zumeist durch katarrhalische Vorgänge im Mittelohre verursacht, die nach Ablauf des entzündlichen Prozesses zurückgeblieben sind. Das Ohrensausen sistiert in solchen Fällen — gleichzeitig mit der völligen Herstellung des Hörvermögens — nach wenigen Lufteinblasungen gänzlich. Das Fortbestehen subjektiver Ohrgeräusche nach Ablauf der entzündlichen Vorgänge im Mittelohre muß den Verdacht auf eine Miterkrankung des Hörnervenapparates wachrufen, der im Verlaufe heftiger akuter Mittelohrentzündungen nicht selten durch in ihrem Gefolge auftretende Zirkulationsstörungen funktionell beeinträchtigt wird, bei langer Fortdauer derselben auch substantiell geschädigt werden kann. Die Anwendung lokaltherapeutischer Maßnahmen wie der Luftdusche, vor allem auch der Vibrationsmassage, pflegt in solchen Fällen nicht nur keine Milderung der subjektiven Hörempfindungen herbeizuführen, sondern sogar zur Steigerung des Ohrensausens Anlaß zu geben. Die Wirkung dieser Behandlungsmethoden ist daher immer genau zu kontrollieren und man wird von ihrer weiteren Verwendung bei ausbleibendem Effekt Abstand zu nehmen haben.

Bei chronischen Mittelohreiterungen werden Ohrgeräusche im allgemeinen viel seltener durch den lokalen Prozeß im Bereiche des Mittelohres als durch nachfolgende Veränderungen im inneren Ohre verursacht. Ist das innere Ohr normal, so dürfen wir unter Anwendung jener Maßnahmen, welche die Entfernung des Sekretes aus den Mittelohrräumen und die Beseitigung der entzündlichen Veränderungen der Mittelohrschleimhaut anstreben, sowohl eine Besserung des Hörvermögens wie eine Milderung der Ohrgeräusche erwarten. Ich verweise betreffs der hier in Betracht kommenden therapeutischen Methoden auf die bei der Behandlung des Ohrenflusses angeführten Einzelheiten.

Zu den schwierigsten und undankbarsten Aufgaben gehört die Behandlung des Ohrensausens bei der Otosklerose, bei welcher die subjektiven Hörempfindungen einerseits durch die charakteristischen Knochenveränderungen und andererseits durch die degenerativen Vorgänge im Akustikus hervorgerufen werden. Die Ohrgeräusche erreichen bei dieser Erkrankung eine Heftigkeit wie bei keinem anderen Ohrenleiden und bereiten den Kranken mitunter Qualen, die zu Schlaflosigkeit, zu schwerster psychischer Depression oder zu heftigsten Erregungszuständen führen können. Die Lufteintreibung, die Anwendung flüssiger oder gasförmiger Medikamente sowie jede lokale Behandlung auf dem Wege der Ohrtrompete ist wirkungslos, oft sogar nachteilig.

Die Vibrationsmassage wird bei Otosklerose mit starkem Ohrensausen in vielen Fällen nicht vertragen und erhöht nicht selten die Stärke der subjektiven Ohrgeräusche. Will man einen Versuch mit diesem Verfahren machen, so geschehe es nur vorsichtig, namentlich die ersten Male lasse man die Massage nicht länger als $^1/_2$ bis höchstens 1 Minute einwirken und nicht häufiger als jeden zweiten Tag wiederholen. Dabei soll darauf geachtet werden, ob der Kranke die Massagebewegungen besser in langsamer oder rascher Folge verträgt und ob die Hubhöhe der einzelnen Bewegungen größer oder kleiner sein soll. Bei dem elektrisch oder mit Handkurbel betriebenen Masseur kann die Schnelligkeit, bei dem Handmasseur (Sieglescher Trichter oder Delstanchescher Masseur) die Hubhöhe der Bewegungen besser reguliert werden. Der Kranke selbst wird sich nach kurzer Anwendung des Apparates bald darüber klar, ob ihm die Massage gute Dienste leistet und in welcher Weise sie angewendet werden soll.

Im ganzen soll die Vibrationsmassage nicht länger als 4—5 Wochen fortgesetzt werden. Bei günstiger Wirkung kann sie nach einigen Monaten wieder zur Anwendung gelangen.

In Fällen von Otosklerose, in denen das innere Ohr schon in hohem Grade an der Erkrankung teilnimmt (das Kennzeichen hierfür ist in der bedeutenden Verkürzung der Kopfknochenleitung gegeben), wird die Vibrationsmassage fast immer schlecht vertragen.

Die Anwendung der Elektrizität in ihren verschiedenen Formen bewirkt in einzelnen Fällen wohl eine Milderung der subjektiven Beschwerden, bleibt aber bei der Mehrzahl der Kranken resultatlos.

Ein Versuch soll auch mit diesem Verfahren gemacht, seine Wirkung jedoch sorgfältig verfolgt werden.

Besser als der Induktionsstrom bewährt sich hier der galvanische Strom (Anode am Tragus, Kathode am Nacken oder in der Hohlhand) in der Stärke von $^1/_2$ bis 2 M. A. (vorsichtiges Ein- und Ausschleichen!), in der Dauer von 5—10 Minuten, täglich, dann jeden zweiten Tag, je nach der Wirkung, 2—4 Wochen hindurch.

Die Erfahrung lehrt, daß von jeder Behandlungsmethode, die dem Patienten nicht schon gelegentlich der allerersten Versuche Nutzen bringt, auch bei weiterer Anwendung nichts Günstiges zu erwarten ist. Der praktische Arzt halte sich stets vor Augen, daß zwecklose therapeutische Maßnahmen das Nerven- und Zirkulationssystem der an Otosklerose leidenden Kranken, das sich dauernd in höchst labilem Zustande befindet, in ungünstigster Weise beeinflussen und hierdurch nicht nur eine Steigerung der vorhandenen subjektiven Beschwerden, sondern auch eine ungünstige Wirkung auf den Krankheitsprozeß herbeiführen. Die kritiklose oder über Gebühr ausgedehnte Anwendung irgendeines lokaltherapeutischen Verfahrens ist daher von vornherein auf das schärfste zu verurteilen.

Der Arzt könnte aber keinen geringeren Fehler begehen, wenn er in der Erkenntnis der Unzulänglichkeit unserer lokalen Therapie dem an Otosklerose leidenden Kranken mit brutaler Rücksichtslosigkeit die Aussichtslosigkeit der Behandlung unter Berufung auf das bestehende unheilbare Ohrenleiden ins Gesicht sagen wollte. Er könnte damit viel Unheil stiften, und es gibt Fälle, in denen eine unvorsichtige Äußerung des Arztes bei an Otosklerose Leidenden als schwerer psychischer Schock gewirkt und den physischen Zustand des Kranken in schwerster Weise beeinträchtigt hat.

Die Tatsache, daß das eine oder andere Verfahren dem Patienten mitunter doch eine Milderung der quälenden Ohrgeräusche verschafft, — ob den verwendeten Mitteln nun ein direkter Einfluß zuzuerkennen ist oder ob es sich um eine suggestive Wirkung handelt, ist ganz belanglos —, muß uns veranlassen, die verschiedenen Methoden (selbstverständlich wie schon betont, schonungsvoll und vorsichtig) auszuprobieren. Daß bei der Anwendung der lokalen Therapie die in der konstitutionellen Veranlagung begründete individuelle Reaktionsweise und die psychischen Eigenheiten des Patienten auf das genaueste zu berücksichtigen sind, kann nicht nachdrücklich genug betont werden.

Man vergesse übrigens niemals, sich bei dem Kranken zu erkundigen, ob und in welcher Weise er schon früher behandelt wurde. Man gewinnt hierdurch in jedem Falle wertvolle, für die weitere Behandlung nutzbringende Anhaltspunkte.

Sind alle lokaltherapeutischen Methoden bei entsprechender Anwendung resultatlos geblieben, so ist von ihrer weiteren Applikation unbedingt Abstand zu nehmen.

Eine Hauptaufgabe der Behandlung haben wir in dem Bestreben zu erblicken, den Allgemeinzustand des Kranken in bester Verfassung zu erhalten, wobei wir vor allem die in allen Fällen vorhandene neuropathische Veranlagung im Auge zu behalten haben. Damit ist auch der Weg vorgezeichnet, das angestrebte Ziel zu erreichen: Wir haben für eine Regelung der Lebensweise, entsprechende Diät, Einschränkung des Alkohol- und Nikotinkonsums und Regulierung der Darmtätigkeit Sorge zu tragen. In vielen Fällen beobachten wir eine günstigere Wirkung der lokalen Behandlung, wenn es uns gelungen ist, durch entsprechende Allgemeinbehandlung die funktionelle Leistungsfähigkeit des Zentralnervensystems zu bessern und seine Widerstandsfähigkeit gegen äußere Einflüsse zu erhöhen.

Niemals vergesse man, die Nasen- und Rachenschleimhaut zu inspizieren und etwaige Veränderungen im Bereiche dieses Gebietes rechtzeitig der Behandlung zuzuführen. Auch etwaigen Störungen von seiten des Magendarmtraktes und der Sexualorgane (siehe auch S. 247—249) ist die größte Aufmerksamkeit zuzuwenden.

Dauern subjektive Ohrgeräusche in Fällen von katarrhalischen oder entzündlichen Erkrankungen des Mittelohres trotz allen lokaltherapeutischen Bemühungen unverändert an, so ist die Ursache hierfür zumeist in pathologischen Verhältnissen im Bereiche des inneren Ohres gelegen. In der Mehrzahl der Fälle wird uns der Stimmgabelbefund hierüber Aufklärung geben und uns beizeiten vor einer zwecklosen Fortsetzung der Behandlung mit Lufteinblasungen und Vibrationsmassage warnen. Aber auch bei normalem Stimmgabelbefunde und gutem Hörvermögen soll uns die Fortdauer subjektiver Ohrgeräusche davon abhalten, unseren lokaltherapeutischen Apparat zu lange in Anwendung zu bringen. Es zeigt sich, daß die subjektiven Ohrgeräusche (in solchen Fällen mangels eines objektiven Befundes als rein „nervöses Ohrensausen“ bezeichnet) das Initialsymptom einer Erkrankung des Hörnervenapparates darstellen können, deren Entwicklung wir mit der lokalen Therapie nur Vorschub zu leisten vermögen.

Handelt es sich in Fällen von Ohrensausen nach abgelaufenen entzündlichen Mittelohrerkrankungen um rückbildungsfähige Veränderungen im Labyrinthe (wie bei Labyrinthhyperämien, die im Verlaufe heftiger akuter Otitiden aufgetreten sind), so schwinden die Hörempfindungen nach kürzerer oder längerer Zeit ohne weiteres Zutun. Haben sich infolge höhergradiger Hyperämien kleinere oder größere Extravasate im Labyrinthe gebildet, so wird der weitere Verlauf davon abhängen, ob eine Resorption des Extravasates eintritt oder eine Organisation desselben mit konsekutiven Veränderungen (Atrophie und Degeneration der nervösen Elemente) erfolgt. Therapeutisch sind Prozesse dieser Art nicht zu beeinflussen, wohl aber werden sie durch zwecklose Behandlung in ihrer Entwicklung gefördert.

Der gleiche Gedankengang soll uns auch bei der Beeinflussung subjektiver Ohrgeräusche bei traumatischen Affektionen des inneren Ohres leiten und von der Anwendung gänzlich unangebrachter lokaler Behandlung abhalten.

In der weitaus größten Mehrzahl der Fälle sind subjektive Ohrgeräusche auf eine Erkrankung (Reiz- und Degenerationszustände) des peripheren Neurons des Akustikus (Neuritis n. acustici) zurückzuführen. Solche Veränderungen des Hörnerven können sich unter dem Einflusse der verschiedensten, auch geringfügigsten äußeren Momente, mitunter auch ohne solche entwickeln und charakterisieren sich vor allem durch die fortschreitende, durch die üblichen lokaltherapeutischen Methoden in keiner Weise zu beeinflussende Abnahme des Hörvermögens.

Alle diejenigen therapeutischen Behelfe, die uns zur Beseitigung katarrhalischer Prozesse im Mittelohre gute Dienste leisten, bewirken hier weder für die Hörverbesserung noch zur Milderung der subjektiven Hörempfindungen dauernd Günstiges. Lufteinblasungen und die Anwendung der Vibrationsmassage werden fast ausnahmslos schlecht vertragen. In einzelnen Fällen äußert die Einblasung von Ätherdämpfen (Aether aceticus oder camphoratus) oder von Dämpfen von Mentholalkohol (0,5 : 25,0) durch die Ohrtrompete eine mildernde Wirkung, mitunter wird die Luftverdünnung im äußeren Gehörgange gut vertragen.

Lassen diese Methoden im Stiche, so kann man einen Versuch mit der elektrischen Behandlung machen, und zwar entweder mit dem Induktionsstrom, den man (die Knopfelektroden werden beiderseits an den Tragi angelegt) in der Dauer von 5—10 Minuten — in nicht zu bedeutender Stärke jeden zweiten Tag — anwendet, oder mit dem galvanischen Strom (Anode am Tragus, Kathode am Nacken oder in der Hohlhand): Stromstärke $^1/_2$—2 M. A. vorsichtiges Ein- und Ausschleichen.

Wird die galvanische Behandlung gut vertragen, so kann man dem Patienten den von V. Urbantschitsch zur Selbstbehandlung angegebenen Apparat empfehlen. Es ist dies eine kleine, transportable Batterie mit Trockenelementen [1]), die der Kranke selbst leicht handhaben kann. Die Elemente bleiben durch 6 bis 12 Monate gebrauchsfähig und können im Erfordernisfalle umgetauscht werden. Als Elektroden dienen kleine Schraubenstifte, die mit feuchter Watte umwickelt, 1 bis 2 cm tief in den Gehörgang der beiden Ohren eingeführt werden. Bei Behandlung eines Ohres wird der Elektrodenstift in das kranke Ohr gesteckt, eine breite Elektrode in der Hand der anderen Körperseite gehalten. Tritt im Verlaufe der Behandlung eine schmerzhafte Empfindung oder ein stärkeres Brennen im Gehörgange auf, so verwendet man zur Vermeidung tiefergehender Hautenzündungen Kugelelektroden, die an den Ohreingängen oder den beiden Tragi aufgesetzt werden. Um das bei der langen Dauer der Sitzung lästige Halten der Elektroden zu vermeiden, ließ Urbantschitsch eine gekrümmte leichte Stahlfeder anfertigen, die an jedem der beiden Enden eine Kugelelektrode trägt und diese durch die Federkraft der Ansatzstelle in einer leicht zu regulierenden Stärke andrückt.

[1]) Batterie mit Zusammenstellung bei F. Reiner & Co. und bei Schulmeister in Wien erhältlich.

Während bei der inneren Anordnung der Ohrenelektroden gewöhnlich eine Stromstärke von $^1/_2$ M.A. oder nur etwas darüber vertragen wird, kann die Stromstärke bei der äußeren Applikation der Elektroden auf $1^1/_2$ bis 2 M.A. erhöht werden. Man schärfe dem Kranken ein, nur jene Stromstärke zu verwenden, bei der er an den Applikationsstellen der Elektroden ein mäßiges Stechen oder geringes Brennen spürt. Bei stärkerem Brennen muß der Strom, um eine Hautentzündung zu vermeiden, abgeschwächt werden. Empfindet der Patient jedoch nichts an den Elektrodenstellen, so verstärkt er den Strom durch Zuschaltung eines weiteren Elementes. Die Behandlungsdauer währt eine halbe Stunde. Der Apparat kann täglich — mehrere Monate hindurch — angewendet werden.

Die geringfügige Wirkung der lokalen Behandlung des Ohres bei Erkrankungen des Hörnerven hat dazu geführt, dem Allgemeinzustande des Kranken erhöhte Aufmerksamkeit zuzuwenden und den therapeutischen Erfolg durch möglichste Berücksichtigung allgemeiner funktioneller oder organischer Krankheitserscheinungen anzustreben. Leider hat das Fehlen einer sicheren ätiologischen Grundlage in den weitaus meisten Fällen zu kritiklosem Experimentieren mit Heilmitteln und Heilverfahren geführt.

Die überaus häufige Koinzidenz von subjektiven Ohrgeräuschen und funktionellen wie organischen Störungen der Zirkulationsorgane, die ich bei der Untersuchung eines sehr großen Krankenmateriales festzustellen in der Lage war, hat mich dazu geführt, den Verhältnissen der Zirkulation besonderes Interesse zuzuwenden und in ihrer Regulierung den Angriffspunkt der Behandlung zu suchen.

Man darf sich keinesfalls mit der Untersuchung auf organische Herz- und Gefäßaffektionen begnügen, sondern beachte auch die funktionellen Störungen der Zirkulation, vor allem die Erscheinungen von seiten des Vasomotorenapparates.

Ich möchte an dieser Stelle nochmals die durch langjährige Beobachtungen gewonnene Erfahrung betonen, daß vasomotorische Krankheitserscheinungen den Symptomen einer Arteriosklerose jahrelang vorausgehen können, und gebe der Überzeugung

Ausdruck, *daß die organische Erkrankung der Gefäße durch rechtzeitige Berücksichtigung der funktionellen Störungen in ihrer Entwicklung verzögert werden kann.* Von besonderer Wichtigkeit ist die Tatsache, daß es *durch therapeutische Berücksichtigung vasomotorischer Störungen oft gelingt, initiale Störungen im Gehörorgane*, und dazu gehören vor allem *die subjektiven Ohrgeräusche, günstig zu beeinflussen* und damit der Entstehung der schweren Funktionsbeeinträchtigung entgegenzuwirken, die aus der (oft rasch fortschreitenden) organischen Erkrankung erfolgt.

Unter Zugrundelegung dieser meiner Ansicht bezeichne ich unsere *Hauptaufgabe in der Therapie der Bekämpfung der Ohrgeräusche in der Schaffung normaler Zirkulationsverhältnisse im Ohre und vor allem in der Erreichung einer genügenden Durchblutung der das Hörnervengebiet versorgenden Gefäßbahnen.*

Da es sich in den meisten Fällen um vasokonstriktorische Effekte im Gehörorgan handelt, so können wir uns in manchen Fällen von Ohrensausen die durch die lokale Behandlung erzielte Verminderung des Ohrensausens aus der im mittleren und indirekt auch im inneren Ohre durch die Behandlung erzeugten Hyperämie und aus der so erreichten Änderung der Zirkulationsverhältnisse im Gehörorgane erklären. Die auf diesem Wege erzielte günstige Wirkung ist jedoch zumeist nur von kurzer Dauer, was sich eben daraus erklärt, daß nach dem Verschwinden des hyperämisierenden Effektes der lokalen Therapie wieder die früheren Zirkulationsverhältnisse platzgreifen.

Einen Dauererfolg dürfen wir nur dort erwarten, wo es uns gelingt, durch eine Regulierung der Strömungs- und Druckverhältnisse im Kreislaufe dauernd eine normale Blutversorgung des Gehörorganes anzubahnen. Es versteht sich von selbst, daß hierbei ebenso der Tätigkeit des Herzens wie dem Zustande und der Funktion der Gefäße die weitgehendste Aufmerksamkeit zugewendet werden muß. Von größter Bedeutung wäre es selbstverständlich, wenn es in jedem Falle gelänge, die Art und Weise, in welcher die *Blutverteilung* im Gehörorgane oder in seiner Umgebung pathologisch verändert ist (das heißt, ob sich vasodilatatorische oder vasokonstriktorische Vorgänge abspielen), zu ergründen und auf Grundlage des erhaltenen Resultates die Therapie aufzubauen. Zweifellos ist, daß jeder einzelne Fall einer überaus eingehenden Untersuchung und einer nach allen Richtungen sorgfältigst durchgeführten klinischen Analyse bedarf, und ich glaube nicht fehlzugehen, wenn ich eben aus diesem Grunde die Hauptaufgabe in der Behandlung der Ohrgeräusche dem Internisten zuweise.

In jenen Fällen, in denen es sich um Geräusche handelt, deren Sitz pathologisch veränderte Gefäße (Aneurysmen) bilden oder wo die Gehörsempfindungen aus Störungen resultieren, die durch lokale Prozesse (Strumen, Halstumoren usw.) verursacht werden, wird das Einschreiten des Chirurgen den therapeutischen Erfolg herbeiführen müssen.

In Fällen von nervösen Herz- und Gefäßerkrankungen wird man sich vor allem bemühen müssen, die Ursache des Symptomenkomplexes zu ergründen. Unter den Faktoren, die ich bei den Fällen meines Beobachtungsmaterials als ätiologisch bedeutsam für die Entstehung und Entwicklung nervöser Herz- und Gefäßstörungen kennen lernte, erwähne ich berufliche Überanstrengungen, geistige Erregungen, Mißbrauch von Alkohol, Nikotin, Tee und Kaffee; in manchen Fällen war die Entstehung des Krankheitsbildes auf durchgemachte schwere Erkrankungen, in anderen auf psychische und physische Traumen zurückzuführen. Überaus oft ergaben anamnestische Erhebungen Abnormitäten der sexuellen Betätigung als ätiologisches Moment der Erkrankung.

In Fällen, in denen die Erkrankung des Gefäßsystems auf der Wirkung von Giften beruht, deren Ausschaltung noch möglich erscheint oder deren schädigende Effekte noch schwinden können, kann durch die Beseitigung des ursächlichen Momentes ein wesentlicher therapeutischer Erfolg erreicht werden. Das gilt für die durch Alkohol, Nikotin, Salizyl usw. verursachten Hörnervenerkrankungen, gleichviel ob wir dem Auftreten des Ohrensausens die direkte Schädigung des Hörnerven oder die infolge der Giftwirkung zustande gekommene Erkrankung der Gefäße als Ursache zugrundelegen. Für Ohrgeräusche toxischen Ursprunges hat Wittmaack als Wichtigstes die möglichst schnelle und vollständige Entgiftung (durch Magenspülung, ausgiebige

Stuhlentleerung, Anregung der Diurese, Diaphorese [1]) bezeichnet.

Von großer Wichtigkeit erscheint es mir, nicht nur die Erscheinungen von seiten des Zirkulationsapparates ins Auge zu fassen, sondern angesichts des Umstandes, daß funktionelle Störungen im Gefäßsystem sehr häufig reflektorisch durch verschiedene Organerkrankungen ausgelöst werden können, die Untersuchungen nach allen Richtungen hin genau durchzuführen. Ganz besonders sind hierbei Störungen von seiten der Nase, der Sexualorgane und des Magendarmtraktes zu berücksichtigen.

Daß der Nase in allen Fällen von Ohrensausen die größte Aufmerksamkeit zugewendet werden muß, ist eine altbekannte Tatsache, der von jedem erfahrenen Otiater vollauf Rechnung getragen wird.

Es wird jedoch gerade durch rhinologische Maßnahmen mitunter nicht nur keine Besserung, sondern im Gegenteil eine Zunahme der Ohrgeräusche hervorgerufen; auch hören wir mitunter die Angabe, daß das Ohrensausen erst im Anschluß an einen operativen Eingriff in der Nase aufgetreten sei.

Die Beobachtung, daß einige an Ohrensausen leidende Patienten schon nach leichten mechanischen oder chemischen Irritationen, wie sie sich selbst bei geringfügigen therapeutischen Prozeduren (Tuschierungen der Nasenschleimhaut, Einblasung von pulverförmigen Medikamenten, Zerstäuben von flüssigen Medikamenten, Einführung des Katheters) ergeben, über eine Zunahme der Ohrgeräusche klagten, veranlaßte mich, genauere Untersuchungen zur Erklärung dieses eigentümlichen Effektes anzustellen.

Auf Grund meiner diesbezüglichen Beobachtungen bezeichnete ich die Irritation der Trigeminusverzweigungen im Naseninnern, die (wie die Untersuchungen von Bing und Zabel ergeben haben) zu einer Blutdrucksteigerung führt, als die Ursache der Zunahme der Ohrgeräusche.

Die intranasale Behandlung hat nun, wie ich betonte, in solchen Fällen nicht allein für die Beseitigung pathologischer Hindernisse Sorge zu tragen, sie hat auch die er-

[1]) Darauf basieren wohl die in manchen Fällen mit Pilokarpin erzielten Erfolge.

höhte Empfindlichkeit der Schleimhaut in Rechnung zu ziehen und dieser ihr Vorgehen nach Tunlichkeit anzupassen. Wo die instrumentelle Entfernung pathologisch veränderter Gebilde in der Nase geboten erscheint, wird man dem operativen Eingriff die sorgfältigste Anästhesie vorausschicken müssen und ebenso wird man auch bei der Nachbehandlung den blutdrucksteigernden Effekt schmerzhafter Reize stets zu bedenken haben. Aber auch bei der Anwendung anderer lokaltherapeutischer Maßnahmen werden wir jede Therapie, welche die Nasenschleimhaut stark reizt, ausscheiden müssen. Namentlich von dem Gebrauch der zumeist von heftiger Reaktion der Nasenschleimhaut begleiteten Methode der Galvanokaustik wird man in den hier bezeichneten Fällen absehen müssen. Wo es sich darum handelt, Schwellkörper der Nase, die zweifellos in vielen Fällen reflektorische Vorgänge vermitteln, zu kauterisieren, wird man gut tun, mildere Ätzmittel, speziell die von Jurasz empfohlene Trichloressigsäure, in Anwendung zu ziehen. Selbst geringfügige Prozeduren sollen, sofern sie von dem Patienten schmerzhaft empfunden werden, erst nach vorausgegangener Anästhesierung der Mukosa vorgenommen werden. Das gilt speziell auch für die Anwendung des Katheters.

In gleicher Weise, wie dies für die Nase gilt, muß auch die Behandlung aller übrigen Organe, denen wir reflektorische Wirkungen auf das Ohr zusprechen müssen, in sorgfältiger und streng individualisierender Weise durchgeführt werden.

Es sei hier nochmals auf die wichtigen Beziehungen des Sexualsystems zum Ohre und auf die Rückwirkung genitaler Funktionsstörungen auf die Krankheitserscheinungen von seiten des Ohres hingewiesen. Die große Zahl von Fällen, in denen bei an Ohrensausen leidenden Patienten pathologische Veränderungen im Bereiche des Urogenitaltraktes nachweisbar sind, und die deutlichen Erfolge einer Behandlung dieser Erkrankungen belehren uns über die zwischen den beiden Organgebieten bestehenden innigen Beziehungen. Soweit unsere Erfahrungen auf diesem Gebiete eine Schlußfolgerung gestatten, dürfen wir die Verminderung der Ohrgeräusche nach der erfolgreichen Behandlung von Störungen in der Urogenitalsphäre zum großen Teile auf die Ausschaltung reflektorischer Einflüsse auf den Zirkulationsapparat zurückführen. Das gegenseitige Verhalten von Geschlechtsdrüsen und Gefäßtonus erscheint hier zweifellos von größter Bedeutung.

Von Wichtigkeit ist es, sich nach den Wirkungen der Menstruation auf die Stärke der Ohrgeräusche zu erkundigen und Frauen, welche vor oder während der Zeit der Menses eine Steigerung der Ohrbeschwerden wahrnehmen, zur größten Schonung und Ruhe während dieser Zeit anzuhalten.

Für die Mitteilung gravider oder gravid gewesener Frauen, sie hätten während der Gravidität ganz besonders unter der Heftigkeit der Ohrgeräusche zu leiden oder zu leiden gehabt, fand ich in der konstanten Erhöhung des Blutdruckes während der Schwangerschaft eine Erklärung. Wir haben daher die Aufgabe, Frauen während der Gravidität und ebenso auch im Klimakterium, während dessen gleichfalls ein Ansteigen des Blutdruckes zu konstatieren ist, alles zu widerraten, was eine weitere Steigerung des Blutdruckes und damit eine Zunahme der Ohrgeräusche herbeizuführen imstande ist.

Besondere Berücksichtigung verlangen die Krankheitserscheinungen der Neurasthenia sexualis. Vor allem sei auf die zweifellose — von vielen Autoren auch gewürdigte — Bedeutung der Masturbation und der aus ihr resultierenden psychischen Faktoren hingewiesen. In der Wirkung der Masturbation auf Herz- und Gefäßapparat läßt sich zwanglos das ursächliche Moment für das Auftreten von Ohrgeräuschen und noch mehr für die Steigerung schon bestehender Gehörsempfindungen erblicken. In der gleichen Weise scheinen auch andere Abnormitäten des sexuellen Lebens auf dem Wege einer Erregung des Herzens und des Gefäßsystems die Entstehung oder Verstärkung subjektiver Ohrgeräusche zu vermitteln.

Die Therapie der Ohrgeräusche hat endlich auch den innigen Beziehungen, welche zwischen den Verdauungsorganen und dem Herz- und Gefäßsystem bestehen, weitgehende Beachtung zuzuwenden. Durch Berücksichtigung der Einwirkung von pathologischen Zuständen des Magen- und Darmtraktes auf den Zirkulationsapparat kann mancher Erfolg in der Behandlung der Ohrgeräusche angebahnt werden. Die große Bedeutung des Zusammenhanges dieser beiden Gebiete wird verständlich, wenn wir uns den Antagonismus zwischen dem Verhalten des Kreislaufes in den

Eingeweidegefäßen und in den Gefäßen der Körperperipherie (besonders des Gehirns) vergegenwärtigen. Wenn wir uns aus Grund dessen vor Augen halten, in welchem Maße die Arterien der Bauchorgane auf den Blutdruck wirken, so finden wir auch hier eine ungezwungene Erklärung für die Angaben mancher Patienten, die ihrem jeweiligen Magen- und Darmzustand einen bedeutenden Einfluß auf die Intensität der Ohrgeräusche zuschreiben. Ganz besonders erwähne ich an dieser Stelle den von Federn als „partielle Darmatonie" beschriebenen Zustand, der unter gewissen Umständen eine Reizung des Splanchnicus, eine Erhöhung der Widerstände und so eine Blutdrucksteigerung zur Folge hat. Der erhöhte Blutdruck soll nach Federn Störungen im Organismus vermitteln, die mit dem Schwinden der Blutdrucksteigerung zurückgehen. Diese Angaben illustrieren die übrigens auch in der Therapie des Ohrensausens vollkommen gewürdigte Wichtigkeit der Regulierung der Darmtätigkeit.

Im übrigen werden wir alle jene Maßnahmen heranzuziehen haben, welche das in solchen Fällen reizbare, oft erschöpfte Nervensystem zu bessern vermögen und zugleich diejenigen Heilverfahren anwenden, die uns zur direkten Beeinflussung der labialen Gefäßinnervation und zur Hebung des Tonus der Gefäße zur Verfügung stehen.

In vielen Fällen werden wir diesem Ziel schon durch entsprechende Ernährung und dadurch bewirkte Stabilisierung der Kräfte des Patienten nahekommen. Ob in dem Einzelfalle außerdem Hydrotherapie, elektrische Behandlungsmethoden oder andere Heilverfahren in Betracht kommen, wird die genauere Untersuchung ergeben müssen. Unter allen Umständen wird man jeder schablonenhaften Anwendung dieser Behandlungsmethoden aus dem Wege zu gehen haben.

Nach meinen diesbezüglichen Erfahrungen können wir vor allem leichten Kaltwasserkuren — vermöge ihrer tonisierenden und beruhigenden Wirkungen — eine günstige Einflußnahme auf das Nervensystem und die Zirkulationsverhältnisse zusprechen. Unter allen Umständen muß der Effekt der Hydrotherapie genau kontrolliert werden, da mitunter selbst die leichtesten Prozeduren unangenehm empfunden werden. Daß hohe und niedrige Temperaturen sowie Duschen von an Ohrensausen leidenden Patienten fast ausnahmslos schlecht vertragen werden, ist eine allgemein bekannte Tatsache.

In vielen Fällen habe ich bei Patienten, die an Ohrensausen litten und bei denen Neurosen des Gefäßapparates nachgewiesen werden konnten, mit der Verordnung der von Herz in seinem Buche „Herzkrankheiten" im Kapitel über die Behandlung von Herzneurosen empfohlenen indifferenten Bäder von 33 bis 35° C, deren Wirkung durch aromatische Zusätze gesteigert wird, sehr gute Erfolge erzielt. Abkühlungen durch Übergießungen, laue Teilwaschungen oder Teilabreibungen erhöhen den angenehmen Effekt dieser 2- bis 3mal wöchentlich anzuwendenden Bäder in wesentlichem Maße. Ich habe wiederholt von Patienten mit Neurosen des Zirkulationsapparates, die an Ohrensausen litten, die Angabe gehört, daß sie nach schlecht verbrachter Nacht des Morgens ganz besonders von Ohrgeräuschen gequält wurden. In solchen Fällen habe ich die von Herz empfohlenen, noch im Bett vorzunehmenden Teilabreibungen mit Franzbranntwein, gemengt mit gleichen Teilen Wasser, mit guter Wirkung in Anwendung gezogen.

Die medikamentöse Behandlung kann nur bei genauer Erwägung der Indikationen auf Grund des Resultates der internen Untersuchung erfolgreich sein. Aus dem Gesagten geht hervor, daß vor allem diejenigen Mittel in Betracht kommen müssen, die durch Vermittlung des vasomotorischen Zentrums die Blutversorgung des Gehörorgans zu regulieren vermögen. Die Grundlage für die medikamentöse Therapie wird einerseits in der Feststellung der Art der Kreislaufstörung, andererseits aber in der genauen Berücksichtigung der pharmakologischen Wirkung der anzuwendenden Mittel gegeben sein. Mangels eingehender Erwägung dieser Faktoren werden wir mit der Verordnung innerlicher Mittel höchstens Zufallserfolge erzielen, können aber durch Nichtbeachtung der angeführten Momente gerade das Gegenteil des erstrebten Effektes erreichen.

In jenen Fällen, in denen wir voraussetzen dürfen, daß vasokonstriktorische Vorgänge die Ursache der Ohrgeräusche bilden, werden gefäßerweiternde Mittel in Anwendung zu bringen sein, unter denen sich mir das Koffein und Theobromin am besten bewährt haben. Ich verweise auf die Untersuchungen von Wiechowski, der während der Koffeinwirkung nicht allein eine stärkere Durchblutung des

Gehirns, sondern auch eine direkte Herabsetzung des Tonus an den intrakraniellen Gefäßen beobachtet hat. Mit Diuretin, das man durch mehrere Wochen in Dosen von 0,5 g 5- bis 5mal täglich nehmen läßt, erzielt man mitunter sehr günstige Resultate, die zweifellos der Erweiterung der peripheren Gefäße zuzuschreiben sind. In Fällen von intermittierend aufgetretenen subjektiven Gehörsempfindungen hat V. Urbantschitsch manchmal mit Amylnitrit günstige Erfolge gesehen; es handelte sich hier offenbar um Äußerungen der gefäßerweiternden Wirkung des Mittels, das vor allem dort indiziert erscheint, wo es sich um Gefäßkrämpfe im Bereiche der Hirnarterien handelt.

Der Gebrauch der zur Gruppe des Antipyrins gehörenden Mittel (Antipyrin, Phenazetin, Salipyrin, Pyramidon usw.), die nach Wiechowski als ersten vasomotorischen Effekt eine deutliche Erweiterung der intrakraniellen Gefäße hervorrufen, äußert in manchen Fällen eine mildernde Wirkung auf Ohrgeräusche, die offenbar in der reichlicheren Durchströmung des Gehirns ihre Ursache hat. Recht zweckmäßig ist es, diese Präparate in Kombination mit Koffein zu verordnen. Auch das Atropin erscheint wegen seines die peripheren Gefäße erweiternden Effektes in einschlägigen Fällen des Versuches wert. Über gute Erfolge mit diesem Mittel berichtet Weißenberger, der von einer Solution von Atropin. sulf. 0,01 : 15,0 dreimal täglich 10 bis 15 Tropfen nehmen läßt.

Bei vasodilatatorischen Zuständen muß die interne Untersuchung Aufschluß darüber geben, ob Präparate indiziert erscheinen, welche die Herztätigkeit anregen (Kardiaka), oder solche, die vorwiegend Gefäßwirkungen entfalten (Adrenalin). Sehr günstige Erfahrungen habe ich in solchen Fällen mit der Verordnung kleiner Gaben von Alkohol gemacht, ohne entscheiden zu können, ob die günstige Wirkung des Alkohols auf der günstigen Beeinflussung des Herzens oder der Gefäße beruhe.

Bei Zuständen nervöser Übererregbarkeit sind die Bromsalze von erprobter therapeutischer Wirkung, doch habe ich günstige Erfolge zumeist nur nach größeren Dosen (1,5 bis 2,0 g als Einzelgabe) gesehen. Auch die Baldrianpräparate, die vermöge ihrer pharmakologischen Wirkungen das Nervensystem vorteilhaft beeinflussen, äußern in vielen Fällen eine sehr günstige Wirkung.

Ein als Tonikum und Nervinum besonders vorteilhaftes Mittel scheint mir das Arsen zu sein, von dem ich bei Neurasthenikern mit vasomotorischen Phänomenen sehr gute Erfolge beobachtet habe.

Je frühzeitiger all die genannten Maßnahmen zur Anwendung gebracht werden, desto eher dürfen wir auf einen Erfolg unserer therapeutischen Bestrebungen rechnen. Es kann nicht nachdrücklich genug auf den unverkennbaren Einfluß der bei Kindern zur Beobachtung gelangenden vasomotorischen Erscheinungen auf das Gehörorgan hingewiesen werden. Die Behandlung der Zirkulationsstörungen vasolabiler Kinder eröffnet, wie ich glaube, bei rechtzeitiger Berücksichtigung dieser Zustände den Ausblick auf reiche therapeutische Erfolge.

Bei organischen Herz- und Gefäßerkrankungen werden wir die Wahl der anzuwendenden Mittel erst nach Erhebung der Ätiologie der Erkrankung und auf Grund eingehendster Untersuchung des Patienten zu treffen haben. Es wird sich vor allem darum handeln, durch Erweiterung der zerebralen Gefäßbahnen und Förderung der Durchflußgeschwindigkeit des Blutes durch dieselben günstige Ernährungsbedingungen für das hier in Betracht kommende Stromgebiet zu schaffen. In dieser Richtung hat sich mir vor allem die mehrwöchentliche Darreichung von Diuretin in Dosen von 0,5 g (3- bis 4mal täglich) sehr gut bewährt. Bei gleichzeitiger Blutdruckerhöhung sah ich in leichten Fällen nach Vasotonininjektionen nennenswerte Besserungen.

Bei Blutdruckverminderung wird man vor allem auch die Leistungsfähigkeit des Herzens in Erwägung zu ziehen und bei Darniederliegen derselben die entsprechenden Kardiaka zu verordnen haben.

Bezüglich der so häufig verordneten Jodpräparate halte ich eine gewisse Vorsicht für geboten. In Fällen luetischer Provenienz werden sie in unserer Medikation selbstverständlich an erster Stelle stehen. In anderen Fällen werden wir sorgfältig darüber zu wachen haben, ob sie den Appetit und das Allgemeinbefinden nicht ungünstig beeinflussen. Ist das der Fall, so ist die Jodtherapie unbedingt auszusetzen, da ja die Ernährung gerade in Fällen wie die in Rede stehenden, bei denen wir Schädigungen der Nervenzentren zum Ausgleich zu bringen, resp. zu verhüten haben, von ganz besonderer Bedeutung ist. Bei Patienten, die die interne Darreichung von Jodpräparaten vertragen, empfehlen sich Tagesdosen von 1,0 g, die bei gleichzeitigem reichlichen Gebrauch von alkalischen Wässern 4 bis 6 Wochen hindurch fortzusetzen sind. In Fällen, in denen gastrische Störungen eintreten, kann der Versuch gemacht werden, das Mittel in Form von Suppositorien zu verordnen.

Im übrigen kommen alle diejenigen Maßnahmen in Betracht, die zur Bekämpfung der Arteriosklerose dienen. Ich verweise diesbezüglich auf die Lehrbücher der internen Medizin, möchte aber auf Grund meiner Erfahrungen auf die großen Vorteile vegetabilischer Kost, auf die besondere Wichtigkeit sorgfältiger Regulierung der Darmtätigkeit und auf die in vielen Fällen erprobte beruhigende Wirkung von Kohlensäurebädern hinweisen.

V. Die Behandlung der Hyperästhesie des Hörnerven, der Paracusis und Autophonie.

Die Überempfindlichkeit des Hörnerven ist fast ausschließlich bei hochgradig nervösen, hysterischen und anämischen Kranken anzutreffen. Die Therapie hat dementsprechend nach Möglichkeit die Beseitigung der nervösen Erregbarkeit und der Blutarmut der Kranken anzustreben. Eine beruhigende Wirkung erzielt man mit Verabreichung großer Dosen von Brom.

Die Anomalie der Paracusis (Diplacusis) schwindet nach erfolgreicher Behandlung der zugrundeliegenden Ohrerkrankung (akuter oder chronischer Mittelohrkatarrh, akute oder chronische Mittelohreiterung). Die Paracusis Willisii erfordert keine spezielle Behandlung.

Das Phänomen der Autophonie verschwindet, wenn ihre Ursache — das pathologische Offenstehen des Rachenteiles der Tuba Eustachii — beseitigt ist. Bei katarrhalischen Affektionen des Mittelohres sehen wir nach Lufteinblasungen eine rasche Besserung eintreten. Ein dauernder Erfolg wird allerdings nur durch sorgfältige Berücksichtigung des zugrundeliegenden katarrhalischen Prozesses im Nasenrachentrakt erreicht werden können.

Bei chronischen Mittelohrkatarrhen äußert die innere Tubenmassage (mittels einer durch den Katheter vorgeschobenen geknöpften Bougie, die bis über den Isthmus tubae eingeführt und schnell vor- und rückwärts bewegt wird) eine gute Wirkung.

Bei Krämpfen der Tubenmuskeln bewährt sich der Induktionsstrom (nach V. Urbantschitsch am wirksamsten, wenn eine Elektrode mittels des Katheters in die Tube eingeführt, die andere an der seitlichen Halsseite appliziert wird) in günstiger Weise.

VI. Die Behandlung des Schwindels.

Wenn der praktische Arzt von einem Kranken wegen Schwindels konsultiert wird und er aus den Ergebnissen der Anamnese und aus den bestehenden Krankheitserscheinungen Anhaltspunkte für die Annahme eines otogenen Schwindels gewonnen hat, so muß er vor allem auf das sorgfältigste bemüht sein, das vorliegende Ohrenleiden seiner Natur nach festzustellen. Es wird sich vor allem darum handeln, sich darüber Klarheit zu verschaffen, ob eine Ohrerkrankung eiterigen oder nicht eiterigen Charakters vorliegt.

In jedem Falle von Mittelohreiterung muß schon ein Schwindelgefühl als bedeutsames, mahnendes Symptom angesehen, der (durch die vestibulären Reiz- oder Ausfallserscheinungen) als labyrinthärer charakterisierte Schwindelanfall als sehr ernstes Krankheitssymptom beurteilt werden.

Tut der praktische Arzt gut daran, sich betreffs eines an einer Mittelohreiterung leidenden Kranken, der über Schwindel klagt, mit dem Facharzte möglichst bald zu beraten, so hat er beim Auftreten eines ausgesprochenen labyrinthären Schwindelanfalles die Verpflichtung, den Ohrenarzt sofort zu Rate zu ziehen.

Ergibt die Untersuchung des Ohres die Anwesenheit eines Schalleitungshindernisses im äußeren Gehörgange, so darf sich der Arzt keinesfalls mit der Feststellung desselben begnügen. Wohl kann auch ein großer Zeruminalpfropf oder ein fest eingekeilter Fremdkörper imstande sein, auf reflektorischem Wege Schwindel hervorzurufen. Angesichts der außerordentlichen Seltenheit eines solchen Vorkommnisses aber mache es sich der Arzt zur Pflicht, nach Entfernung etwaiger Hindernisse im Gehörgange eine genaue Untersuchung des Mittelohres vorzunehmen. Er suche vor allem nach flüssigem Sekret und in Fällen, in denen ein solches nicht nachweisbar ist, nach Krusten, Schuppen, Granulationen. Befunde dieser Art müssen ihm die Überzeugung aufdrängen, daß der bestehende Schwindel nicht durch das beseitigte Hindernis im Gehörgange veranlaßt worden sei, sondern ursächlich mit einer eiterigen Mittelohrerkrankung in Zusammenhang gebracht werden muß.

Der Nachweis von Krusten, Schuppen, Granulationen oder Polypen muß den Gedanken nahelegen, daß es sich um eine Sekretretention handle und uns die sofortige Beseitigung von Hindernissen für den Sekretabfluß als erstes Ziel der Behandlung erkennen lassen.

Der praktische Arzt, der die Behandlung einer Otorrhöe selbst durchführt, sei sich darüber klar, daß er sich mit dem Krankheitsverlaufe nur dort zufrieden geben darf, wo mit der Entfernung der Ursache der Sekretstagnation das Krankheitssymptom des Schwindels rasch verschwindet und unter der nachfolgenden Behandlung (es wird sich meist um die Ausspülung des Cavum epitympanicum oder fistulöser, vom knöchernen Gehörgange aus zugänglicher Krankheitsherde mittels des Hartmannschen Paukenröhrchens und nachfolgende Anwendung antiseptischer Medikamente handeln) nicht wieder auftritt.

Die Fortdauer des Schwindelgefühls muß — besonders bei gleichzeitiger Anwesenheit von anderen Krankheitssymptomen wie Empfindung von Schwere im Kopfe, Kopfschmerzen, geistige und körperliche Müdigkeit, Appetitlosigkeit, schlechtes Aussehen usw. — dem Kollegen die Vermutung nahelegen, daß eine chronische eiterige Entzündung des Schläfebeines vorliegt. Behält das eiterige Sekret trotz regelmäßiger Behandlung (Ausspülung, Anwendung zweckentsprechender antiseptischer Medikamente) einen fötiden Charakter oder lassen sich Cholesteatompartikel im Eiter nachweisen, so kann an einer solchen Diagnose nicht mehr gezweifelt werden.

Durch rechtzeitiges chirurgisches Eingreifen kann das Umsichgreifen eines solchen Prozesses verhütet und volle Ausheilung erzielt werden, während durch Zeitversäumnis der Ausbreitung der Knocheneiterung über die anatomischen Grenzen des Mittelohres hinaus und damit dem Auftreten einer lebensgefährlichen Komplikation Vorschub geleistet werden kann.

Als ganz besonders ernste Mahnung gelte dem praktischen Arzte das Auftreten vestibulärer Reizerscheinungen (Spontannystagmus, pathologische Steigerung der Reflexerregbarkeit des statischen Labyrinthes, Gleichgewichtsstörungen), da es in ihm die Befürchtung eines Übergreifens der entzündlichen Erkrankung auf das Labyrinth erwecken muß. Als Ausdruck der erfolgten Erkrankung des Labyrinthes hat er das Auftreten eines heftigen Labyrinthschwindels mit gleichzeitiger Verschlechterung der Hörschärfe zu deuten.

Die Entscheidung, ob es sich in solchen Fällen um eine seröse oder eiterige Labyrinthitis handelt, ist eine so gewichtige und verantwortungsvolle, daß der praktische Arzt sie — wenn es nur irgendwie möglich ist — dem Spezialarzte überlassen soll.

Gestattet die klinische Prüfung der Krankheitssymptome die Diagnose einer serösen Labyrinthitis oder einer zirkumskripten Labyrintheiterung, so tritt die symptomatische Behandlung des Schwindels in ihr Recht. Daß hierbei die schärfste Kontrolle des Kranken ein unbedingtes Erfordernis ist, braucht nicht erst des besonderen hervorgehoben zu werden. Die fortgesetzte Beobachtung der Intensität der Krankheitserscheinungen, vor allem auch regelmäßige Messungen der Körpertemperatur, dürfen unter keinen Umständen unterlassen werden.

Der Kranke werde unter Beobachtung vollständiger Ruhe im dunklen Zimmer im Bette gehalten. Er findet meist selbst jene Lage des Körpers, in welcher der Schwindel am geringsten ist. Es ist dies jene Lage, in welcher der spontane Nystagmus am wenigsten intensiv ist. Man kann die diesbezüglichen Bemühungen des Patienten dadurch fördern, daß man die Richtung des spontanen Nystagmus feststellt und dem Kranken den Rat erteilt, in entgegengesetzte Richtung zu blicken. Das kann auch dadurch unterstützt werden, daß man entweder durch entsprechende Applikation des galvanischen Stromes[1]) oder durch Spülung mit kaltem oder heißem Wasser einen Nystagmus hervorzurufen sucht,

[1]) Zur Instruktion diene folgendes: Wird die Kathode am Ohre (Tragus) und die Anode an einem indifferenten Punkte appliziert, so erfolgt bei Stromschluß rotatorischer Nystagmus zur Kathode, nach Stromöffnung kurzschlägiger Nystagmus nach der Gegenseite. Wird die Anode

der dem bestehenden Spontannystagmus entgegengesetzt ist. Wird dies erreicht, so wird der Schwindel aufgehoben oder wenigstens in seiner Intensität wesentlich verringert.

Die Kost muß flüssig sein und nur löffelweise unter Vermeidung körperlicher Bewegung verabreicht werden. Von Wichtigkeit ist die Sorge für regelmäßige und leichte Stuhlentleerung. Beruhigend wirken manchmal große Dosen Brom. Bei Schwindelanfällen von großer Heftigkeit injiziere man Morphium.

Ist das apoplektiforme Auftreten von Drehschwindel, Erbrechen, Gleichgewichtsstörung und gleichzeitiger Taubheit von Temperaturerhöhung begleitet, so kann die Diagnose auf diffuse Labyrintheiterung gestellt werden. Es besteht spontaner Nystagmus dritten Grades, der Kranke liegt meist auf der kranken Seite.

Die charakteristischen labyrinthären Erscheinungen werden den Arzt vor einer Verwechslung des Krankheitsbildes mit Schwindelanfällen gastrointestinalen Ursprunges bewahren und ihn veranlassen müssen, augenblicklich ohrenärztlichen Rat einzuholen.

Selbst wenige Stunden des Zögerns und Wartens können schwere Gefahr für den Kranken heraufbeschwören, die durch rechtzeitiges operatives Eingreifen in den meisten Fällen noch gebannt werden kann. Niemals nehme der praktische Arzt die schwere Verantwortung auf sich, die ihm aus der selbständigen, rein symptomatischen Behandlung eines solchen Falles erwächst!

Ist bei Anwesenheit otogenen Schwindels mit voller Bestimmtheit ein Eiterungsprozeß als ursächliches Moment auszuschließen, so werden wir uns vor allem durch die Ergebnisse der otoskopischen Untersuchung und der Funktionsprüfung Klarheit darüber zu verschaffen haben, welcher Sphäre des Gehörorganes die Ohrerkrankung angehört.

Gehört der Schwindel zu den Begleiterscheinungen eines chronischen Mittelohrkatarrhs, so ist durch zweckentsprechende Behandlung — vor allem durch Lufteintreibung in die Paukenhöhle —, d. h. durch die Herstellung normaler Druckverhältnisse im Mittelohre, die Druck-

am Ohre angelegt, so ruft Stromschluß Nystagmus zur Gegenseite, die Stromöffnung Nystagmus zur selben Seite hervor. Bezüglich der Wirkung der Kalorisation vergleiche Seite 121.

entlastung der Labyrinthflüssigkeit und das sofortige Nachlassen des Schwindels zu erreichen. Ein Andauern des Schwindels spricht dafür, daß er nicht nur auf pathologische Verhältnisse im Mittelohre, sondern auch auf Veränderungen im Hörnervenapparate zurückzuführen ist.

Ist das innere Ohr der Sitz der Erkrankung, so bemühe man sich vor allem, durch eingehende anamnestische Erhebungen und durch eine alle ätiologischen Momente berücksichtigende interne Untersuchung die Ursache der Erkrankung der inneren Ohrsphäre zu ergründen.

Planlose, ausschließlich symptomatische Behandlung ist mit aller Entschiedenheit zu verwerfen!

Man halte sich die in zahllosen Erfahrungen begründete Tatsache vor Augen, daß sich die Prognose von Erkrankungen des inneren Ohres um so günstiger gestaltet, je rascher die kausale Therapie einsetzt, daß aber mangels einer solchen in kurzer Zeit substantielle Veränderungen im Hörnervenapparate (Untergang des labyrinthären Sinnesepithels) auftreten, die keiner Besserung mehr zugänglich sind.

Handelt es sich um eine vestibuläre Erkrankung auf toxischer Grundlage, so ist das erste Gebot der Behandlung die möglichst rasche Ausscheidung des ursächlichen Giftstoffes. Abgesehen von der Anwendung jener therapeutischen Behelfe, welche der raschen Ausscheidung des Giftes auf dem Wege des Darmkanales dienen, entspricht die Anregung der Diaphorese dieser Forderung in besonderem Maße.

Besser als intern verabreichte Mittel wie Aspirin, Hydropyrin usw. wirken subkutane Injektionen von Pilocarpinum hydrochloricum, das in 1- bis 2proz. wässeriger Lösung in steigender Dosis (von 0,1 bis 0,5 ccm) appliziert wird. Die Schweißabsonderung tritt — gewöhnlich von starker Salivation, mitunter von Übelkeit begleitet — nach einer halben Stunde auf. Nach Aufhören der Transpiration lasse man den Kranken mit warmen, trockenen Tüchern fest abreiben. Das Auftreten von Kopfschmerzen, heftigen Übelkeiten oder Erbrechen muß zur Verringerung der angewendeten Dosis, eventuell zum Aussetzen der Injektionen veranlassen. Die Injektionen werden jeden zweiten Tag vorgenommen und 10- bis 15mal wiederholt. Hat das Mittel nach 15 Injektionen keine günstige

Wirkung geäußert, so erscheint sein weiterer Gebrauch zwecklos.

Gestatten die Ergebnisse der Untersuchung, eine luetische Erkrankung des inneren Ohres anzunehmen, so soll mit der antiluetischen Behandlung möglichst frühzeitig begonnen werden.

Nach unseren derzeitigen Erfahrungen ist die kombinierte Quecksilber-Salvarsanbehandlung als die wirksamste Behandlungsmethode zu empfehlen. Die Erfolge sind im allgemeinen um so günstiger, je rascher die Behandlung einsetzt, und um so erfreulicher, je langsamer sich der Krankheitsprozeß entwickelt, bzw. je weniger weit er vorgeschritten ist. Alexander verzeichnet in seinem Buche „Syphilis des Gehörorganes" [1]) unter 120 Fällen von Innenohraffektionen auf der Grundlage hereditärer und erworbener Syphilis, in welchen die kombinierte Quecksilber-Salvarsanbehandlung durchgeführt worden war,

in 8 Proz. vollständige Heilung,
„ 42 „ Besserung,
„ 48 „ keine Besserung,
„ 2 „ Verschlechterung.

Im tertiären Stadium der Syphilis dürfen wir von der Anwendung von Jodkalium Günstiges erwarten. Die Dosis, die tagsüber genommen werden soll, soll mindestens $1^1/_2$ bis 2 g betragen. In Fällen, die vorher niemals antiluetisch behandelt worden waren, erreicht man oft mit der Darreichung einer größeren Menge des Jodpräparates (1 bis 2 g) bei nüchternem Magen (morgens) ausgezeichnete Wirkungen.

Weist das Resultat der Untersuchung bezüglich der Ätiologie des Ohrenleidens auf eine Zirkulationsstörung auf der Grundlage einer funktionellen oder organischen Herz- oder Gefäßerkrankung hin, so diktieren uns die Einzelheiten des erhobenen Befundes unser therapeutisches Vorgehen.

Wir werden uns vor allem über den Zustand des Herzens und der Gefäße zu orientieren haben und sodann Klarheit darüber zu gewinnen suchen, ob der Schwindel auf vasokonstriktorische oder vasodilatatorische Vorgänge im Gehörorgane zurückzuführen ist. Erst davon dürfen wir unser

[1]) Handbuch der Geschlechtskrankheiten, herausgegeben von Finger, Jadassohn, Ehrmann, Groß. Wien 1914. Alfred Hölder.

therapeutisches Vorgehen in medikamentöser und anderer Beziehung abhängig machen. Das Ziel unserer Behandlung muß immer in der Regulierung der Zirkulationsverhältnisse im inneren Ohre, resp. im Gehirn gegeben sein.

Sprechen die Einzelheiten des Krankheitsbildes für das Bestehen schwerer anatomischer Läsionen: Apoplexie mit Unterbrechungen der Hörnervenbahn, Embolie eines zum Labyrinth führenden Gefäßes, Labyrinthblutung, so fällt die Behandlung des Schwindelanfalles mit jener des Grundleidens zusammen und erfordert keine spezielle Berücksichtigung. Die in erster Reihe erforderliche strenge Bettruhe im verfinsterten Zimmer bei entsprechend gewählter Körperlage ergibt sich schon aus dem übrigen Zustande.

Erlauben uns die den Schwindel begleitenden Erscheinungen, eine Anämie im Bereiche des Hörnervenapparates anzunehmen, so empfiehlt sich die Verordnung gefäßerweiternder Mittel wie Pyramidon, Antipyrin, Phenazetin, Theobromin, Amylnitrit; dürfen wir die Ursache des Schwindels in kongestiven Zuständen suchen, so haben wir die Ableitung des Blutes aus den zerebralen Gefäßbahnen durch Applikation von Kälte am Kopfe, Verordnung heißer Fußbäder, energische Förderung der Darmtätigkeit anzustreben. Die Notwendigkeit körperlicher und geistiger Ruhe, vollständiger Vermeidung von Alkohol, Nikotin, Kaffee, Tee braucht nicht erst besonders betont zu werden. Von guter Wirkung ist oft die Anwendung des galvanischen Stromes (Anode am Tragus, Kathode am Nacken oder in der Hohlhand, Stromstärke ½ bis 2 M.A., vorsichtiges Ein- und Ausschleichen des Stromes), die durch 14 Tage täglich fortzusetzen ist. Bei chronischer Anämie des Gehirns erscheint auch die Galvanisation des Halssympathikus empfehlenswert (Anode in der Fossa auriculo-maxillaris der erkrankten Seite, Kathode an der kontralateralen Seite der Halswirbelsäule, in der Höhe des 6. bis 7. Halswirbels, vorsichtiges Einschleichen des Stromes bis zur Stärke von 2 M.A. und langsames Ausschleichen; die Behandlung, die 2 bis 3 Minuten dauern soll, ist jeden zweiten Tag vorzunehmen).

Der Gebrauch von Chinin (Charcot-Curschmann) bewährt sich in manchen Fällen in sehr befriedigender Weise, doch sollen die Einzeldosen des Medikamentes nicht zu hoch verabreicht werden. Curschmann empfiehlt, drei Tage hindurch drei Dosen von je 0,1 Chinin. sulfur., drei Tage hindurch drei Dosen von 0,2, drei Tage hindurch vier Dosen von 0,2 Chinin. sulfur. zu verordnen, drei Tage zu pausieren und die Kur dann noch ein- bis zweimal zu wiederholen.

Günstige Wirkung erzielt man, sofern das Chinin gut vertragen wird, mit Chinin. sulfur. 0,25, Natr. bromat. 0,5, dreimal täglich drei Pulver durch zehn Tage fortgesetzt und nach einigen Tagen wiederholt. Bei Auftreten von Ohrensausen oder Magenbeschwerden ist das Medikament sofort auszusetzen.

Von V. Urbantschitsch wurde für Fälle chronischen Schwindels eine mechanische Behandlung angeraten, die in der methodischen Vornahme kreisförmiger Kopfbewegungen besteht. Diese Kopfbewegungen soll der Kranke — anfangs sitzend, später stehend, immer aber im Besitze einer festen Stütze für die Hände — in der Richtung von rechts nach links und umgekehrt, anfangs 3- bis 5mal, schließlich 20- bis 30mal ausführen. Tritt während der Kopfdrehungen Schwindel ein, so muß der Kranke innehalten, bis das Schwindelgefühl sich wieder verloren hat.

Ebenso wie bei der Behandlung der subjektiven Geräusche wird auch bei der Bekämpfung des Schwindels dem Zustande des Magendarmtraktes, der Nase und der Sexualorgane die weitgehendste Berücksichtigung geschenkt werden müssen.

Der Schwindel traumatischer Ursache erfordert zunächst nur rein symptomatische Behandlung; später werden die noch bestehenden Krankheitserscheinungen durch zweckentsprechende Allgemeinbehandlung zu bekämpfen sein.

VII. Die Behandlung bei Schwellungen der Weichteile in der Ohrgegend.

Haben wir uns bei einem Kranken, bei dem wir eine Schwellung der Weichteile in der Umgebung des Ohres feststellen konnten, unter Verwertung aller klinischen Einzelheiten und auf Grund des sorgfältig erhobenen otoskopischen Befundes die Gewißheit verschafft, daß die Schwellung auf einen entzündlichen Prozeß im Gehörgange zurückzuführen ist, so führen wir die Behandlung nach den bei der Therapie der Otitis externa klargelegten Grundsätzen durch.

Mit Einlagen von in Liquor. Burowi und Alkohol oder in 2 Proz. Argentum nitricum und Alkohol (zu gleichen Teilen gemengt) getauchten Gazestreifchen in den Gehörgang und fleißiger lokaler Applikation von Wärme werden wir entweder die Rückbildung des entzündlichen Prozesses fördern oder, wo dies nicht mehr möglich ist, die eiterige Einschmelzung des infiltrierten Gewebes, resp. den spontanen Durchbruch des Abszesses anbahnen.

Bei tiefem Sitze oder bei ungenügender spontaner Entleerung des Eiterherdes werden wir dem Patienten durch eine breite Inzision des infiltrierten Gewebes an der erweichten Stelle eine rasche Befreiung von den meist sehr heftigen Schmerzen verschaffen und die Heilung des entzündlichen Prozesses wesentlich beschleunigen. Befindet sich der Eiterherd an der Mündung des Gehörganges, so kann die Inzision in direktem Lichte mit einem gewöhnlichen Spitzbistouri vorgenommen werden, ist er in der Tiefe des Gehörlokalisiert, so wird man die Spaltung des Abszesses bei reflektiertem Licht unter Leitung eines Ohrentrichters mittels eines kleinen, schmalen, sichelförmigen Messerchens ausführen müssen. Bei tiefem Sitz des Eiterherdes oder bei größerer Ausbreitung des Infiltrates tut man gut daran, den meist sehr schmerzhaften Eingriff in leichtem Äther- oder Chloräthylrausch durchzuführen, da es bei einer jähen Kopfbewegung des Patienten leicht geschehen kann, daß man mit dem Instrument ausfährt und die gegenüberliegende Gehörgangswand, ja sogar auch das Trommelfell verletzt. Nach Entfernung des eiterigen Sekretes durch trockenes Austupfen mit kleinen Wattetampons führt man ein mit Burow-Alkohol befeuchtetes Gazestreifchen ein, das man je nach der Stärke der Sekretion, resp. entsprechend dem subjektiven Befinden des Kranken, an demselben oder am folgenden Tage erneuert. Die Behandlung wird während der Fortdauer der Sekretion durch Applikation von Wärme in wirksamer Weise unterstützt.

Die Inzision der Gehörgangswand wird — in entsprechender Tiefe und Weise vorgenommen — auch in jenen Fällen noch genügen, in denen es schon zur Bildung eines kleinen Eiterherdes in der Regio mastoidea gekommen ist. Wo sich der Abszeß nur in geringem Umkreise nach hinten vom Gehörgange aus auf den Warzenfortsatz erstreckt, gelingt es, durch leichte Massage das eiterige Sekret auf dem Wege der Inzisionsöffnung zu entfernen. Hat sich der Eiter jedoch bei längerer Dauer der Entzündung und verzögerter Eröffnung des Abszesses in größerem Umfange an der Fläche des Warzenfortsatzes oder darüber hinaus ausgebreitet, so wird die Inzision des Abszesses — der Situation und Größe seiner Ausbreitung entsprechend — vorgenommen werden müssen. Die Inzision wird in solchen Fällen nur durch die Hautdecke zu führen sein, da sich der Eiter bei der Otitis externa immer extraperiostal ausbreitet. Die Nachbehandlung geschieht nach einfachen chirurgischen Grundsätzen.

Weit bedeutsamer und schwieriger ist unsere Aufgabe in Fällen, in denen wir eine Infiltration der Weichteile des Warzenfortsatzes als Ausdruck einer entzündlichen Erkrankung des Prozessus mastoideus (Mastoiditis) anzusehen berechtigt sind. Tritt eine Schwellung der Weichteildecke in der Regio mastoidea bei gleichzeitiger Druckempfindlichkeit des Knochens im Beginne einer akuten Otitis media zutage, so erscheint — selbstverständlich strengste und exakteste Kontrolle des Patienten vorausgesetzt — ein abwartendes Verfahren unter Anwendung konservativer Maßnahmen am Platze. Sorgt man in solchen Fällen durch Anlegen, resp. Wiederholung der Parazentese für möglichst reichlichen Sekretabfluß und verordnet man dem streng zu Bett gehaltenen Kranken die unausgesetzte Anwendung warmer oder heißer Umschläge mit entsprechend verdünnter Burow- oder Burow-Alkohollösung, so wird man in der überwiegenden Mehrzahl der Fälle in der Lage sein, einen raschen Rückgang der Infiltration (es handelt sich hier eben meist nur um eine reaktive periostale Infiltration an der äußeren Fläche des stark hyperämisierten Warzenfortsatzes) zu beobachten.

Stellt sich die Infiltration der Weichteile in einem späteren Stadium der akuten Mittelohreiterung — in der vierten Woche oder später — ein, zeigt das Trommelfell gleichzeitig trotz reichlicher Sekretion aus dem Mittelohre keine Neigung zur Rückbildung der akut entzündlichen Veränderungen oder kann man die periostale Infiltration an der dem Gehörgang zugekehrten Fläche des Warzenfortsatzes in Form der sogenannten Senkung der hinteren oberen Wand des knöchernen Gehörganges feststellen, so erscheint die Indikation zur operativen Eröffnung des Warzenfortsatzes gegeben.

In solchen Fällen liegt, wie die Erfahrung lehrt, schon eine eiterige Entzündung des Warzenfortsatzinnern mit Entwicklung von Granulationen in den pneumatischen Räumen des Knochens, mit Bildung kleinerer oder größerer Abszesse im Inneren des Warzenfortsatzes, zumindest aber die Ansammlung einer größeren Eitermenge im Antrum des Warzenfortsatzes (Antrumepyem) vor. Eine Heilung ist hier auf anderem wie auf konservativem Wege — von Ausnahmsfällen abgesehen — nicht zu erwarten. Das gilt in erhöhtem Maße für Fälle, in denen es schon zur Bildung eines subperiostalen Abszesses gekommen ist.

Die Operation, die hier in Betracht kommt, besteht nur in der Eröffnung des Warzenfortsatzinnern, in der gründlichen Ausräumung der erweichten Knochenpartien bis in das gesunde Knochengewebe und in der weiten Eröffnung des Antrums zur Erzielung eines genügenden Sekretabflusses der Paukenhöhle nach rückwärts.

Die bloße Inzision der Weichteildecke des Processus mastoideus (Wildescher Schnitt) wird von modernen Ohrenärzten kaum je mehr geübt. Sie könnte höchstens bei ganz kleinen Kindern genügen, bei denen ein Empyem des Antrums durch die Fissura squamo-mastoidea durchgebrochen ist und Haut und Periost in Form eines subperiostalen Abszesses abgehoben hat.

In allen anderen Fällen erfordert die eiterig-entzündliche Erkrankung des Knocheninnern die Eröffnung und Ausräumung desselben. Das gilt ganz besonders auch für jene Fälle, in denen es schon zur Bildung eines subperiostalen Abszesses gekommen ist, da in solchen fast ausnahmslos schon ein fistulöser Durchbruch des eiterigen Knochenherdes durch die Kortikalis des Processus mastoideus erfolgt ist. Es ist eben der im Innern des Warzenfortsatzes gebildete und durch die Fistelöffnung austretende Eiter, der das Periost und die Weichteile abhebt, und mit der Entleerung des Abszeßinhaltes durch die bloße Inzision der Weichteile können wir der an uns gestellten Aufgabe (d. i. die gründliche Beseitigung des Eiterherdes) begreiflicherweise unmöglich entsprechen. Erst dann, wenn wir im Anschlusse an die Inzision des Abszesses das Planum mastoideum freigelegt und, von der Fistelöffnung ausgehend, den Krankheitsherd aufgesucht und entfernt haben, dürfen wir auf einen vollen Erfolg unseres operativen Eingreifens rechnen.

Das weitere operative Vorgehen wird wohl zum Teile schon aus der Situation und Ausbreitung der Weichteilschwellung im Einklang mit den übrigen lokalen und allgemeinen Krankheitserscheinungen bestimmt, vor allem aber erst von dem bei der Operation erhobenen Befunde abhängig sein. Als Hauptprinzip gilt dem Operateur, jeden, selbst den kleinsten Eiterherd zu entfernen und seine Ausläufer sorgfältigst zu verfolgen, da er den Ausgangspunkt weiterer Eiterung im Knochen bilden kann, die sich schließlich bis an die Blutleiter oder an die Meningen erstrecken und sie infizieren kann.

Beim Auftreten einer akuten Mastoiditis im Verlaufe einer chronischen Mittelohreiterung muß an die Trepanation des Warzenfortsatzes die Durchführung der Radikaloperation (Antrotomie, Abtragung des inneren Abschnittes der knöchernen Gehörgangswand und der äußeren Wand des Kuppelraumes, Entfernung von Hammer und Amboß, Exkochleation der Tube) angeschlossen werden.

Die Nachbehandlung der Operationswunde nach Trepanation des Warzenfortsatzes bei akuter Mastoiditis kann der praktische Arzt, der mit den einfachsten Prinzipien der Chirurgie vertraut ist — unter Beobachtung gewisser Kautelen — ohne weiteres durchführen. Handelt es sich doch nur darum, eine hinreichende Drainage der sich durch Granulationsgewebe allmählich verkleinernden Wunde zu bewerkstelligen, was durch Wechseln von in die Operationshöhle eingeführten Gazestreifen in entsprechenden Zeiträumen geschieht.

Der erste Verbandwechsel ist bei subjektivem Wohlbefinden und normalem Abfall der Temperatur (der gewöhnlich erst im Verlaufe von 2 bis 3 Tagen erfolgt) am 4. oder 5. Tage vorzunehmen. Sehr reichliche Wundsekretion oder starke Otorrhöe erfordern — ebenso wie höheres Ansteigen der Temperatur — die Entfernung der Gaze schon vor dieser Zeit. Das weitere Wechseln der Gaze geschieht der Stärke der Sekretion entsprechend täglich oder jeden zweiten Tag, bei profuser Sekretion (wie sie manchmal in den ersten Tagen nach der Operation beobachtet wird) auch zweimal im Tage.

Der normale Heilungsverlauf kennzeichnet sich durch rasches Nachlassen der Sekretion auf dem Wege der Trommelfellperforation, die sich nach Aufhören der Otorrhöe sehr bald (in den meisten Fällen schon wenige Tage nach der Operation) schließt.

Solange die Sekretion durch den Gehörgang andauert, erscheint es zweckmäßig, die Gazestreifen bis zum Antrum vorzuschieben (nicht hineindrücken!), später genügt es, die Operationshöhle mit Gaze locker auszulegen. Eine feste Tamponade verhindert einerseits die Granulationsbildung und verursacht andererseits leicht eine Sekretretention. Dort, wo die Operationshöhle Nischen und Buchten enthält, ist es zweckmäßig, die Gaze den Wänden derselben lose zu adaptieren.

Bei günstigem Fortschreiten des Heilungsvorganges sehen die Granulationen frisch rot aus und sezernieren eine mäßige Menge schleimig-eiterigen Sekretes; sehr blasse, schlaffe oder zu üppig aufschießende Granulationen mit übelriechender, profuser Sekretion finden wir bei ungünstigen lokalen Verhältnissen (Fortschreiten des eiterigen Prozesses infolge zurückgelassener Krankheitsherde) oder als Folge eines in Allgemeinerkrankungen (Anämie, schlechtem Ernährungszustande, Tuberkulose, Syphilis, Stoffwechselerkrankungen) begründeten schlechten Heiltriebes.

Fieberhafte oder selbst nur subfebrile Temperaturen, fortdauernde Otorrhöe, Empfindlichkeit der Umgebung der Operationswunde auf Druck und Beklopfen, Kopfschmerzen, vor allem, wenn sie in der Umgebung des kranken Ohres empfunden werden, labyrinthäre Reizerscheinungen (spontaner Nystagmus, Schwindel) werden für eine Ausbreitung des eiterigen Prozesses sprechen und den behandelnden Arzt veranlassen müssen, möglichst bald eine fachärztliche Revision der Wunde vornehmen zu lassen. Man bedenke überdies, daß Anämie, schlechtes, müdes Aussehen, Appetitlosigkeit, Schlaflosigkeit in solchen Fällen gewöhnlich auch die *Folge* des lokalen Prozesses sind und hüte sich davor, durch zwecklose therapeutische Maßnahmen zur Bekämpfung dieser Krankheitssymptome ein folgenschweres Zeitversäumnis zu verursachen. *Der glatte Wundverlauf charakterisiert sich* — selbst nach den schwersten otochirurgischen Eingriffen, um so mehr selbstverständlich nach der einfachen Trepanation des Warzenfortsatzes — in ununterbrochenem Abklingen aller Krankheitssymptome, in rascher Hebung des Allgemeinbefindens, in vollkommener Beschwerdelosigkeit des Kranken.

Bei ungestörtem Verlauf der Nachbehandlung vollziehen sich der Verschluß der Wunde und die Vernarbung in 4 bis 8 Wochen.

Gelegentlich kommt es vor, daß unmittelbar nach erfolgtem narbigen Verschlusse der Operationswunde wieder Rötung, Schwellung und bald darauf Abszeßbildung im Bereiche der Narbe auftreten. Die Ursache liegt meist in einer Ligatur, die verspätet herauseitert, oder im Abstoßen eines kleinen Sequesters. In vereinzelten Fällen kann es geschehen, daß eine frische akute Otitis zur neuerlichen Infektion des Antrums und von hier aus zur eiterigen Einschmelzung des jungen Narbengewebes in der Operationshöhle führt. In solchen Fällen ist die Eröffnung und Exkochleation des Abszesses geboten.

Die Nachbehandlung der Operationswunde nach der Radikaloperation (d. i. nach der radikalen Freilegung des Mittelohres und seiner Nebenräume) soll nur der otologisch geschulte Kollege übernehmen. Durch unzweckmäßige Tamponade oder nicht genügendes Vertrautsein mit den vielfachen, im Laufe der Nachbehandlung sich ergebenden Schwierigkeiten kann die Ausheilung der Operationswunde in hohem Maße erschwert, ja selbst gänzlich hintangehalten und so der Effekt der Operation beeinträchtigt, ja selbst zunichte gemacht werden.

VIII. Die Behandlung des Fiebers.

In dem der Besprechung des Fiebers gewidmeten Kapitel wurde die außerordentliche Wichtigkeit regelmäßig fortgesetzter Temperaturmessungen im Verlaufe entzündlicher Ohrerkrankungen nachdrücklichst betont und klargelegt, wie wertvolle Schlußfolgerungen aus dem Studium der Temperaturtabelle in diagnostischer und therapeutischer Hinsicht gezogen werden können.

Es wurde auseinandergesetzt, daß wir ganz besonders bei der akuten Mittelohrentzündung in der Lage sind, aus den Ergebnissen von Temperaturmessungen Aufschlüsse über die Natur des entzündlichen Prozesses zu gewinnen, und daß wir uns durch Feststellung etwaiger Temperatursteigerungen über das Auftreten einer Exsudation, über den virulenten Charakter des Exsudates, über ungenügende Quantität des Sekretabflusses oder über das Bestehen einer Komplikation des Mittelohrprozesses orientieren können.

In Erwägung dieser Verhältnisse wird man sich darüber klar werden, daß eine rein symptomatische Behandlung des Fiebers bei akuten Mittelohrentzündungen — die uns die wertvollen Einzelheiten der Temperaturtabelle verwischt und so eines wichtigen diagnostischen Kriteriums beraubt — absolut zu verwerfen ist. Die Ursache eines fieberhaften Anstieges der Temperatur liegt bei akuten Eiterungsprozessen des Mittelohres fast immer in fehlendem oder ungenügendem Sekretabfluß. Der zielbewußt vorgehende Arzt wird daher bei Auftreten fieberhafter Temperaturen im Verlaufe akut entzündlicher Mittelohrprozesse den Angriffspunkt der Behandlung in dem erkrankten Organe selbst zu suchen, d. h. die Regulierung der Fieberkurve in erster Reihe durch Erzielung, resp. Erhaltung des freien Abflusses des abgesonderten Exsudates anzustreben haben.

Im Beginne einer akuten Mittelohrentzündung, d. h. solange wir auf Grund des otoskopischen Befundes und der Ergebnisse der Funktionsprüfung zur Annahme berechtigt sind, es sei noch nicht zur Entwicklung eines virulenten Exsudates gekommen, sind in absoluter Bettruhe, knapper Diät, Sorge für Stuhlentleerung, Verordnung entsprechender hygienischer Maßregeln und von Maßnahmen, die eine kräftige Diaphorese anstreben (am besten Aspirin oder Salipyrin in heißem Getränk), Faktoren gegeben, die nicht nur temperaturherabsetzend wirken, sondern in vielen Fällen auch noch den Krankheitsprozeß als solchen zu kupieren vermögen.

Das Andauern erhöhter Temperatur wird uns — vor allem, wenn die Temperaturerhöhung mit einer Steigerung der übrigen Symptome (Schmerzen, Abnahme des Gehörs) einhergeht — in der Eröffnung des Trommelfelles das einzige Mittel erkennen lassen, von dessen Anwendung wir uns eine rationelle Wirkung auf die Temperatur erwarten dürfen.

Die schablonenmäßige Verordnung von antipyretischen Mitteln ist — selbst bei vorübergehend günstiger Wirkung auf das Fieber — als vollständig fehlerhafte Behandlung zu bezeichnen, deren Fortsetzung den Krankheitsprozeß nur zum Nachteil zu beeinflussen, ja manchmal sogar auf einen gefahrvollen Weg abzulenken vermag.

Dasselbe gilt noch mehr von der medikamentösen Beeinflussung des Fiebers in Fällen, bei denen es schon zur Otorrhöe gekommen ist und um so mehr, je länger die Sekretion schon andauert. Hier wird uns die Otoskopie unter Verwertung der lokalen Krankheitssymptome darüber belehren, ob und wo ein Hindernis für den Sekretabfluß besteht und welcher Weg zur Beseitigung der Sekretretention einzuschlagen ist. Es muß auch hier wieder daran erinnert werden, daß das Andauern fieberhafter Temperaturen bei genügendem oder gar erhöhtem Sekretabflusse im weiteren Verlaufe akuter Mittelohreiterungen ein nahezu sicheres Symptom der akuten Mastoiditis ist, und auf das durchaus Widersinnige der Anwendung von Medikamenten in Verfolgung des antipyretischen Zweckes aufmerksam gemacht werden.

Es braucht nicht erst betont zu werden, daß uns der Nachweis fieberhafter Temperaturen im Verlaufe akuter Mittelohreiterungen ausnahmslos auch zur Untersuchung der übrigen Organe, vor allem der Nase und des Nasenrachentraktes veranlassen muß.

Bei akutem Mittelohrkatarrh liegt die Ursache etwaiger Temperaturerhöhung, wie schon oben erwähnt, nicht in den pathologischen Veränderungen im Mittelohre, sondern in der ursächlichen akuten katarrhalischen oder entzündlichen Nasen- oder Rachenerkrankung; es werden daher diese der Behandlung zuzuführen sein.

IX. Die Behandlung der Kopfschmerzen und zerebralen Krankheitserscheinungen.

So wie bei otogenem Fieber ist auch bei otogenem Kopfschmerz die länger fortgesetzte symptomatische Behandlung auf das entschiedenste zu widerraten.

Es genügt wohl der Hinweis auf die im diagnostischen Teile als Ursachen des Kopfschmerzes aufgezählten Ohrerkrankungen, um den praktischen Arzt erkennen zu lassen, daß beim otogenen Kopfschmerz jede andere wie die kausale Therapie absolut irrationell ist und daß er mit planloser Anwendung von Palliativmitteln und antineuralgischen und sedativen Medikamenten ein schweres, oft nicht wieder gut zu machendes Versäumnis begehen kann.

Wie im diagnostischen Teile erwähnt wurde, können große Zeruminalpfröpfe sowie akute und chronische Mittelohrkatarrhe Kopfschmerzen im Gefolge haben. Ist jedoch der Kopfschmerz ausschließlich durch die Druckwirkung von Zeruminalmassen verursacht oder die Folge katarrhalischer Veränderungen im Mittelohre (Verschluß der Ohrtrompete, Exsudatbildung in der Trommelhöhle, Retraktion der Gehörknöchelchen mit Druck auf die Labyrinthflüssigkeit), so wird die Entfernung des Zeruminalpfropfes sofortige und dauernde, die Wegsammachung der Ohrtrompete und Herstellung normaler Schalleitungsverhältnisse vorübergehende oder vollständige Beseitigung der Kopfschmerzen bewirken.

Dauern sie jedoch weiter an, so muß der praktische Arzt nach weiteren Ursachen suchen, vor allem nochmals das Ohr selbst, dann aber auch die übrigen Organe, insbesondere die Nase, auf das Genaueste examinieren. So wird nicht selten nach der Ausspritzung von Zerumen noch eine verborgene chronische Mittelohreiterung festgestellt werden können, deren Nachweis den Weg zur erfolgreichen Behandlung des Kopfschmerzes zeigt, oder es werden durch die Untersuchung der Nase und ihrer Nebenhöhlen Aufschlüsse hinsichtlich der Pathogenese und Behandlung der bestehenden Kopfschmerzen zu gewinnen sein.

In welcher Weise bei chronischen Mittelohreiterungen eine Sekretretention — und sie ist in der Mehrzahl der Fälle die Ursache des Kopfschmerzes — zu beseitigen, resp. hintanzuhalten ist, ist aus dem im Kapitel „Behandlung des Ohrenflusses“ gegebenen Erläuterungen zu ersehen.

Erzielt die lokale Behandlung (Entfernung von Schuppen und Krusten, Abtragen von Granulationen und Polypen, Ausspülung der Paukenhöhle und ihrer Nebenhöhlen) keinen dauernden Erfolg, so muß der Verdacht rege werden, daß den Kopfschmerzen eine chronische eiterige Ostitis des Schläfebeines zugrunde liegt.

Antineuralgische Medikamente werden gewiß auch in solchen Fällen ihre günstige Wirkung ausüben und dem Patienten für kürzere oder längere Zeit Erleichterung verschaffen; sie werden aber gerade dadurch das Krankheitsbild verschleiern und auf diese Weise nicht allzu selten Übel stiften.

So geschieht es im Verlaufe chronischer Mittelohreiterungen mitunter, daß der Patient monate- und selbst jahrelang Pyramidon, Antipyrin, Arsen- und Eisenpräparate einnimmt und Kaltwasserbehandlungen und anderen Kuren unterworfen wird, bis der Krankheitsprozeß plötzlich — scheinbar ganz unvermittelt — in seiner ganzen Schwere manifest wird. Der Kollege wird daher in Fällen von chronischer Mittelohreiterung, bei denen andauernd oder auch nur zeitweise Kopfschmerzen bestehen — selbst bei Fehlen sonstiger Krankheitserscheinungen — gut daran tun, beizeiten spezialärztlichen Rat zum Zwecke der Entscheidung, ob ein operatives Eingreifen am Platze sei, einzuholen.

Bei der akuten Mittelohrentzündung bilden Kopfschmerzen zumeist die Begleiterscheinung der fieberhaften Temperaturen (sie gehen dann auf jene Maßnahmen zurück, die wir zur Bekämpfung des Fiebers zu treffen bemüßigt sind). Finden sie ihre Erklärung in einer Sekretretention, dann haben wir unsere Aufgabe in der Durchführung jener Maßregeln zu suchen, die den genügenden Sekretabfluß aus der Paukenhöhle bezwecken, d. h. entweder die Parazentese vorzunehmen, resp. zu wiederholen oder Granulationen abzutragen. Wenn der Krankheitsprozeß schon den Warzenfortsatz ergriffen hat, ist der Warzenfortsatz zu eröffnen und das Antrum freizulegen.

Bestehen Kopfschmerzen bei Kranken, die an subjektiven Hörempfindungen und fortschreitender Abnahme des Hörvermögens leiden und den Stimmgabelbefund der Erkrankung des inneren Ohres bieten, so werden wir — auch bei Fehlen sonstiger vaskulärer und kardialer Krankheitserscheinungen — an die Entwicklung arteriosklerotischer Veränderungen in den zerebralen Gefäßen zu denken haben. Der Umstand, daß die Ohrsymptome in solchen Fällen die Bedeutung eines Frühsymptoms der zerebralen Arteriosklerose haben können, wird uns betreffs der Behandlung der Kopfschmerzen einen wichtigen Fingerzeig bieten und uns rechtzeitig den Weg zur Einleitung einer zielbewußten kausalen Behandlung der Erkrankung weisen.

Das Auftreten zerebraler Krankheitserscheinungen im Verlaufe akuter und chronischer Mittelohreiterungen wird in der überwiegenden Mehrzahl der Fälle als Symptom intrakranieller Komplikation gedeutet werden müssen. Wiewohl auch in vereinzelten Fällen die Retention virulenten Sekretes meningeale Reizerscheinungen auslösen kann, so muß dem praktischen Arzt doch der dringende Rat erteilt werden, sich in jedem Falle, in welchem solche Erscheinungen einsetzen, diagnostisch an das erfahrungsgemäß häufigere Vorkommnis zu halten. Nur bei einwandfreier otoskopischer Technik und vollem Vertrautsein mit den endotympanalen Behandlungsmethoden wird er — von der Annahme bloßer Retentionserscheinungen geleitet — den Weg konservativer Therapie einschlagen dürfen. Er wird sich jedoch niemals verhehlen dürfen, welcher großen Gefahr er den Kranken durch Zeitversäumnis und Verzögerung des operativen Eingreifens aussetzen kann.

Die klinische Analyse der lokalen und allgemeinen Krankheitssymptome wird in den meisten Fällen ergeben, welcher Art die vorliegende zerebrale Komplikation ist. Aber selbst eine Unklarheit in der diagnostischen Beurteilung der Situation darf uns nicht von dem rechtzeitigen operativen Eingreifen abschrecken. Es wurden oben die Worte A l e x a n d e r s zitiert, die besagen, daß unsere Hauptaufgabe weniger in der Diagnose des anatomischen Charakters und der Ausdehnung der intrakraniellen Komplikation, als vielmehr in der Diagnose der Komplikation als solcher liegt. In dieser Feststellung allein ist die Indikation zur Operation gegeben, gelegentlich welcher wir in komplizierteren Fällen unsere Diagnose zu ergänzen imstande sein werden.

Das operative Verfahren bezweckt das Aufsuchen des endokraniellen Entzündungsherdes in Verfolgung des Weges, welchen der eiterig-entzündliche Prozeß von der Paukenhöhle aus in den Schädel genommen hat. Zu diesem Behufe wird bei akuten Prozessen die Eröffnung des Warzenfortsatzes und Antrotomie, bei chronischen Eiterungen die Radikaloperation vorausgeschickt. Dann wird bei der Pachymeningitis interna die Dura freigelegt und gespalten, beim Hirnabszeß die Spaltung und Drainage des Abszesses durchgeführt. Ist ein intrameningealer Prozeß von einer otitischen Thrombophlebitis ausgegangen, so wird vorerst der erkrankte Sinus eröffnet und ausgeräumt und dann die Eröffnung des intraduralen Raumes vorgenommen.

Meningeale Reizerscheinungen, die im Beginne akuter Otitiden bei Kindern in den ersten Lebensjahren vor dem Durchbruche des Trommelfelles auftreten, schwinden gewöhnlich mit dem Eintritt der Trommelfellperforation sehr rasch. Man wird daher solche Krankheitserscheinungen durch sofortige ausgiebige Parazentese schnell zu beseitigen in der Lage sein.

X. Die Behandlung der otogenen Fazialis- und Abduzenslähmung.

Die otogene Fazialislähmung wird, insofern sie nur durch Fortpflanzung eines entzündlichen Prozesses im Mittelohre auf das Neurilemm des Nerven (wie es besonders bei Sekretstauung in der Paukenhöhle vorkommen kann) hervorgerufen wurde, nach genügender Sekretentlastung der Paukenhöhle durch die Parazentese rasch zurückgehen. Ergibt die Untersuchung Anhaltspunkte für die Annahme einer Mastoiditis, so ist die Eröffnung des Warzenfortsatzes mit Antrotomie möglichst rasch durchzuführen.

Das Auftreten einer Fazialislähmung im Verlaufe einer chronischen (kariösen) Mittelohreiterung muß die sofortige Vornahme der Radikaloperation veranlassen, da langes Zuwarten die Prognose hinsichtlich der Wiederherstellung der Funktion des Nerven stark beeinträchtigt.

Bei Fazialislähmungen, die postoperativ auftreten, wird man sofortigen Verbandwechsel vorzunehmen und die Wunde zu revidieren haben. Es kann sich um eine Druckwirkung durch zu feste Tamponade oder durch in der Wunde zurückgebliebene Knochensplitterchen handeln. Die Beseitigung dieser ursächlichen Momente wird ein baldiges Zurückgehen der Lähmung erzielen.

Lähmungen des Fazialis, die durch Verletzung bei der Operation herbeigeführt wurden, werden, sofern der Nerv nicht gänzlich durchtrennt wurde, unter elektrischer Behandlung (in leichten Fällen Faradisation, in schwereren Galvanisation) und Massage der Gesichtsmuskulatur gewöhnlich bald der Heilung zugeführt. Bei vollständiger Läsion des Nerven wird die Heilung nur durch breite Eröffnung des Fazialiskanals und Wiedervereinigung der durchtrennten Nervenenden durch Naht erzielt.

Die otogene Abduzenslähmung ist, wie schon auseinandergesetzt wurde, ein Symptom von ernstem Charakter. Die Entscheidung ihrer Ursache kann nur durch eingehendste klinische Untersuchung von fachärztlicher Seite gefällt werden. Es muß der Beurteilung des Spezialisten überlassen werden, ob noch ein Zuwarten gestattet oder operatives Eingreifen geboten ist.

XI. Therapeutische Ratschläge zur Verhütung von Veränderungen der Sprache.

In Fällen angeborener Taubheit gehört es zu den wichtigsten Aufgaben des Taubstummenunterrichtes, taubstummen Kindern durch möglichst frühzeitige und sachgemäße Anwendung der Artikulationsmethode zur Sprache und zwar soweit wie möglich, zu einer möglichst verständlichen Sprache zu verhelfen.

Wenn auch, was bei dem Mangel der Kontrolle der Stimme durch das eigene Gehör begreiflich ist, die Sprache einen rauhen, gleichförmigen Charakter haben und behalten wird, so wird der nach der Artikulationsmethode unterrichtete Taube doch in Stand gesetzt, mit Vollsinnigen verkehren zu können.

Ist das Gebrechen der Taubheit durch ein Ohrenleiden erworben worden, so wird man sich vor allem bemühen müssen, durch exakteste Behandlung desselben wenigstens ein gewisses Maß von Hörfähigkeit zu erzielen. Es wäre unverantwortlich, bei einem Kinde, das beispielsweise nach einer Infektionskrankheit ertaubt ist, irgendein Mittel zur Bekämpfung der Taubheit unversucht zu lassen. In Fällen von Meningitis cerebrospinalis (meningitischer Labyrinthitis), von infektiösen Entzündungen des Labyrinthes und des N. octavus (Neurolabyrinthitis), wie sie nach Mumps, Typhus und anderen Infektionskrankheiten auftreten können, und in Fällen von eiterigen Labyrinthentzündungen im Gefolge akuteiteriger (infektiöser) Mittelohrentzündungen wird allerdings fast ausnahmslos eine vollständige Vernichtung der physiologischen Funktion des inneren Ohres resultieren. Trotzdem werden wir auch in solchen Fällen nicht müssig bleiben dürfen, da es (durch Schwitzkuren oder durch galvanische Behandlung) ab und zu doch gelingt, wenigstens einiges Hörvermögen zu retten, durch dessen pädagogische Verwertung das Kind in den Besitz einer annehmbaren Sprache gebracht werden kann.

Das gilt in weit erhöhtem Maße für Fälle mit Verlust des Gehörs nach infektiösen Mittelohreiterungen (ohne Beteiligung des Labyrinthes). Nach exaktester (durch Ausspritzungen, desinfizierende Medikamente, Entfernung von Granulationen, eventuell operative Eingriffe), auf die Restitution der Mittelohrschleimhaut und Besserung der Schallleitungsverhältnisse bedachter Therapie kann manchmal noch nach Monaten eine Wiederkehr der Hörfähigkeit in einem Grade erreicht werden, der für den Gewinn eines befriedigenden Sprechvermögens von größter Wichtigkeit erscheint.

Hat das Kind vor Beginn des zur Ertaubung führenden Ohrenleidens gesprochen, so wird bei rechtzeitig einsetzendem Sprachunterrichte — besonders unter Benutzung etwaiger Hörreste — ein Verlust der Sprache hintangehalten werden können.

In Fällen von kretinischer Hörstummheit (psychischer, kretinöser Aphasie) werden durch Thyreoidinbehandlung meist überraschende Erfolge erzielt. Das Verfahren erzielt nach 1- bis 2jähriger Anwendung eine Hebung der Intelligenz der Kretinen und als Folge der besseren Reaktion auf Schalleindrücke auch eine Förderung der Sprachentwicklung (Alexander). In manchen Fällen stellt sich im Laufe der Fütterung mit Thyreodintabletten nur ein rudimentär bleibendes Sprachvermögen ein, in anderen ist die Stummheit in keiner Weise mehr zu beeinflussen.

Nachtrag zur Behandlung der akuten Mastoiditis

(s. Bogen 12, Seite 181).

Im Septemberhefte der Monatsschrift für Ohrenheilkunde 1921 berichtet Cemach über außerordentlich günstige Beeinflussung akuter Mastoiditiden durch Bestrahlung des erkrankten Warzenfortsatzes mit starken (500—600kerzigen) Glühlampen. Unter Anwendung von Glühlicht gehen, seinen Erfahrungen zufolge, in geeigneten Fällen die allgemeinen und lokalen Erscheinungen in wenigen Tagen zurück. Die Schmerzen vermindern sich oder verschwinden schon nach den ersten Bestrahlungen.

Auch die Berichte von Oeken, Voß und Passow lauten hinsichtlich der Verwendbarkeit dieser Methode überaus vielversprechend und gestatten die Annahme, daß das Verfahren von größerer Wirksamkeit als die lokale Wärmeanwendung.

Nach den bisherigen Erfahrungen dürfen mit Glühlicht nur behandelt werden Mastoiditiden, die spätestens in der 4. Woche der akuten Otitis aufgetreten sind, Fälle, bei denen die mastoidalen Erscheinungen nicht länger dauern als 6 Tage, bei denen die Temperatur 38° nicht übersteigt und keine Erscheinungen der Knocheneinschmelzung (starke Senkung der hinteren, oberen Gehörgangswand, stärkeres Ödem am Warzenfortsatz, profuse eiterige Sekretion) bestehen.

So sehr auf Grund der vorliegenden Untersuchungsergebnisse die Verwendbarkeit der Lichtbehandlung geboten erscheint, so muß der praktische Arzt doch darauf aufmerksam gemacht werden, daß er sich ihrer nur bedienen soll, wenn er sich mit dem Facharzte über ihre Zulässigkeit beraten hat.

FSC
www.fsc.org
MIX
Papier | Fördert gute Waldnutzung
FSC® C083411

Zeitfracht Medien GmbH
Ferdinand-Jühlke-Straße 7
99095 Erfurt, Deutschland
produktsicherheit@kolibri360.de